外科实习医师手册

Manual for Surgical Interns

主　　编　卫洪波

副 主 编　方佳峰

编　　者（以姓氏笔画为序）

卫洪波　　方佳峰　　叶卓鹏　　冯　丰　　邢帮荣

任建华　　阮　莹　　李　洋　　李名钊　　李彦杰

杨　补　　吴杰英　　何锦园　　张　译　　张文辉

张保豫　　张剑文　　胡　成　　姚　嘉　　贺海朋

殷恒讳　　郭　娜　　黄利军　　黄邵洪　　魏绪霞

编者单位　中山大学附属第三医院

人民卫生出版社

·北 京·

版权所有，侵权必究！

图书在版编目（CIP）数据

外科实习医师手册／卫洪波主编. — 北京：人民
卫生出版社，2021.2

ISBN 978-7-117-31258-5

Ⅰ. ①外… Ⅱ. ①卫… Ⅲ. ①外科学–实习–高等学
校–教学参考资料 Ⅳ. ①R6-45

中国版本图书馆 CIP 数据核字（2021）第 027621 号

人卫智网	www.ipmph.com	医学教育、学术、考试、健康， 购书智慧智能综合服务平台
人卫官网	www.pmph.com	人卫官方资讯发布平台

外科实习医师手册
Waike Shixiyishi Shouce

主　　编：卫洪波
出版发行：人民卫生出版社（中继线 010-59780011）
地　　址：北京市朝阳区潘家园南里 19 号
邮　　编：100021
E - mail：pmph @ pmph.com
购书热线：010-59787592　010-59787584　010-65264830
印　　刷：北京铭成印刷有限公司
经　　销：新华书店
开　　本：787×1092　1/32　　印张：19　　插页：4
字　　数：308 千字
版　　次：2021 年 2 月第 1 版
印　　次：2021 年 3 月第 1 次印刷
标准书号：ISBN 978-7-117-31258-5
定　　价：69.00 元

打击盗版举报电话：010-59787491　E-mail：WQ @ pmph.com
质量问题联系电话：010-59787234　E-mail：zhiliang @ pmph.com

主 编 简 介

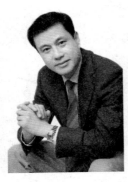

卫洪波,教授,主任医师,外科学及分子生物学博士研究生导师,医学博士。现任中山大学附属第三医院副院长、胃肠外科主任。全面主持医院本科、研究生及继续教育工作,系国家级专科培训基地-普通外科的基地负责人。获得省校级教学改革项目7项,发表教学论文10余篇。

现任中国医师协会结直肠肿瘤专业委员会微创解剖学组主任委员,广东省医师协会微创外科医师分会主任委员,广东省临床医学学会副会长及胃肠外科专业委员会主任委员,中国老年保健医学研究会老年胃肠外科分会副主任委员,国际外科、消化道和肿瘤科医师协会(International Association of Surgeons, Gastroenterologists and Oncologists, IASGO)委员,美国胃肠内镜外科医师学会(Society of American Gastrointestinal and Endoscopic

Surgeons,SAGES)委员,《中华胃肠外科杂志》《中华消化外科杂志》《热带医学杂志》《中国内镜杂志》等杂志编委。

获省级科学技术进步奖一等奖 2 项、二等奖 1 项。主持承担国家自然科学基金面上项目 2 项,省部级科研项目 20 余项;主编学术专著 5 部,以第一作者或通讯作者在国内外期刊发表论著 100 余篇,其中 SCI 收录 30 余篇。

从事普通外科临床工作 30 余年,在胃肠道良恶性疾病的微创手术治疗方面具有较深的造诣,在盆腔自主神经保护的直肠癌根治术方面的研究处于国内外领先地位。

前　言

　　临床医学生实习阶段,是将医学理论知识与临床实践正式结合的开始,也是医学生迈入临床医师生涯的第一步。这一阶段的教学,对培养医学生缜密的临床思维,规范临床操作,促进医学生由知识型向能力型转化起着决定性作用。

　　当前外科学的实习指导教材,虽紧密结合教学大纲,但存在一些不足。①缺乏操作性视频:实习阶段已不再是以理论授课为主,临床技能的培训更为重要。然而,当前的实习指导教材多为文字版,一些重要的基本技能,如消毒铺巾、缝合打结、止血包扎、气管插管等,并无附录相关视频。②部分教学内容过于陈旧:随着医学的发展,常见病及多发病的相关病种也在不断变化。当前外科学实践教材涉及的部分病种,在实际临床工作中已很罕见,而一些新的手术技术,如腹腔镜手术等,在教材中并未及时更新并展示。

　　为此,我们在本手册中,以二维码形式加入较多外科基本操作视频,及外科各亚专科要求实习生掌握的部分手术,学生可通过手机扫描二维码实时观看,随时随地学习。同时,对一些常见疾病,加入临床真实典型病例解析,有利于学生理论联系实际。本手册内容精要实用,紧密围绕教学大纲制订教学内容,适用于进入临床实习阶段的临床医学五年制及八年制学生。

　　我们特别感谢中山大学在本书撰写过程中给予的资助与支持,因时间较紧迫,书中可能存在一些不当之处,我们诚挚期盼各位读者随时对本书提出批评和指正。

2021 年 2 月

目　　录

目　录

视 频 目 录

第一章　外科实习医师须知

第一节　外科实习目的要求

外科实习是外科专业教学的实践阶段,是临床医师逐渐形成临床思维,将理论知识与临床实践相结合,并开始掌握各类外科临床技能的重要阶段。这一阶段的学习情况,对日后的临床工作具有重要的意义。为此,外科实习医师应做到如下几点要求:

1. 树立全心全意为人民服务的观念,发扬救死扶伤的人道主义精神和以人为本的人文主义精神。在临床实习实践过程中努力学习,培养高尚的医德情操和医学伦理观念,培养严谨的科学态度和优良医疗作风,培养良好的沟通交流能力和团队合作精神,培养独立思考、发现问题、分析问题、解决问题的能力和终身学习的能力。努力把自己锻炼成为具有高度社会责任感、高尚医德医风和精湛医疗技术的医务工作者。

2. 实习期间,必须遵守国家的各种相关法律法规,如《执业医师法》《母婴保健法》《输血法》,学校的《实

1

习生守则》及医院、科室的各种规章制度。

3. 通过本阶段外科临床实习,加强医学基础理论、基本知识和基本技能的学习,巩固所学的外科学及有关医学基础理论知识,掌握外科基本操作技能,并培养初步独立诊断和处理外科常见病、多发病的能力。

第二节 外科实习内容

1. 在病房上级医师指导下,分管 6~8 张病床的诊疗工作,包括书写完整病历 2 份、书写经管患者的病情记录,并开具医嘱,书写 1~2 份经管患者的术前总结、手术记录,交上级医师修改。主动学习和参加部分护理工作,例如静脉采血、指尖血糖检测、中心静脉压测量、留置胃管或导尿管等。

2. 病历书写必须在患者入院后 24 小时内完成,首次病程记录应在入院 8 小时内完成。急诊患者若急需手术,可先在病情记录上扼要地书写入院记录,手术结束后再行书写病历,但不得超过入院后 48 小时。按照《执业医师法》,医师实施医疗、预防、保健措施,签署有关医学证明文件,必须亲自诊查、调查,并按照规定及时填写医学文书,不得隐匿、伪造或者销毁医学文书及有关资料。

3. 按外科各业专科要求完成一定数量的完整病历。完整病历除按病历书写规范书写外，每份病历均应书写外科(专科)情况，并交老师修改，合格后才能书写住院病历。

4. 病情记录必须及时。对于危重患者，视病情发展情况随时记录，并在每天下班前书写交班记录；对于手术后患者，于术后 3 天每天至少记录 1 次。同时要记录主治医师、教授的查房记录及会诊、病例讨论意见。

5. 每天早上提前 30 分钟到病区，必须在上级医师查房前查看患者，熟悉病情，尤其要了解其术后呼吸、脉搏、血压，主要症状和体征，各种引流管是否通畅，引流量和性质，辅助检查结果(包括张贴各种化验结果)。按病情决定是否换药或进行其他必要的工作。上级医师查房时要主动汇报病情，并提出自己的分析和处理意见，与上级医师共同处理患者。

6. 每日上、下午各巡视患者一次以上，及时向上级医师报告病情变化，提出处理意见。星期六、日早上如非参加值班，仍需回病房巡视分管患者，处理完毕后才休息。

7. 在上级医师指导下，及时开出医嘱、处方及各项辅助检查申请单，要求字迹清楚，不得随意涂改；项目齐全，且需经上级医师签字后方能付之施行。要及时

1

了解各项检查结果,按规定张贴在病历上。

8. 应主动学习和参加自己所管患者的部分护理工作,如抽血、补液、输血、插胃管、导尿、灌肠等。

9. 参加病区值班(包括危重患者抢救轮值),接班后即巡视病区的危重及术后患者,掌握病情,并及时向值班医师汇报病情。值班时间不得无故离开病房。值班同学应勤于巡视患者,在上级医师指导下处理患者,并参加急诊手术。

10. 对需手术的患者,可参与老师与患者或其家属的谈话,但绝对不能单独与患者或其家属谈及有关手术麻醉的必要性、风险性和术后并发症等病情,以免引起不必要的医疗纠纷。

11. 参加手术的同学,术后应护送患者回病房,向接班护士作床边口头交班,在老师指导下开出术后医嘱和书写术后首次病程记录,包括麻醉方式、手术名称、术中情况、术中术后输血和输液总量及术后注意事项。

12. 在上级医师指导下,协助病区做好患者思想工作及病情解释工作,学会医患沟通的技巧。

13. 积极参加病区及全科的病例讨论,并预先做好发言准备,详细做好讨论记录。

第三节 外科实习考核方法

建议外科实习阶段考核项目包括以下内容:

1. 理论考核(30%)。

2. 临床技能综合考核(30%) 包括①为学生提供病例(需征求患者同意),进行独立询问病史、体格检查、书写住院病历(包括诊断、诊断依据、鉴别诊断病名、治疗方案等),约1小时;②教师对学生进行面试,提问以上病历相关问题以及外科学相关问题(合计10个问题),约30分钟。

3. 手术操作(10%) 包括手术洗手、消毒铺巾(以普外手术为主)、穿手术衣、戴手套、手术基本操作(切开、止血、分离、结扎、缝合等)。

4. 病房工作(10%) 如换药、拆线等。

5. 病历和医疗文件书写(10%) 抽查完整病历或住院病历、病程记录等。

6. 平时成绩(10%) 平时表现,如纪律、工作主动性、汇报病历及回答有关问题、病例讨论发言情况、平时体检抽查。

(卫洪波)

第二章 外科若干基本问题

本章节为外科手术及围手术期处理相关内容,系每个外科医师应掌握的基础知识,内容包括无菌术、围手术期处理、外科营养支持、输血等。

第一节 无 菌 术

无菌术(asepsis)的原则贯穿于整个外科实践过程,是针对微生物及其感染途径所采取的一系列预防措施,包括灭菌、消毒法、操作规范及管理制度。

(一) 手术器械及相关物品的灭菌及消毒

1. 高压蒸汽法 此方法最常用,适用于能耐高温的物品,如金属器械、敷料、玻璃、橡胶制品等。当蒸汽压力达到 104.0~137.3kPa,温度达 121~126℃,维持30分钟,即能杀灭包括细菌芽孢在内的一切微生物。灭菌前应在包裹内、外各贴一指示带,达到灭菌要求时,指示带会出现黑色条纹标记。

2. 煮沸法 使用专用的煮沸灭菌器,适用于金属器械、玻璃制品及橡胶类物品,在水中煮沸至100℃,持续10~20分钟,一般细菌即可被杀灭。带芽孢的细菌至少需要煮沸1小时。

3. 药液浸泡法　适用于锐利器械、内镜、腹腔镜等不适于热力灭菌的器械,需浸泡30分钟。常用的药液有以下几种:

(1)1:1 000苯扎溴铵溶液,常用于已消毒的持物钳的浸泡;

(2)70%酒精溶液,用途与苯扎溴铵溶液相同;

(3)10%甲醛溶液,适用于输尿管导管、塑料类、有机玻璃的消毒;

(4)2%戊二醛水溶液,常用于刀片、剪刀、缝针及显微器械的消毒;

(5)1:1 000氯己定溶液,常用于已消毒的持物钳的浸泡。

4. 甲醛蒸气熏蒸法　熏蒸1小时可达到消毒目的,灭菌需要6~12小时,熏蒸的空间要密闭,适用于纸张、导管等的消毒。

(二) 手术人员的准备

手术人员进入手术室前,要剪短指甲,取下手部佩戴的饰物,若前臂,特别是手部皮肤有破损或感染时不宜参加手术;此外,应更换清洁鞋和衣裤,戴帽应盖住全部头发,口罩要遮住口鼻。

开始手术前,手术人员应进行手和前臂消毒,穿戴无菌手术服以及手套。

1. 手臂消毒　消毒范围包括手部、前臂、肘部及下 1/3 上臂。包括传统的肥皂水刷手法及新型灭菌剂刷手法,具体如下:

(1)肥皂水刷手法:

1)用肥皂和清水将手、前臂、肘部和上臂冲洗一遍。

2)用无菌毛刷蘸软皂液,自下而上、左右交替分段交替刷洗双手、前臂和上臂下段 1/3 处(或肘上10cm)。刷洗动作应稍用力,每次刷完以清水冲洗,刷洗 3 遍,共约 10 分钟。应特别注意,冲洗时手指朝上,使水顺指尖向肘部流下,不可由肘部再流向手臂。

3)刷洗完毕后用无菌小毛巾擦干手部,然后将小毛巾斜对角折成三角形,折叠处向上,挂在腕关节处,再牵住两角,旋转并自下而上擦干一侧前臂、肘关节和下 1/3 上臂。反面对折,同样方法擦干另一侧前臂、肘部和上臂。

4)酒精浸泡:将双手、前臂、肘部及肘上 6cm 浸泡在 70% 酒精桶内 5 分钟,伸入或离开酒精桶时,手和手指不可碰到桶边。浸泡消毒液亦可应用 1∶1 000 新洁尔灭(浸泡5分钟)或1:2 000氯己定(浸泡3分钟),而且仅需刷洗一次。

(2)新型灭菌剂刷手法:以清洗液洗手部及肘上10cm,约3分钟,冲洗后用无菌毛巾擦干,再用无菌剂约3ml涂抹手部及前臂,待干后穿衣、戴手套。

(3)接台手术的手消毒:清洁手术完毕时手套未破,在连续施行下一台手术时,无需再次刷手,直接进行手消毒后,即可穿手术衣及戴手套。若第一台手术为污染手术,或手套已破,则需重新刷手消毒。

2. 穿手术衣及戴无菌手套 手术衣主要有两种,包背式及对开式,两者穿戴有所不同。

(1)包背式手术衣

1)取出无菌手术衣,选择较宽敞的地方穿衣;

2)抓住衣领并抖开,内面朝向自己,将手术衣轻轻向上掷起,顺势将双手及前臂伸入衣袖,向前平行伸展;

3)巡回护士从身后抓住衣领角向后拉,穿衣者顺势将双手向前伸出袖口,护士系好衣领角的带子;

4)穿衣者先戴好手套,后解开腰间衣带活结,右手将腰带递给戴无菌手套或使用无菌持物钳的护士,其夹住腰带尾端,穿衣者原地自转一周,接传递过来的腰带并于腰间系好。

(2)对开式手术衣:前续步骤同包背式手术衣,护士系好衣领角的带子后,先不戴手套,穿衣者稍弯腰使腰带悬空,并将双手交叉提起腰带向后传递,巡回护士在穿衣者身后接过腰带并系好。穿衣者此时再佩戴手套。

3. 戴无菌手套

1)打开手套包,显露手套,捏住手套口翻折部以取出手套,注意辨认左右手;

2)显露左手套口,将左手插入手套内;

3)用戴上手套的左手手指插入右手手套套口翻折的内面,右手插入手套并戴好;

4)分别将左、右手套的翻折部翻回,盖住手术衣袖口。

(三) 脱手术衣及手套

1. 他人帮助脱衣法 巡回护士松开背带及衣领结,脱衣者双手向前微屈肘,巡回护士面对脱衣者,捏住衣领将手术衣向肘部、手的方向顺势翻转、扯脱。此时手套的腕部正好翻于手上。

2. 个人脱衣法 脱衣者左手抓住右肩手术衣外面向下外拉扯,使衣袖由里外翻。同样方法拉下左肩,然后脱下手术衣,并使衣里外翻,从而避免手臂及洗手衣裤被手术衣外面污染。

3. 脱手套 脱去手术衣后,手套口已部分翻转,将右手手指插入左手手套翻折部分的外面,脱去手套,然后左手拇指伸入右手鱼际肌之间,向外脱去右手手套。

（四）患者手术区域的准备

患者送手术室前应使用松节油、二甲苯或汽油等擦去油污或胶布痕迹,备皮刀剃去手术野汗毛、阴毛、腋毛或头发等。手术开始前的皮肤区域消毒,最常用的方法有两种:2.5%~3%碘酊+75%酒精 2 次法,0.75%聚维酮碘 2 次法。现以上腹正中切口消毒铺巾为例,介绍如下(视频 2-1)。

1. 手术区域消毒

（1）碘酊酒精法:

1）操作者站在患者右侧消毒,消毒范围上至乳头、下至耻骨联合,双侧至腋前线;

2）有齿卵圆钳夹持消毒杯两个,分别放置碘酊消毒纱块 1 块及酒精纱块 2 块,斜行夹持纱块;

3）先夹持碘酊纱块,滴脐,消毒,注意避免留白、近操作者一侧应反手消毒,消毒结束后将纱布块反转拭去脐部消毒液;

4）待碘酊干后,使用第一块酒精纱块滴脐,消毒脱碘,注意不超过碘酊消毒范围;

5）使用第一块酒精纱块消毒,无需再次滴脐,消毒结束时,应包边处理(7 字形包边+L 形包边),以将外围碘酊脱碘完全。

（2）吡咯烷酮碘法：

1）有齿卵圆钳夹持消毒杯一个，放置吡咯烷酮碘消毒纱块 2~3 块；

2）夹持消毒纱块，滴脐，消毒，注意避免留白、近操作者一侧应反手消毒，消毒结束后将纱布块反转拭去脐部消毒液；

3）再次消毒，无需滴脐，结束时包边处理。

2. 手术区域铺巾

（1）操作者从器械护士处接过小巾，从相对不洁侧铺起，即会阴侧，注意小巾折面朝下朝内；

（2）依次铺会阴侧、对侧、头侧及己侧，小巾暴露方向与切口平行，平铺后一般不移动，严禁向内侧移动；

（3）取布巾钳钳夹各小巾交界处固定；

（4）头侧及脚侧分别铺放两块中单，注意无菌原则，避免污染；

（5）操作者再次外科洗手，穿无菌手术衣，戴手套后，与器械护士一起铺大单（孔巾）。

视频 2-1　消毒铺巾（录制：杨补）

第二节　围手术期处理

（一）手术前准备

1. 详细了解患者入院病情、既往病史、患病情况、目前病情等。

2. 确认必要的术前检查均已齐备，包括血常规、血型、凝血、肝肾功能、血液传染疾病筛查、胸片、心电图等。

3. 中大型手术需备血。

4. 胃肠道准备　传统的观点应术前禁食 12 小时、禁饮 4 小时，对胃肠道手术，还应进行包括机械性肠道准备及口服抗生素在内的肠道准备。目前，随着快通道外科（fast-track surgery）理念的提出及开展，术前禁饮食时间及肠道准备已较前大为简化。

5. 预防感染　对Ⅱ/Ⅲ类切口手术，切皮前 30 分钟，应使用静脉抗生素预防感染。

6. 特殊情况的手术前准备

（1）高血压患者，应在术前将血压控制在 160/100mmHg 以下。

（2）糖尿病患者，应进行血糖监测，将血糖控制于正常范围方能手术；对胃肠道手术的糖尿病患者，围手术期应改为胰岛素控制血糖。

（3）营养不良患者，应根据情况，给予肠内和/或肠外营养支持治疗，蛋白水平低者应补充白蛋白。

（4）有慢性支气管炎、肺阻塞性病变及肺气肿患者，或年龄超过 65 岁者，应进行肺功能检查；抽烟者应戒烟。

（5）非心脏手术但合并各种心脏基础疾病者，应进行心功能检查。

（6）肝功能不全者，应进行 Child 肝功能评级，A 级可耐受手术，C 级严禁手术，B 级应争取将肝功能调整理想后手术。

（7）肾功能不全者，应全面监测肾功能，严重者必要时需透析后方可手术。

（8）合并脑血管疾病者，应进行评估，对新发脑卒中患者，最好 6 周后实施择期手术。

（二）手术后处理

1. 生命体征监测　术后返回病房后，应监测神志、血压、脉搏、呼吸情况，半小时 1 次，稳定后改为 1~2 小时 1 次或取消，必要时使用心电监护仪。

2. 体位　不同手术患者术后体位不同。一般全身麻醉患者完全清醒前，应平卧、头偏向一侧，蛛网膜下腔麻醉者应去枕平卧 6~8 小时，休克患者应采用休克

14

体位(头部躯干抬高 5°左右,下肢抬高 20°左右)。

3. 下床活动　目前主张早期下床活动,以促进术后恢复,避免坠积性肺炎、压疮、下肢深静脉血栓形成等。

4. 饮食　非腹部手术患者,若无特殊,麻醉清醒后即可进食;腹部手术者,一般胃肠道功能恢复后,即可开始流质饮食,目前快通道外科理念鼓励胃肠道手术后早期进食。

5. 输液　经消化道进食量或液体量不足时,应适当输注液体及葡萄糖。

6. 切口处理　切口情况应根据手术种类及愈合情况标记。手术种类分为清洁、污染及感染手术,分别标记为Ⅰ、Ⅱ、Ⅲ;愈合情况分为愈合优良、切口炎症及切口感染,分别标记为甲、乙、丙。如坏疽性阑尾炎行切除术,术后伤口局部感染,经换药后愈合,则切口标记为Ⅲ/乙愈合。

7. 术后常见症状的处理

(1)切口疼痛:较为常见,多出现于术后当晚,根据情况可选用非甾体药物、弱阿片类药物及阿片类药物等。

(2)发热:术后早期发热多对症处理即可,术后 3 天发热应警惕切口感染的可能,同时进行肺部、泌尿道等相关检查以明确有无感染病灶。

（3）恶心、呕吐：多与麻醉有关，可对症处理。反复呕吐，应警惕术后肠麻痹、高颅压、电解质紊乱、肠梗阻等情况。

（4）尿潴留：麻醉、直肠肛管手术、疼痛等均可导致，可留置导尿管，术后1~2天即可拔除。

8. 术后并发症的处理

（1）术后出血：术后大出血多于术后24小时内发生，可见引流管引出多量血性液体，患者可出现休克症状，此时应立即手术探查。

（2）切口感染：术后3天左右出现发热，切口周围皮肤红肿、压痛，即应考虑切口感染。此时应尽早拆除缝线，通畅引流，每日清洗伤口，清除坏死组织。可使用高渗盐水或庆大霉素盐水纱条引流。

（3）肺炎：腹部大手术，特别是老年患者、长期吸烟者，容易出现腹部感染，应选用合适的抗生素，并通过翻身拍背促进痰液排出。

第三节　外科营养支持

全身营养情况对外科手术的顺利恢复有重要影响，外科医师应熟知各种营养支持的方法，选用适合患者的营养支持方式,纠正营养不良情况。根据营养支持方式,主要分为肠内营养(enteral nutrition,EN)及肠外营养(parenteral nutrition,PN)。

(一) 肠内营养

与肠外营养相比,肠内营养更符合人体生理吸收过程,价格更低,相关并发症更少,在患者身体情况允许的情况下,应是首选。根据患者的身体情况及胃肠道功能恢复,应选用不同的产品。

1. 肠内营养适应证　胰腺功能不全、消化道瘘、各种炎症性肠病、大手术前后、结直肠手术的术前准备等。

2. 肠内营养制剂

(1)整蛋白类:氮源为酪蛋白,糖类为糊精,不含乳糖。同时含少量脂肪及多种电解质、维生素及微量元素。多为粉剂,代表产品有肠内营养粉剂(TP)、整蛋白型肠内营养剂(粉剂)等,适合胃肠道功能基本正常者。

(2)蛋白水解产物类:氮源为乳清蛋白水解物的短肽,脂肪中含中、长链甘油三酯,其余成分与整蛋白类相似,代表产品有短肽型肠内营养剂等,适合胃肠道消化吸收功能不良者。

(3)含膳食纤维类:与整蛋白类相比,含有膳食纤维,有利于保护肠黏膜屏障功能,代表产品包括肠内营养混悬液(TPF)等,为液状。

3. 肠内营养实施

(1)首选口服,无法口服者可通过鼻胃管、鼻空肠管或空肠造瘘管输入。

(2)经鼻空肠管或空肠造瘘管输入时,应使用输注泵控速加温输注。一般原则为从慢到快,从稀到浓,从少到多,初始速度可为40ml/h,根据患者耐受情况,缓慢加速加量。

4. 肠内营养并发症　少见,部分患者不耐受,可出现恶心、呕吐、腹胀、腹泻等。

(二)肠外营养

1. 肠外营养适应证　无法经肠内营养支持治疗者,如消化道畸形、肠瘘、短肠综合征、坏死性胰腺炎、肠道炎性疾病等,复杂大手术术后营养支持亦可选用。

2. **肠外营养制剂**　肠外营养由葡萄糖、氨基酸、脂肪乳、脂溶性及水溶性维生素、电解质、微量元素、胰岛素及水几种物质混匀,置于三升袋中。配制完成后,应24小时内输注完毕。

3. **肠外营养实施**　因肠外营养制剂为高渗性,对周围血管刺激较大,应进行深静脉穿刺置管,从中心静脉导管输注,输注速度以130~150ml/h为宜。

4. 肠外营养并发症

（1）中心静脉置管相关并发症：穿刺失败、气胸、血胸、空气栓塞、血肿、导管性败血症等。

（2）代谢相关并发症：可逆性肝功能损害、胆石症、肠道细菌易位；低钾、低钙、高糖血症等。

第四节　输　　血

（一）输血适应证

1. 大出血　成人出血量超过 800ml，在补充胶体液、晶体液的情况下，应适量补充血液成分制品。

2. 贫血或低蛋白血症　急性出血导致的贫血，血红蛋白低于 70g/L，应输注浓缩红细胞补充纠正贫血。中重度低蛋白血症，应输注白蛋白。

3. 凝血功能障碍　可输注纤维蛋白原、血浆等。

4. 严重感染　可输注含有补体、抗体、粒细胞的血制品。

（二）输血常见并发症

1. 发热反应　最为常见，多出现于输血后 1~2 小时内，应减慢输血速度，予退热处理，必要时停止输血。

2. 过敏反应　可出现皮疹、瘙痒等，严重者可有喉头水肿、休克等。一旦出现应停止输血，使用抗过敏药物或激素（地塞米松 6mg i. v. ）。

3. 溶血反应　最为严重,系输注血型不符的红细胞所致,可出现休克、高热、呼吸困难、血尿等,严重者可死亡。

4. 循环超负荷　心功能储备较差的患者,可因输血过多、过快导致心力衰竭、肺水肿等。应停止输血,按心力衰竭原则处理。

5. 出血倾向　大量输注缺乏凝血因子的库存血,可导致手术创面渗血不止,此时应补充相关凝血因子或新鲜血浆。

(三) 常见血制品

1. 血细胞成分

(1)全血:包括白细胞、红细胞及血浆,规格为200~400ml,适合贫血、低血容量的患者;

(2)浓缩红细胞:包括红细胞、白细胞及少量血浆,规格为110~120ml,适合血容量正常的贫血患者;

(3)血浆代用品:包括红细胞、白细胞及血浆代用品(右旋糖酐),规格为200~400ml,适合贫血、低血容量患者;

(4)浓缩血小板:包括血小板、少量白细胞及血浆,每20~30ml含超过 $4.8×10^{10}$ 个血小板,适合急性血小板减少或功能障碍引起的出血患者,应在24小时内使用。

2. 血浆成分

(1)新鲜冰冻血浆:包括血浆及凝血因子(Ⅱ、Ⅴ、

Ⅶ、Ⅷ、Ⅸ、Ⅹ、Ⅺ、Ⅻ、ⅩⅢ),规格为 200ml,适合多种凝血因子缺乏的患者;

(2)普通冰冻血浆:包括血浆及部分凝血因子(Ⅱ、Ⅶ、Ⅹ、Ⅺ),适合特定凝血因子缺乏的患者。

3. 血液无形成分衍生物

(1)白蛋白:由正常人血清制备浓缩而成,含白蛋白 5~10g/瓶,用于纠正低白蛋白血症;

(2)丙种球蛋白:2.5g/瓶,用于严重感染需提高机体免疫力患者;

(3)凝血酶原复合物:含凝血因子Ⅱ、Ⅶ、Ⅸ及Ⅹ,每瓶含 300U,用于凝血功能欠佳患者;

(4)纤维蛋白原:含 1~2g/瓶,用于先天性及获得性低纤维蛋白原血症出血者。

4. 血浆增量剂

(1)低分子右旋糖酐:分子量 40 000,输注后维持血容量 1.5 小时,还具有减少红细胞凝聚、降低血液黏滞度、改善微循环的作用。

(2)中分子右旋糖酐:分子量 75 000,输注后可维持血容量 6~12 小时,但每日总用量不应超过 1 500ml。

(3)羟乙基淀粉:浓度为 6%,24 小时在血中可存留 60%,具有补充血容量、维持胶体渗透压的作用。

(方佳峰)

第三章 外科手术基本操作

第一节 常见手术患者体位

为保证手术顺利进行,更好地显露手术视野,在外科手术时需要将患者安置于合适的体位。外科手术常见的患者体位如下:

1. 平卧位 为最常用的手术体位,适用于头、面部、前胸及腹部手术。在此基础上,可进行适当改良,如行乳腺手术,可将同侧手外展,并将同侧肩胸部垫高(图 3-1)。

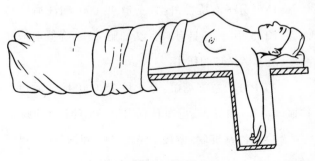

图 3-1 平卧位

2. 垂头低卧位 患者平卧,将头部后仰低垂,适用于颈部手术,如甲状腺手术、气管切开术等(图3-2)。

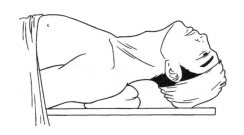

图 3-2 垂头低卧位

3. 俯卧位 适用于脊椎及背部手术(图3-3)。

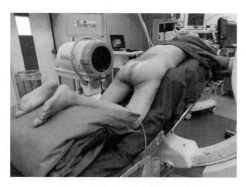

图 3-3 俯卧位

4. 侧卧位 可分为肾侧卧位(适合肾脏手术),胸侧卧位(适合肺、食管等手术)及半侧卧位(适用肝、脾等手术,可做胸腹联合切口)(图3-4)。

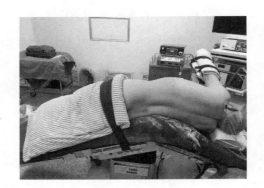

图 3-4　侧卧位

5. 截石位　适用于肛门、会阴部及直肠手术（图 3-5）。

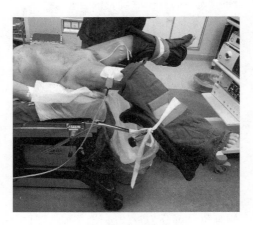

图 3-5　截石位

6. 折刀位　适用于肛门、直肠及臀部手术（图 3-6）。

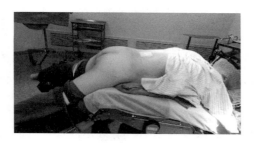

图 3-6 折刀位

第二节 手术人员分工

手术的顺利完成离不开参加手术的每位成员,合理分工、默契配合、互相协作是手术成功的关键。手术人员分工如下:

1. 手术者 负责整个手术的实施及操作,需制订合理的手术计划及操作步骤。一般而言,在腹部手术中,手术者站在患者右侧,盆腔手术可站在患者左侧,以手术操作方便为宜。

2. 第一助手 站在手术者正对侧,协助手术者完成术野暴露、组织分离、结扎、止血等。

3. 第二助手 站在手术者左侧,协助暴露术野、拉钩、剪线、吸机吸引以保持术野洁净等,对于大型开腹手术,有时还需要第三助手。

3

4. 扶镜助手　目前腹腔镜手术已日趋常规化,扶镜助手的作用极为关键。一般扶镜助手站在患者两腿之间或与主刀同侧,负责术野暴露、维持镜面洁净等。

5. 器械护士　亦称洗手护士,一般站在手术者右侧器械桌旁,负责整个手术过程器械、物品、敷料的供给及传递;此外,在手术开始及结束前与巡回护士完成器械、物品及敷料的清点、核对等。

6. 巡回护士　在台下负责整个手术过程器械、物品、敷料等的准备及供给,同时根据手术需要,协助完成输血、补液、照明、腹腔镜及能量平台设备连接及维护、手术标本的登记送检等。

7. 麻醉师　负责手术患者的麻醉、术中监测及病情变化时的处理及抢救。应记录手术全程的患者生命体征变化数据。

第三节　常用手术器械及应用

1. 手术刀(scalpel)　分刀片(knife blade)和刀柄(knife handle)两部分。刀片的末端刻有号码,常用型号为 20~24 号大刀片,适用于大创口切割,9~17 号属于小刀片,适用于眼科及耳鼻喉科(图 3-7)。根据刀刃的形状又可分为圆刀、弯刀、尖刀等。应使用血管钳

(或持针钳)夹持刀片安装于刀柄上(视频 3-1),或经刀柄取出(视频 3-2),避免割伤手指。

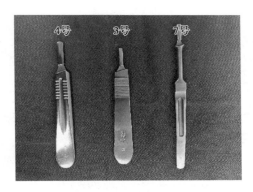

图 3-7　手术刀柄

视频 3-1　安装刀片　　视频 3-2　拆卸刀片

正确执刀方法有以下四种。应注意的是,无论使用何种持刀法,都应以刀刃突出面与组织呈垂直方向,逐层切开组织;执刀位置应适中,过高控制不稳,过低又妨碍视线。

(1)执弓式:是常用的执刀法,拇指在刀柄下,示指和中指在刀柄上,腕部用力。用于较长的皮肤切口及腹直肌前鞘切开等。

（2）执笔式：动作的主要发力点在指部，适合短距离精细操作，用于解剖血管、神经、腹膜切开和短小切口等。

（3）抓持式：握持刀比较稳定，切割范围较广。用于需较大力量地切开，如截肢、肌腱切开、较长的皮肤切口等。

（4）反挑式：全靠在指端用力挑开，多用于脓肿切开，以避免损伤深层组织。

2. 手术剪（scissors）　根据其结构特点有尖/钝，直/弯，长/短各型，根据用途可分为组织剪（tissue scissors）、线剪（stitch scissors）及拆线剪（ligature scissors）（图 3-8）。

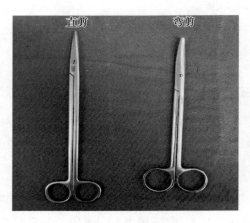

图 3-8　手术剪

组织剪多为弯剪,锐利而精细,用来解剖、剪断或分离剪开组织。通常浅部手术操作用直剪,深部手术操作用弯剪。线剪多为直剪,用来剪断缝线、敷料、引流物等。线剪与组织剪的区别在于组织剪的刃锐薄,线剪的刃较钝厚。因此,不能以组织剪代替线剪,以免损坏刀刃,造成浪费。拆线剪是一页钝凹、一页直尖的直剪,用于拆除缝线。

正确持剪法是将拇指和第四指分别插入剪刀柄的两环,中指放在第四指环的剪刀柄上,示指压在轴节处起稳定和向导作用。

3. 血管钳(hemostat or clamp) 血管钳主要用于钳夹血管或出血点,亦称止血钳。由于手术操作需要,齿槽床分为直、弯、直角、弧形(如肾蒂钳)等。用于血管手术的血管钳,齿槽的齿较细、较浅,弹性较好,对组织的压榨作用及对血管壁、血管内膜的损伤均较轻,故称无损伤血管钳。血管钳亦可用于分离解剖组织,牵引缝线、拔出缝针,或代镊使用,但不宜夹持皮肤、脏器及较脆弱的组织。用于止血时,血管钳尖端应与组织垂直,夹住出血血管断端,尽量少夹附近组织。

血管钳使用基本同手术剪。松钳时将拇指及无名指分别套入柄环,拇指向内前推柄环即可;亦可用拇指和示指持住血管钳一个环口,中指和无名指挡住另一环口,将拇指和无名指轻轻用力对顶。

4. 手术镊(forceps)　手术镊用于夹持和提起组织,以利于解剖及缝合,也可夹持缝针及敷料等。分为有齿镊和无齿镊二种。

(1)无齿镊(smooth forceps):又叫平镊或敷料镊,其尖端无钩齿,用于夹持脆弱的组织、脏器及敷料。浅部操作时用短镊,深部操作时用长镊,尖头平镊对组织损伤较轻,可用于血管、神经手术(图3-9)。

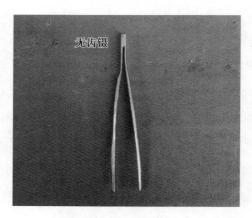

图 3-9　无齿镊

(2)有齿镊(teeth forceps):又叫组织镊,镊的尖端有齿,齿又分为粗齿与细齿,粗齿镊用于夹持较硬的组织,损伤性较大,细齿镊用于精细手术,如肌腱缝合、整形手术等。因尖端有钩齿、夹持牢固,但对组织有一定损伤(图 3-10)。

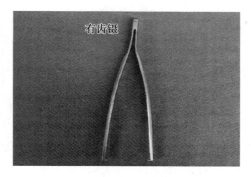

图 3-10　有齿镊

正确持镊是用拇指对示指与中指,执镊脚的中上部。

5. 持针钳(needle holder)　主要用于夹持缝针缝合各种组织,也叫持针器,可用于器械打结。用持针器的尖部夹住缝针的中、后 1/3 交界处为宜,多数情况下夹持的针尖应向左,特殊情况可向右,缝线应重叠 1/3,且将绕线重叠部分放于针嘴内,以利于操作。常用执持针钳方法有:

(1)指套法:为传统执法,用拇指、无名指套入钳环内,以手指活动力量来控制持针钳的开闭,并控制其张闭的动作范围(视频 3-3)。

视频 3-3　指套持钳法

（2）掌握法：用手掌握拿持针钳，也叫一把抓或满把握。钳环紧贴大鱼际肌，拇指、中指、无名指和小指分别压在钳柄上，后三指并拢起固定作用，示指压在持针钳前部近轴节处。利用拇指及大鱼肌和掌指关节活动推展，张开持针钳柄环上的齿扣，松开齿扣及控制持针钳的张口大小来持针。合拢时，拇指及大鱼际肌与其余掌指部分对握即将扣锁住。此法缝合稳健，容易改变缝合针的方向，缝合顺利，操作方便（视频 3-4）。

视频 3-4　掌握持钳法

6. 常用钳类器械

（1）海绵钳：即卵圆钳，也叫持物钳。分为有齿纹、无齿纹两种，有齿纹的海绵钳主要用于夹持、传递已消毒的器械、缝线、缝针、敷料、引流管等。也用于钳夹蘸有消毒液的纱布消毒术野皮肤，或用于术野深处拭血；

无齿纹的海绵钳用于夹持脏器,协助暴露。

(2)组织钳:又叫鼠齿钳,对组织的压榨较血管钳轻,不易滑脱。

(3)布巾钳:用于固定铺盖手术切口周围的手术巾。

(4)直角钳:用于游离和绕过主要血管、胆道等组织的后壁。

(5)胃钳:用于钳夹胃以利于胃肠吻合,轴为多关节,力量大,压榨力强,齿槽为直纹且较深,组织不易滑脱。

(6)肠钳(肠吻合钳):用于夹持肠管,齿槽薄,弹性好,对组织损伤小,使用时可外套乳胶管,以减少对肠壁的损伤。

7. 牵引钩类(retractors)　牵引钩也叫拉钩或牵开器,是显露术野的必要器械。常用拉钩包括皮肤拉钩、甲状腺拉钩、阑尾拉钩、腹腔平头拉钩、S状拉钩、自动拉钩等。

8. 吸引器(suction)　用于吸除术野中出血、渗出物、脓液、胃肠内容物等,使术野清楚,减少污染机会。吸引头主要有单管及套管型。单管吸引头用以吸除术野的液体,套管吸引头外套管有多个侧孔及进气孔,可避免大网膜、肠壁等被吸住以堵塞吸引头。

9. 缝针(needle)　用于各种组织的缝合,由针尖、针体和针眼组成。针尖按形状主要分为圆针及三角针两种。圆针根据弧度不同,可分为1/2、3/8弧度等,弧度大者多用于深部组织。三角针前半部为三棱形,较锋利,用于缝合皮肤、软骨、韧带等坚韧组织,损伤性较大。在使用弯针缝合时,应顺弯针弧度从组织拔出,否则易折断。无损伤缝针属于针线一体类,可用于血管神经的吻合等。

10. 缝线(suture)　分为可吸收缝线及不吸收缝线两大类,应根据组织承受拉力大小、反应轻重等选择合适的缝线。

（1）可吸收缝线类:主要为羊肠线和合成纤维线。

1）肠线为羊的小肠黏膜下层制成,有普通与铬制两种,普通肠线吸收时间较短(7~10 天),多用于结扎及皮肤缝合;铬制肠线吸收时间长(14~21 天),用于胃、肠、膀胱、输尿管、胆道等深部组织黏膜层的缝合,但胰腺手术不宜使用肠线。肠线一般较硬、较粗、光滑,结扎时需要三叠结。剪断线时应留较长线头,否则线结易松脱。

2）合成纤维线品种较多,如 Dexon(PGA、聚羟基乙酸）、Maxon(聚甘醇碳酸）、Vicryl(polyglactin 910、聚乳酸羟基乙酸）、PDS(polydioxanone、聚二氧杂环己酮) 和 PVA(聚乙烯醇）等。优点包括组织反应较轻、吸收时间延长、有抗菌作用,60~90 天完全吸收。3-0 号线适合于胃肠缝合,1 号线适合于缝合腹膜、腱鞘等。

（2）不吸收缝线类:有丝线、棉线、不锈钢丝、尼龙线、钽丝、银丝、麻线等数十种。最常用的是丝线,其优点是柔韧性高,操作方便、对组织反应较小,便宜易得。缺点是在组织内为永久性的异物,伤口感染后易形成窦道,长时间后线头排出,延迟愈合。用于胆道、泌尿道缝合可导致结石形成。一般 0 号丝线可用于肠道、血管神经等缝合,1 号丝线用于皮肤、皮下组织和结扎血管等,4 号线用于缝合筋膜及结扎较大的血管,7 号线用于缝合腹膜和张力较大的伤口组织。

金属合金线亦称为不锈钢丝,用于骨、肌腱、筋膜的缝合,减张缝合或口腔内牙齿固定。尼龙线,组织反应少,且可以制成很细的线,多用于小血管缝合及整形手术,缺点是线结易于松脱,且结扎过紧时易在线结处折断,故不适于有张力的深部组织的缝合。

(3)其他替代材料:目前已研制出多种代替缝针、缝线的切口黏合材料,使用时方便、速度快,切口愈合后瘢痕小,包括外科拉链、医用黏合剂、金属皮肤钉等。

11. 高频电刀 电刀是外科常用的设备,融切割、分离、止血为一体,使这些分开性的操作同时完成,减少结扎或缝合止血的频度,大大缩短手术时间。电能等级是依据各种不同的外科手术、医师技巧及电刀头的不同而定。手术电能等级设定的原则是:①低电能,用于细小出血的电凝止血,粘连的分离,中小血管的解剖分离;②中电能,用于较大出血的电凝止血,腹腔内脏器、组织的切割、游离;③高电能,用于肝脏组织的切割等。高频电刀的缺点是由于电刀的热散射作用,往往造成切口周围组织小血管的损伤,特别是切割操作缓慢时造成的损伤更大,易引起手术切口液化,造成延迟愈合。

第四节　手术基本操作技术

1. 切开　切开皮肤时,用力要均匀、适当。首先,由术者与助手将切口两边皮肤固定,对较小的切口,亦可由术者以左手将切口皮肤固定,保持一定紧张度。其次,术者持手术刀,刀片与皮肤垂直,一次切开皮肤及皮下组织,避免在同一部位反复切割(视频 3-5)。

视频 3-5　组织切开

2. 分离　分离是暴露深层组织,切除病变的重要步骤,包括锐性分离及钝性分离两种方法,具体如下:

(1)锐性分离:使用锐利的刀或剪在组织间隙内进行剪切,不破坏周围正常组织,但要求精细操作、解剖清晰且应直视下进行。双手的配合很重要,应利用左手对拟分离组织的牵引,形成一定张力,进行精准分离。

(2)钝性分离:使用血管钳、刀柄、剥离子、吸机或者手指进行分离,适用于疏松组织或有明显分界的组织分离。钝性分离省时而快速,但应注意动作轻柔,避免损伤重要神经及血管。当局部炎症粘连严重时,不宜采用钝性分离。

3. 止血　止血是外科手术中的重要步骤,包括以下几种方法:

(1)电凝止血:通过高频电刀使出血组织蛋白变性、凝固,从而达到止血目的,适用于小出血及渗血,止血便捷迅速,无线结残留,缺点是对较大血管止血效果不佳,且热量易波散至周围正常组织,凝固焦痂有脱落再出血的风险。

(2)压迫止血法:对毛细血管或微小血管的出血或渗血,压迫止血法效果良好,同时亦适用于较大血管出血的临时压迫,为后续的止血提供时间及条件。腹腔内出血一般可使用温盐水纱布垫压迫,紧急出血时可使用手指临时压迫止血,为进一步止血及抢救创造条件;四肢的出血可使用止血带压迫止血。

(3)钳夹结扎止血法:是外科手术中最常见而又可靠的止血方法,适用于活动性血管出血。包括单纯结扎法及贯穿缝扎法,后者的止血效果更确切,适用于较大血管出血或重要部位的出血,亦适用于单纯结扎有困难或线结易滑脱的情况。

（4）血管修补止血:对重要的不宜结扎的血管出血,应进行修补止血。可先使用血管钳阻断近端（动脉）或远端（静脉）,再使用5-0或6-0可吸收血管缝线进行缝合修补。对血管断裂者,应将两断端适当修剪后,进行对端吻合;当吻合张力较大时,可使用自体静脉或人造血管进行血管移植。

（5）其他方法:包括使用止血药物,如纤维蛋白黏合剂、明胶海绵、凝血酶等,以及骨髓腔或骨松质出血时使用骨蜡堵塞等。

4. 打结　打结是每个外科医师都应掌握的基本技能,打结的方法有很多,包括单结、方结、三重结、外科结等,具体如下。

（1）单结:是各种结的基础,打结时绕一圈,包括正结及反结。

（2）方结:为外科手术中最常用的结,由正结及反结两个单结组成,不易滑脱,牢固。

（3）三重结:由一个方结再加一个单结,即三个单结组成。可使用正结-反结-正结（视频3-6）,或反结-正结-反结的单结顺序打结（视频3-7）。

视频 3-6 三重结
（正结-反结-正结）

视频 3-7 三重结
（反结-正结-反结）

（4）外科结：将第一个单结的线圈绕两次，以增加线间摩擦面，在打第二个单结时不易滑脱及松动，多使用器械打结，适用于张力较大组织的缝合打结。

（5）器械打结：使用持针器或血管钳打结，适用于深部打结或手法打结有困难时。

（6）打结注意事项：第一个及第二个单结的方向应相反，避免滑结；打结时应牢记"三点一线"，即两手用力点与结扎点应在一直线上；深部打结时，使用手压结不宜离线结太远，以 1~2cm 为宜；打结时忌用力过猛、扯断缝线，应缓慢用力。

5. 剪线 应使用剪刀尖部剪线，先使剪刀尖部张开一小口，沿缝线下滑至接近线结处，向侧方旋转 30°，直视下剪断缝线。线头一般留 2~3mm，如为重要血管结扎线或皮肤缝合线，可延长至 3~5mm。

6. 缝合 缝合目的是将组织对拢，消除组织间死腔及间隙，促进组织愈合。缝合方法很多，可分为单纯缝合、内翻缝合及外翻缝合三种，每种缝合方式又可分为间断缝合及连续缝合。

（1）单纯缝合法：将两边缘直接缝合对拢的方法，常用方法有如下几种。

1）间断缝合：是最基本的缝合方法，一针一结，常用于皮肤、皮下及筋膜等组织的缝合；

2）连续缝合：缝合一针打结后不剪线，连续缝合，结尾时打结，常用于腹膜、腱膜及皮下的缝合；

3）8字缝合：缝线在切口深面或浅面交叉缝合，常用于缝扎止血，包括内8字缝合（视频3-8）及外8字缝合（视频3-9）；

视频3-8　内8字缝合　　视频3-9　外8字缝合

4）锁边缝合：亦称毯边缝合，止血效果好，缝合牢靠，常用于吻合胃肠后壁的全层缝合，或游离植皮时边缘固定缝合（视频3-10）。

视频3-10　连续锁边缝合

（2）内翻缝合法：将组织边缘向内翻入，表面光滑，常用于胃肠道吻合，常用的方法有如下几种。

1）垂直褥式内翻缝合：即 Lembert 缝合，从一端的浆膜面进出针，经对侧的浆膜面进出针，常用于胃肠或肠-肠吻合的浆肌层缝合（视频 3-11）；

3

视频 3-11　Lembert 缝合

2）间断水平褥式内翻缝合：即 Halsted 缝合，完成一个 Lembert 缝合后，反方向再加一个 Lembert 缝合，打结，用于胃肠道浆肌层缝合或胃肠道穿孔修补；

3）连续水平褥式内翻缝合：即 Cushing 缝合，适用胃肠道浆肌层的连续缝合；

4）连续全层水平褥式内翻缝合：即 Connell 缝合，多用于胃肠道前壁全层的连续缝合（视频 3-12）；

视频 3-12　Connell 缝合

5）荷包缝合：一般用于阑尾残端包埋、胃造瘘管的固定。

（3）外翻缝合法：将组织边缘向外翻出，内面光滑，常用于皮肤缝合，以防止皮缘内卷而对合不良；亦用于血管吻合或减张缝合等，常用方法有三种。

1）间断垂直褥式外翻缝合：用于松弛皮肤的缝合（视频3-13）；

2）间断水平褥式外翻缝合：用于血管吻合或减张缝合；

3）连续外翻缝合：用于腹膜缝合或血管吻合。

（4）注意事项：

1）皮肤缝合深度适中，避免死腔，打结不宜过紧，以避免血运障碍或水肿。皮肤缝合针距一般为 1.0~1.2cm，边距为 0.5~0.6cm，缝线线头 0.5~0.8cm，以便于拆线；

2）连续缝合力量分布均匀，但若有一处断裂，可导致全部缝线松脱，必要时应间断加固数针，以降低张力；

3）缝合是异物，即使为可吸收缝线，在伤口感染时也会影响局部愈合。因此，应尽量减少缝线的用量及残留。

视频3-13 间断垂直褥式外翻缝合

（方佳峰）

第四章　麻　　醉

麻醉(anesthesia)是指用药物使患者整个机体或机体的一部分暂时失去知觉,在外科手术时达到安全、安静、无痛、肌肉松弛的目的,而麻醉作用消退后,知觉又迅速恢复的一类方法。根据麻醉作用的范围和所用药物不同,麻醉方法可分为全身麻醉、椎管内麻醉、复合麻醉、局部麻醉、基础麻醉。但麻醉正在向围手术期医学转化,实际上是包括术前优化、术中安全、术后康复在内的整个围手术期医疗活动。

第一节　麻醉前准备及用药

麻醉前准备主要包括了解病情、手术性质、种类、方式、范围,并决定麻醉方式与术中的治疗措施。正确地评估病情及患者对麻醉的耐受能力、麻醉中可能发生的意外,对防止麻醉意外及并发症,保证患者安全有重要作用。

第四章 麻　醉

一、掌握病情

（一）病史

包括现病史、既往史、个人史、特殊药物使用及药物过敏史，如高血压药、降糖药、糖皮质激素、非甾体抗炎药等，重点了解用药的时间、用量、效果及治疗反应。了解入院各项检查结果情况。

（二）体格检查

麻醉相关重点查体包括头颈部有无畸形、瘢痕、肥胖，打鼾，张口度，牙齿有无松动、缺失、义齿、上门牙突出、地包天，头颈活动度，甲状软骨上切迹至颏部的距离等影响气管插管的相关因素；了解有无脊柱畸形、全身或局部感染情况。

（三）重要脏器功能评估

全面了解心、脑、肺、肝、肾等器官功能以及机体系统功能的状况，参照美国麻醉医师协会病情评估分级（ASA physical status scales）对并存病的严重程度、患者耐受手术和麻醉的能力进行综合评估（表4-1）。

表4-1　ASA患者健康状况分级

级别	定义
1	正常健康患者
2	合并轻度系统疾病患者（功能不受限）

级别	定义
3	合并严重系统疾病患者(功能部分受限)
4	合并严重系统疾病、威胁生命(功能受限)
5	濒危,不做手术则无法存活
6	脑死亡,准备器官捐献
E	若为急诊手术,则状况分级加标"E"(如2E)

4

(四)制订麻醉计划

依据上述内容全面分析患者的整体情况并结合手术计划,制订麻醉计划。

二、麻醉前准备

(一)术前访视人文关怀

充分告知患者将要进行的麻醉方式及具体需要配合的方面,消除患者对未知手术的恐惧,取得患者的信任,使得患者能够充分配合。

(二)手术麻醉前禁食时间(表4-2)

表4-2　清饮料及不同食物建议禁食时间

清饮料	≥2h
母乳	新生儿和婴幼儿≥4h
配方奶或牛奶	≥6h
淀粉类固体食物	≥6h
脂肪及肉类固体食物	≥8h

【注意事项】

1. 表 4-2 所规定的禁食时间仅适用于无胃肠道动力障碍的患者(包括患儿);

2. 术前需口服用药的患者,允许在术前 1~2 小时将药片研碎后服下并饮入 0.25~0.5ml/kg 清水,但应注意缓控释制剂严禁研碎服用;

3. 有下列情况者有必要延长禁食时间 严重创伤患者、进食时间至受伤时间不足 6 小时;消化道梗阻患者;肥胖患者;困难气道患者;颅脑损伤、高颅压、昏迷等中枢神经系统疾病患者;

4. 消化道或其他对术前禁食有特殊或更高要求的择期手术患者,应按专科医师要求实施。

(三)对于择期手术患者术前存在严重贫血、脱水、酸碱平衡紊乱、呼吸系统感染、心力衰竭、严重肝肾功能损害、糖尿病、高血压等,应先进行治疗使病情基本控制。急诊抢救性手术应尽可能边治疗上述疾病边进行手术准备。

(四)麻醉前必须对麻醉和监测设备、麻醉用具及药品进行准备和检查。

第二节 全身麻醉

全身麻醉是指通过呼吸道吸入或静脉、肌内注射给予麻醉药物,达到抑制中枢神经系统的目的,表现为神志消失、遗忘、肌肉松弛、痛觉丧失、反射活动减弱等状态。当麻醉药物在体内代谢或从体内排出后,患者即逐渐清醒。整个过程是可控、可逆的。

一、吸入麻醉

目前被用于临床的 5 种吸入性麻醉药包括:氧化亚氮、氟烷、异氟烷、地氟烷、七氟烷。

(一) 氧化亚氮吸入麻醉

氧化亚氮(笑气、N_2O),为麻醉性能较弱的气体麻醉药,其优点是对心率、血压、血管阻力、心排血量影响小,对呼吸道无刺激,不增加分泌物和咽部反射;对肝、肾等实质器官无影响。

(二) 七氟烷吸入麻醉

七氟烷的麻醉性能较强,麻醉诱导迅速、无刺激味,可安全用于小儿麻醉诱导,麻醉深度易掌握,苏醒快。禁用于严重血容量不足、有恶性高热倾向和颅内压升高等情况。

(三) 地氟烷吸入麻醉

地氟烷的麻醉性能较弱,麻醉诱导时间短,苏醒快,麻醉可控性强。具有呼吸道刺激作用,不可用于小儿患者的麻醉诱导。有恶性高热倾向、高颅压的脑占位性病变、哮喘患者禁用。不能使用干燥的二氧化碳吸收剂。

二、静脉麻醉

（一）硫喷妥钠静脉麻醉

硫喷妥钠为超短效巴比妥类药物，pH 为 10~11，常用浓度为 2.5%。常用剂量为 4~6mg/kg，年老体弱者使用剂量为 2.5~3mg/kg，一般通过分次小剂量注入，先注入 2ml，观察患者反应，滴定法给药至患者神志消失。可用于短时、小手术麻醉及全身麻醉诱导。因其具有良好抗惊厥作用，可用于对抗癫痫发作、局部麻醉药物中毒、破伤风抽搐等。

【注意事项】

1. 硫喷妥钠对呼吸中枢有较强的抑制作用，表现为既降低潮气量又减慢呼吸频率，甚至导致呼吸暂停，应立即开放气道给氧辅助呼吸。禁用于有呼吸困难或呼吸道阻塞者。

2. 硫喷妥钠在抑制交感神经的同时会兴奋副交感神经，刺激喉头、气管、支气管，易诱发喉痉挛、支气管痉挛。硫喷妥钠慎用于低血容量和心功能不全者。

3. 硫喷妥钠单独使用不能满足麻醉要求，需复合镇痛药或者加用局部麻醉药。其常用于小儿基础麻醉，根据小儿年龄选用不同浓度（1.5%~2.5%），臀部肌肉深部注射,常用量为 15~20mg/kg。

（二）氯胺酮静脉麻醉

氯胺酮(ketamine)的典型麻醉作用为"分离麻醉"状态,有意识(如吞咽、睁眼、肌肉挛缩),但对疼痛刺激无反应。适用于小儿麻醉,常用剂量:肌内注射 5~10mg/kg,可维持 30 分钟;静脉注射 1~2mg/kg,麻醉作用可维持 10~15 分钟。

【注意事项】

1. 氯胺酮使用前应备好辅助通气设备,因静脉快速注药后可产生一过性呼吸抑制。

2. 氯胺酮可用于哮喘患者的麻醉,因其有松弛支气管平滑肌的作用。但须注意的是,氯胺酮使用后可增加唾液和支气管黏膜分泌。

3. 氯胺酮对交感神经和心血管系统有兴奋作用,使心率增快,血压和肺动脉压升高,应慎用于存在未控制的高血压、合并冠状动脉疾病、动脉瘤、充血性心力衰竭的患者。

4. 氯胺酮会升高颅内压、眼压,应慎用于颅内压、眼压升高的患者。

（三）丙泊酚静脉麻醉

丙泊酚(异丙酚,propofol)具有轻微镇痛、镇静、催眠作用,突出特点是起效迅速、苏醒快而完全、作用时间短。静脉诱导剂量为 1.5~2mg/kg,维持 3~10 分钟;也可与其他麻醉药复合应用;麻醉维持剂量为以 6~10mg/(kg·h)持续滴注。

【注意事项】

快速静脉注射时可产生注射痛、一过性血压下降、心率增快、短暂呼吸抑制或暂停,使用前需准备辅助通气。因苏醒快而完全,也广泛用于门诊手术和无痛胃肠镜检查。重症患儿或行神经外科手术的成年患者长期输注丙泊酚镇静时可能出现丙泊酚输注综合征。

(四)依托咪酯静脉麻醉

依托咪酯为短效催眠药,无镇痛作用,对心血管系统影响最小,可致血压轻微下降,冠状动脉轻度扩张,对心肌收缩力和心排血量的影响轻微,适于老年和危重患者的麻醉。常用诱导剂量:0.15~0.3mg/kg 静脉注射。

【注意事项】

部分患者因肌震颤后全身肌肉疼痛与注射局部疼痛,可预防性给予芬太尼 0.1~0.2mg 静脉注射。长时间输注可引起肾上腺皮质功能抑制。

三、临床麻醉深度判断

(一)临床常用麻醉深度

目前临床上通常将麻醉深度分为浅麻醉、手术期麻醉和深麻醉(表4-3)。

表4-3　通用的临床麻醉深度判定标准

麻醉深度	呼吸	循环	眼征	其他浅麻醉
浅麻醉	不规律、呛咳、呼吸道阻力增高、喉痉挛	血压升高、心率快(尤其手术操作时)	瞬目反射(-)、眼睑反射(+)、偏视、流泪	吞咽反射(+)、出汗(+)、手术刺激时体动
手术期麻醉	规律、呼吸道阻力减少	血压稳定、手术操作时无改变	眼睑反射(-)、眼球固定快	手术时体动(-)、黏膜分泌消失
深麻醉	膈肌呼吸、呼吸停止气管牵曳	血压下降	对光反射(-)、瞳孔散大	

(二) 电生理方法监测麻醉深度

脑电双频谱指数(bispectral index, BIS)主要监测的是镇静催眠药对中枢神经系统(central nervous system, CNS)的抑制情况,建议麻醉期间控制在40~60范围内,但单独应用不能完全预防术中知晓的发生。

四、常用肌肉松弛药

在复合麻醉中应用肌肉松弛药(肌松药),目的在于可以消除声带活动、顺利和安全置入通气设备;满足各类手术或诊断、治疗对骨骼肌松弛的要求;减弱或中止某些骨骼肌痉挛性疾病引起的肌肉强直;消除患者自主呼吸与机械通气的不同步。常用肌松药分为去极化肌松药与非去极化肌松药两类(表4-4)。

表4-4　常用肌松药比较

肌松药	ED95/ (mg/kg)	插管 剂量/ (mg/kg)	维持 剂量/ (mg/kg)	起效 时间/ min	维持 时间/ min	消除半 衰期/ min
琥珀酰胆碱	0.2	1~2	1	0.5~1	3~8	—
箭毒	0.5	0.6	0.15	4~6	30~40	231
泮库溴铵	0.06~ 0.07	0.1	0.02	3~6	30~60	120
阿曲库铵	0.2~0.25	0.6	0.1	3~5	15~35	20
维库溴铵	0.05	0.1	0.01~ 0.02	2~3	25~30	62~80
罗库溴铵	0.3	0.6~0.9	0.15	1.5	35~75	70~80

【注意事项】

1. 必须在具备保持呼吸道畅通、实施辅助或控制呼吸的条件下才可应用。

2. 肌松药无镇静、镇痛作用,绝对禁忌单独应用。肌松药使用前须先给予有效镇静,待患者意识暂时消失后才使用肌松药。

3. 尽量避免两类肌松药交替或混杂应用。

4. 琥珀酰胆碱应用后可引起短暂的血钾升高、眼压和颅内压增高,对严重创伤、大面积烧伤、截瘫、眼球外伤、青光眼、高颅压患者以及神经肌肉疾病患者禁用。

5. 对肝功能不全、营养不良、恶病质、严重贫血、血浆胆碱酯酶先天异常的患者,应用琥珀酰胆碱作用时间可能延长。

6. 使用吗啡、氯丙嗪、哌替啶、吸入麻醉药、巴比妥钠以及某些抗生素(如链霉素、多黏菌素、庆大霉素)等药物,或患者存在酸中毒、重症肌无力、低钾血症、低体温等情况时,均可增强非去极化肌松药物的作用,使用时应减量。

7. 对非去极化肌松药的残余肌松作用可以使用拮抗药,但应注意使用拮抗药的时机、剂量和对肌松效应的监测。

8. 肥胖患者需用理想体重计算肌松药需要量。

五、气管内插管术

气管内插管方法通常分为经口腔明视插管术和经鼻腔明视或盲探插管术两种,此处主要介绍前者。

经口腔明视插管方法

将患者头适度后仰,右手自右口角处打开口腔,左手持喉镜自右口角置入口腔,将舌根推向左侧,保持喉镜处于正中位,然后徐徐深入推进显露腭垂(腭垂),直至看见会厌,使喉镜片尖端进入会厌谷内,然后向上、向前提起显露声门,右手执气管导管,对准声门,轻轻插入气管内。如导管弯曲难以接近声门时,可借助导管芯,将气管导管尖端进入声门后再将管芯退出。安置牙垫,退出喉镜,气管导管套囊充气后连接麻醉机或简易呼吸机,判断导管位置确切,并将导管外端和牙垫于口腔外一并固定。

【气管插管定位原则】

1. 明视下气管导管经过声门进入气管,成人插入的导管深度为 22~24cm。

2. 纤维支气管镜下可见明确的气管软骨环和气管隆嵴。

3. 连续监测呼气末二氧化碳分压(partial pressure of end-tidal carbon dioxide,$PetCO_2$),可见至少 3 次连续波形和数字出现。

4. 人工通气时胸部对称起伏,听诊双肺呼吸音清晰对称。

5. 压胸时有气流从导管口流出。透明的气管导管壁在吸气时管壁清亮,呼气时呈"白雾"样变化。

6. 经皮动脉血氧饱和度(percutaneous arterial oxygen saturation, SpO_2)持续正常。

【注意事项】

1. 插管动作须轻柔、切忌粗暴,防止牙齿松动脱落,防止口、鼻、咽喉、声门黏膜损伤、出血、下颌关节脱位。

2. 插管前要做好表面麻醉或有适当的全身麻醉深度,否则可引起剧烈咳嗽、憋气,喉、支气管痉挛,心动过缓,心律失常,血压剧升,甚至心搏骤停。

3. 选择适当粗细、柔软的气管导管,导管过细,呼吸阻力增加;导管过粗过硬易损伤咽喉部,引起喉头水肿,甚至压迫气管黏膜形成溃疡。

4. 操作过程要注意无菌技术,防止术后肺部并发症。

【适应证】

1. 呼吸功能不全或呼吸功能衰竭,需要辅助呼吸;

2. 全身麻醉时的呼吸道管理和气管内给药;

3. 心搏呼吸骤停行心肺脑复苏时;

4. 呼吸道有分泌物不能自行咳出或胃内容物误吸入肺内,需进行气管内吸引。

【禁忌证】

1. 绝对禁忌证 急性喉炎、喉头水肿、喉头黏膜下血肿、插管创伤可引起严重出血,除非急救,禁忌气管内插管。

2. 相对禁忌证 呼吸道不全梗阻者禁忌快速诱导

插管。鼻腔不通畅、鼻息肉、鼻咽部纤维血管瘤或有反复鼻出血史者,禁忌经鼻气管内插管。

六、全身麻醉的并发症及其防治

全身麻醉的并发症主要发生在呼吸和循环系统。

(一) 呼吸系统并发症及处理

1. 呼吸道梗阻

(1)舌后坠:呼吸道阻力显著升高,处理方法为托起下颌,放置口咽或鼻咽通气道。

(2)呼吸道异物:拔除气管导管前应及时彻底清除分泌物;严防口内手术填塞物遗留。

(3)呕吐、误吸和反流:术前禁食禁饮,高危患者预防性放置胃管,麻醉前要充分吸引,选择适当的麻醉诱导方法及患者清醒后才可拔除气管导管。

(4)麻醉器械堵塞:气管导管移位、脱出、扭折;导管斜面紧贴气管壁;套囊充气后受压变形、移位阻塞气管导管开口等。

(5)气管受压:颈部或纵隔肿块、血肿、气肿压迫气管导管致呼吸道梗阻。

(6)喉、支气管痉挛:去除致病原因,防止缺氧和二氧化碳蓄积。必要时静脉注射氨茶碱 0.25mg 或氢化可的松 100mg。

2. 呼吸抑制

(1)中枢性呼吸抑制:如麻醉及辅助药物对中枢的抑制,不适当的过度通气亦可造成。

(2)外周性呼吸抑制:应用神经肌肉阻滞药或高位硬膜外麻醉阻滞了支配呼吸肌的运动神经纤维。处理为控制或辅助呼吸,或用拮抗药物,或等待麻醉药物作用消退。

(3)保持呼吸道通畅是防止呼吸系统并发症的关键。

(二) 循环系统并发症及处理

1. 麻醉期间低血压　常见于药物过敏、失血、缺氧、神经反射及患者自身病情变化等,应去除病因,对症治疗。

2. 高血压

(1)多与患者疾病和并存病有关,如原发性高血压、高颅压。

(2)麻醉偏浅时手术刺激所致。

(3)通气不足,缺氧和二氧化碳蓄积。

(4)药物作用,如使用氯胺酮等。

(5)术毕时疼痛管理不足,导致拔管期高血压。

3. 心律失常　各种类型的心律失常均可发生,少数严重心律失常,若不及时纠正,可危及患者生命。防治措施有:

（1）根据心电图明确心律失常的性质，分析原因并及时纠正。

（2）心动过缓常因手术牵拉内脏或眼心反射引起，严重时可导致心搏骤停。应立即停止手术操作，静脉注射阿托品，直至心率恢复正常。

（3）对频发型多源性室性早搏，用利多卡因 1～2mg/kg 缓慢静脉注射。

（4）对室性心动过速，用利多卡因治疗，如无效时可进行同步电击复律。出现室颤时，应立即进行心肺复苏。

（5）Ⅱ度或Ⅲ度房室传导阻滞，术中应避免应用抑制心脏传导的药物，术前宜安置临时或永久起搏器。

第三节　局 部 麻 醉

用局部麻醉药（简称局麻药）暂时阻断某些周围神经的冲动传导，使这些神经所支配的区域产生麻醉作用，称为局部麻醉，简称局麻。局麻具有保持患者意识清晰、操作简便、安全有效、并发症较少的特点，适用于较表浅、局限的手术。

一、常用局麻药物

常用局麻药物如下（表 4-5）。

表 4-5 常用局麻药的剂量与用法

局麻药	用法	浓度/%	成人一次最大剂量/mg	起效时间/min	作用时间/min
普鲁卡因	局部浸润	0.5~1.0	1 000		
	神经阻滞	1.0~2.0	600~800		
	蛛网膜下腔阻滞	3.0~5.0	100~150	1~5	45~90
丁卡因	眼表面麻醉	0.5~1.0		1~3	60
	鼻、咽、气管表面麻醉	1.0~2.0	40	1~3	60
	神经阻滞	0.15~0.3	80	15	120~180
	蛛网膜下腔阻滞	0.33	7~10	5~10	120~180
	硬膜外阻滞	0.25~0.33	70~100	10~20	90~120
利多卡因	局部浸润	1.0~2.0	400	1	90~120
	表面麻醉	2.0~4.0	100	2~5	60
	神经阻滞	1.0~2.0	400	5	120~180
	蛛网膜下腔阻滞	2.0~4.0	40~120	2~5	90
	硬膜外间隙阻滞	1.5~2.0	400	5~8	60~90

4

4

续表

局麻药	用法	浓度/%	成人一次最大剂量/mg	起效时间/min	作用时间/min
布比卡因	局部浸润	0.25			
	神经阻滞	0.125~0.5	150		300~420
	蛛网膜下腔阻滞	0.5	10~15		
	硬膜外阻滞	0.5~0.75	150	7~10	
罗哌卡因	神经阻滞	0.25~0.5	150	7~10	
	硬膜外阻滞	0.5~0.75	150		210~300

二、局麻药物的不良反应

局麻药物的不良反应包括毒性反应和过敏反应。

（一）毒性反应

1. 引起毒性反应的常见原因

（1）一次用量超过患者的最大耐受剂量；

（2）意外血管内注入；

（3）注药部位血供丰富，吸收增快；

（4）患者因体质衰弱等原因而导致耐受力降低，用小剂量局麻药即出现毒性反应症状者，称为高敏反应。

2. 毒性反应的表现　主要为对中枢神经系统和心血管系统的影响，常出现嗜睡、眩晕、唇舌麻木、多语、寒战、惊恐不安、意识丧失、肌震颤、抽搐、惊厥、呼吸困难、低血压、甚至呼吸心搏骤停。

3. 毒性反应的预防

（1）一次用药量不得超过限量；

（2）注药前充分回抽防止注入血管内；

（3）根据具体情况和用药部位酌减剂量，药液内加入适量肾上腺素以延缓吸收。

4. 毒性反应的处理

（1）立即停止用药；

（2）吸氧，根据情况辅助或控制呼吸；

（3）镇静,控制惊厥,如静脉注射地西泮 0.1mg/kg 或硫喷妥钠 1~2mg/kg,对于惊厥反复发作者也可静脉注射琥珀胆碱 1mg/kg,并控制呼吸;

（4）维持血流动力学稳定,一旦呼吸心搏停止,应立即进行心肺复苏。

（二）过敏反应

临床上酯类局麻药过敏者较酰胺类多。临床表现为使用很少量局麻药后,出现荨麻疹、咽喉水肿、支气管痉挛、低血压和血管神经性水肿,甚至危及患者生命。一旦发生过敏反应,应首先停止用药,立即静脉注射肾上腺素 0.2~0.5mg,并给予糖皮质激素和抗组胺药;保持呼吸道通畅,吸氧;适当补充血容量和使用血管加压药。如果患者有对酯类局麻药过敏史时,可选用酰胺类局麻药。

三、常用局麻方法

（一）表面麻醉

将穿透力强的局麻药施用于黏膜表面,使其透过黏膜而阻滞位于黏膜下的神经末梢,使黏膜产生麻醉现象,称为表面麻醉。眼、鼻、咽喉、气管、尿道等处的浅表手术或内镜检查常用此法。眼用滴入法,鼻用涂敷法,咽喉气管用喷雾法,尿道用灌入法。常用药物为

1%~2%丁卡因或2%~4%利多卡因。因眼结合膜和角膜组织柔嫩,故滴眼需用0.5%~1%丁卡因。气管和尿道黏膜吸收较快,应减少剂量。

(二)局部浸润麻醉

1. 将局麻药注射于手术区的组织内,阻滞神经末梢而达到麻醉作用,称为局部浸润麻醉。基本操作方法:先在手术切口线一端进针,针的斜面向下刺入皮内,注药后形成橘皮样隆起,称为皮丘。将针拔出,在第一个皮丘的边缘再进针,如法操作形成第二个皮丘,如此连续进行下去,在切口线上形成皮丘带。再经皮丘向皮下组织注射局麻药。常用药物为0.5%普鲁卡因或0.25%~0.5%利多卡因。

2. 操作时应注意

(1)每次注药前都要回抽,以免注入血管内。

(2)为避免用药量超过单次限量,应降低药液浓度。例如,用0.25%普鲁卡因分层边浸润边手术切开,以分散用药时间,使单位时间内药物剂量不会太大。

(3)注药应有一定容积,在组织内形成张力,以增加麻醉效果。

(4)实质脏器和脑组织等无痛觉,不用注药。

(5)药液中含肾上腺素浓度1:20万~1:40万(即2.5~5μg/ml)可减缓局麻药吸收,延长作用时间。

（三）区域阻滞

在手术区周围和底部注射局麻药,阻滞通入手术区的神经纤维,称为区域阻滞。适用于小肿块切除术,其优点为:①可避免刺入肿瘤组织;②不致因局部浸润药液后,小肿块不易被扪及而增加手术难度;③不影响手术局部解剖关系。

（四）神经阻滞

在神经干、丛、节的周围注射局麻药,阻滞其冲动传导,使所支配的区域产生麻醉作用,称为神经阻滞。常用神经阻滞有肋间、眶下、坐骨、指(趾)神经干、颈丛、臂神经丛阻滞,以及诊疗用的星状神经节和腰交感神经节阻滞等。神经刺激仪辅助可增加阻滞的成功率。超声引导下进行神经阻滞,可单独应用或与其他方法(如神经刺激)相结合使用。

1. 臂神经丛阻滞　将局麻药注射到臂神经丛,使上肢肩关节部分痛觉消失及肌肉松弛,包括肌间沟径路、锁骨上径路和腋径路三种阻滞方法。

(1)肌间沟径路:患者去枕仰卧头偏向健侧,手臂贴身旁使肩下垂。在胸锁乳突肌后缘向外滑动,摸到前、中斜角肌和肩胛舌骨肌,此三条肌肉构成上窄下宽的肌间沟。三角形底边处即为穿刺点,相当于自环状软骨做一水平线与肌间沟的交点。将针头与皮肤垂直进针,刺破椎前筋膜时可有突破感,患者常诉异感,此时回抽无血或脑脊液,即可注射局麻药,一般用含1:20万肾上腺素(5μg/ml)的1.3%利多卡因25ml。防止药物注入蛛网膜下腔导致全脊麻、膈神经、喉返神经以及星状神经阻滞。

（2）锁骨上径路:患者体位同肌间沟径路,但患侧肩下垫一小薄枕。穿刺点为锁骨中点上1cm处,进针后可触及第1根肋骨,沿第1根肋骨的纵轴向前后探索引出异感后,回抽无血或空气即可注入药液。注意进针方向和深度,防止气胸发生。

（3）腋径路:患者仰卧,患肢外展90°,呈"行军礼"状。在胸大肌下缘与臂内侧缘相接处摸到腋动脉搏动最高点,刺入腋血管神经鞘内,回抽无血后注入局麻药液25～30ml。穿刺时要防止损伤腋血管。

2. 颈神经丛阻滞　常有颈深丛和颈浅丛神经阻滞,可用于颈部手术,如甲状腺手术、气管切开术和颈动脉内膜剥脱术等。

（1）深丛阻滞:①颈前阻滞法,患者去枕仰卧头转向健侧,在乳突尖与锁骨中点做一连线,此线中点为进针点,也即胸锁乳突肌和颈外静脉交叉点附近,或第四颈椎横突处。回抽无血液和脑脊液,注入局麻药液10ml。②肌间沟阻滞法,同臂神经丛阻滞的肌间沟径路法,但穿刺点在肌间沟下方,避免药液下行阻滞臂神经丛。

（2）浅丛阻滞:体位同上。在胸锁乳突肌后缘中点垂直进针至皮下,注射 1% 利多卡因 6~8ml;或在此点注射 3~4ml,再沿胸锁乳突肌后缘向头侧和尾侧各注射 2~3ml。

（3）并发症:浅丛阻滞并发症少见。深丛阻滞的并发症有①局麻药毒性反应;②药液意外注入蛛网膜下腔或硬膜外间隙;③膈神经麻痹;④喉返神经麻痹,故不能同时做双侧深丛阻滞;⑤霍纳综合征。

3. 肋间神经阻滞　患者侧卧或俯卧,上肢外展,前臂上举。在距脊柱中线 6~8cm 处画一与脊柱平行线,摸清要阻滞神经所处的肋骨,用 7 号针头在肋骨接近下缘处垂直刺入至触及肋骨骨质。滑过肋骨下缘后再深入 0.2~0.3cm,回抽无血或空气后注入局麻药液 3~5ml。其常见并发症有气胸、药液意外注入肋间血管、阻滞多根肋间神经用药量过大和吸收过快所致局麻药毒性反应。

4. 指(或趾)神经阻滞　用于手指(或脚趾)手术。指神经阻滞可在手指根部和掌骨间进行。趾神经阻滞可参照指神经阻滞法。

（1）指根部阻滞:用 6 号针头在指根背侧部进针,

向前滑过指骨至掌侧皮下,术者用手指抵于掌侧可感到针尖,此时后退 0.2~0.3cm 注射 1%利多卡因 1ml,再退针恰至进针点皮下注药 0.5ml。手指另一侧如法注射。

(2)掌骨间阻滞:针自手背部插入掌骨间,直达掌面皮下。随着针头推进和拔出时,注射 1%利多卡因 4~6ml。

在手指、脚趾以及阴茎等处使用局麻药时禁忌加用肾上腺素,注药量也不能太多,以免血管收缩和受压引起组织缺血坏死。

第四节 椎管内麻醉

将局麻药注入蛛网膜下腔和硬脊膜外间隙产生躯体部位麻醉,称为椎管内麻醉。根据局麻药注射的腔隙不同,分为蛛网膜下腔阻滞(腰麻)、硬膜外间隙阻滞及腰麻-硬膜外间隙联合阻滞。椎管内麻醉具有神志清醒、镇痛效果确切,肌松弛满意等优点,但对生理功能有一定扰乱,也不能完全消除内脏牵拉反应。

一、蛛网膜下腔阻滞

蛛网膜下腔阻滞又称腰麻。适用于下腹部、盆腔、肛门、会阴部和下肢手术,如痔切除、阑尾切除、半月板摘除、疝修补、肛瘘切除术等。禁忌证:①中枢神经系统疾患,包括感染、炎症、颅内压增高等;②休克;③穿刺部位或附近皮肤感染;④脓毒症;⑤脊柱外伤或结核;⑥急性心力衰竭和冠心病发作;⑦凝血功能异常。对小儿或精神病患者,除非先用基础麻醉,相对禁忌腰麻。

(一)穿刺方法

穿刺时患者一般侧卧,屈髋屈膝,头颈向胸部屈曲,腰背部尽量向后弓曲,使棘突间隙张开以便于穿刺。鞍区麻醉常为坐位,成人穿刺点低于 $L_2 \sim L_3$ 间隙。在两侧髂嵴最高点做一连线,此线与脊柱相交处即为 L_4 棘突或 $L_3 \sim L_4$ 棘突间隙。以 0.5% ~ 1% 利多卡因在间隙正中做皮丘,并逐层浸润皮下组织和棘间韧带。经过皮肤、皮下、棘上与棘间韧带、黄韧带、硬脊膜和蛛网膜到达蛛网膜下腔,拔出针芯有脑脊液滴出,即表示穿刺成功。注入局麻药液(常用局麻药物浓度和剂量见表 4-5)。

(二)麻醉平面的调节

局麻药注入蛛网膜下腔以后,应在短时间内调节和控制麻醉平面。麻醉平面过低导致麻醉失败,平面过高对生理影响较大,甚至危及患者生命安全。影响麻醉平面的因素很多,如局麻药液的比重、剂量、容积,患者身高、脊柱生理弯曲和腹腔内压力等,但药物的剂量是影响腰麻平面的主要因素,剂量越大,平面越高。假如这些因素不变,则穿刺间隙、患者体位和注药速度等是调节平面的重要因素。调节平面应在注药后 5~10 分钟内完成。假如手术部位在下肢,可在穿刺时嘱患者向患侧侧卧,注药后继续保持侧卧位 5~10 分钟,麻醉作用即偏于患侧。如只需阻滞肛门和会阴区,可使患者取坐位,在 $L_4 \sim L_5$ 间隙穿刺,以小量药液(约一般量的 1/2)做缓慢注射,则局麻药仅阻滞骶尾神经,称鞍区麻醉。一般的注药速度为每 5 秒钟注射 1ml。

(三)并发症

1. 术中并发症

(1)血压下降、心率减慢:麻醉前预防性扩充血容量,可快速静脉滴注 200~300ml,必要时可静脉注射麻黄碱 15~30mg,心率过缓时可静脉注射阿托品 0.3~0.5mg。

(2)呼吸抑制:出现胸闷气促,吸气无力,说话费力,胸式呼吸减弱,发绀。当发生全脊麻时,呼吸停止、血压骤降或心搏骤停,应立即行气管内插管和人工呼吸、循环支持等。

(3)恶心、呕吐:应针对原因处理。如麻醉前给予阿托品、提升血压、吸氧、暂停手术牵拉等,静脉注射氟哌利多、昂丹司琼镇吐。

2. 术后并发症

(1)腰麻后头痛:特点是抬头或坐起时头痛加重,平卧后减轻。因脑脊液漏出导致颅内压降低和颅内血管扩张而引起血管性头痛。穿刺针较粗和反复穿刺者的发病率较高。处理措施:平卧休息,服用镇痛或安定类药,针灸和用腹带捆紧腹部,补充足够的液体防止脱水。严重者可于硬膜外隙内注入生理盐水,必要时可采用硬膜外自体血充填疗法。

(2)尿潴留:以热敷、针灸或肌内注射副交感神经兴奋药卡巴胆碱治疗,必要时留置导尿管。

(3)其他:因机械损伤、化学药物刺激、脑脊液外漏、细菌感染等因素,引起化脓性脑脊膜炎、脑神经麻痹、粘连性蛛网膜炎、马尾丛综合征。重在预防。

二、硬膜外间隙阻滞

局麻药注射到硬脊膜外间隙,阻滞部分脊神经的传导功能,使所支配区域的感觉和/或运动功能消失的麻醉方法,称为硬膜外间隙阻滞,又称硬膜外麻醉。有单次法和连续法两种。

（一）硬膜外穿刺术

硬膜外穿刺术有直入法和侧入法两种。穿刺体位、进针部位和针所经过的层次均与腰麻基本相同。

硬膜外穿刺时，用 16～18G 的特制穿刺针刺入皮肤、皮下、棘上和棘间韧带，当抵达黄韧带时阻力增大，并有韧性感。推动注射器芯有回弹阻力感，气泡被压小。继续缓慢进针，一旦刺破黄韧带时有落空感，注液无阻力，小气泡不再缩小，回抽无脑脊液流出，表示针尖已达硬膜外间隙。通过穿刺针置入导管，并留导管在硬膜外间隙内约 3～4cm，退针固定导管，即可按需给药。

（二）常用局麻药和注药方法

常用药物为利多卡因、丁卡因和布比卡因，近年来也用罗哌卡因。如患者无高血压，可在药液内加肾上腺素（浓度为 5μg/ml）。

穿刺置管成功后，第一次应先注入试探剂量利多卡因 3～5ml，观察 5～10 分钟。如果导管意外置入蛛网膜下腔，注入试验剂量后 5 分钟内即出现节段性麻醉平面，并伴有明显下肢运动障碍和血压下降等现象，应立即停止给药，紧急抢救。如确定无腰麻现象，则根据试探剂量的效果决定追加剂量，根据药物特性和患者情况，间断注入第二次量，其剂量约为初量的

$1/2 \sim 2/3$。

（三）麻醉平面的调节

影响麻醉平面的主要因素有：局麻药容积，穿刺间隙的高低与导管置入方向，集中和分散的注药方式，患者情况（如老年、动脉硬化、妊娠、脱水、恶病质等）。此外，还有药液浓度、注药速度和患者体位等也可产生一定影响。

（四）并发症

1. 术中并发症

（1）全脊髓麻醉：患者可在注药后几分钟内发生呼吸困难，血压下降，意识模糊或消失，继而呼吸心搏停止。应立即以面罩加压给氧，或紧急气管内插管进行人工呼吸，加速输液，并以血管加压药维持循环稳定。

（2）麻醉药毒性反应：主要原因为硬膜外隙内的静脉丛对局麻药的吸收快；导管误入血管，局麻药注入血管内；导管损伤血管，加快局麻药的吸收。此外，一次用药剂量超过限量，也是发生毒性反应的常见原因。

（3）血压下降、呼吸抑制、恶心、呕吐等处理与腰麻相同。

2. 术后并发症

（1）神经损伤：可因穿刺针直接创伤或导管质地过硬而损伤脊神经根或脊髓，局麻药本身亦可诱发神经毒性。表现为局部感觉和/或运动的障碍,并与神经分布有关。

(2)硬膜外血肿:硬膜外麻醉后若出现麻醉作用持久不退,或消退后又出现肌无力、截瘫等,应及早诊断,争取在血肿形成后 8 小时内进行椎板切开减压术,清除血肿。有凝血功能障碍或正在抗凝治疗者容易发生。

(3)脊髓前动脉综合征:一般无感觉障碍,主诉躯体沉重,翻身困难。对合并动脉硬化的中老年患者或术中长时间低血压的患者应警惕。

(4)硬膜外脓肿:临床表现为脊髓和神经根受刺激和压迫的症状,如放射性疼痛、肌无力及截瘫,并伴有感染征兆。应予大剂量抗生素治疗,及早进行椎板切开引流。

(5)导管拔出困难或折断:如导管折断,无感染或神经刺激症状者,残留体内的导管一般不需要手术取出,但应严密观察。

三、蛛网膜下腔与硬脊膜外间隙联合阻滞

蛛网膜下腔与硬脊膜外间隙联合阻滞又称腰麻-硬膜外联合阻滞。广泛用于下腹部及下肢手术。其特点是既有腰麻起效快、镇痛完善与肌松弛的优点,又有

硬膜外阻滞时可调控麻醉平面、满足长手术时间的需要等长处。

患者体位与腰麻相同,穿刺方法有两种。

（1）一点法:经 $L_2 \sim L_3$ 棘突间隙用特制的联合穿刺针作硬膜外隙穿刺,穿刺成功后再用配套的 25G 腰穿针经硬膜外穿刺针的管腔行蛛网膜下腔穿刺,见有脑脊液流出即可注入所需的局麻药(腰麻),然后退出腰穿针,再经硬膜外穿刺针向头端置入硬膜外导管,并固定导管备用。

（2）两点法:先选 $T_{12} \sim L_1$ 作硬膜外间隙穿刺并置入导管,然后再于 $L_3 \sim L_4$ 或 $L_4 \sim L_5$ 间隙行蛛网膜下腔穿刺。

第五节　术后疼痛治疗

国际疼痛研究协会把疼痛定义为:由机体组织损伤或者由可能引起组织损伤的刺激诱发人体产生的一种不愉快的感觉。疼痛已逐渐成为重要的医学问题。目前,许多医院成立疼痛诊疗科,对疼痛的诊断和治疗日趋专业化。术后疼痛是人体对手术创伤刺激的一种反应,它所引起的病理生理改变能影响术后恢复,甚至导致呼吸、泌尿及心血管系统的并发症。

（一）镇痛药物

术后镇痛最常见的药物有非甾体抗炎药；阿片类药，如吗啡、哌替啶和芬太尼；非阿片药物，如曲马多等。

（二）镇痛方法

1. 传统的术后镇痛方法 有口服药物，肌肉、皮下、静脉注射药物和直肠给药药物等。

2. 硬膜外镇痛 包括硬膜外单次和持续给药。

3. 患者自控镇痛 即在患者感到疼痛时，可自行按压患者自控镇痛（patient controlled analgesia，PCA）装置的给药键，按设定的剂量注入镇痛药，从而达到止痛效果。PCA 装置包括：注药泵；自动控制装置，一般用微电脑控制；输注管道和防止反流的单向活瓣等。应根据病情及用药效果，合理调整单次剂量、锁定时间以及背景剂量，达到安全有效的个体化镇痛的目的。根据给药途径的不同，分为静脉 PCA、硬膜外 PCA 和区域神经 PCA 等。

（郭 娜）

第五章　心肺脑复苏

心肺脑复苏(cardiopulmonary cerebral resuscitation, CPCR)是对心搏、呼吸停止患者实施救治而采取的医疗措施。

【诊断要点】

1. 临床征象　心音消失、大动脉搏动消失、意识突然丧失、瞳孔散大、发绀、自主呼吸停止。

2. 心电图特征　以下3种心电表现的任何一种均可诊断为心搏骤停:①完全停搏;②心室颤动;③电-机械分离。

【鉴别诊断】

心搏骤停因可引起突然意识丧失,应与许多疾病,如昏厥、癫痫、脑血管疾病、大出血、肺栓塞等进行鉴别,这些疾病虽有意识丧失,但多无心搏骤停。

【治疗】

整个复苏抢救过程大致可以分为3个阶段:一是初期复苏;二是后期复苏;三是复苏后处理:

1. 初期复苏　①评估环境;②判断与呼救;③胸外

按压:注意按压部位、姿势、深度(5~6cm),频率(100~120 次/min)、按/松比(1:1)、按压后胸廓完全回缩;④人工呼吸:检查气道通畅性,开放气道时间大于1 秒、注意胸廓起伏以及气囊面罩使用;⑤按压呼吸比(30:2);⑥复检:判断颈动脉搏动与呼吸是否恢复。

2. 后期复苏　后期复苏是初期复苏的继续,包括继续初期复苏,利用专有的设备和技术进行复苏、心电监测诊治心律失常、除颤和转复;静脉输液与治疗,维持和调整体液酸碱平衡和电解质代谢,采用一切必要及可行的措施维护循环与呼吸功能的平衡与正常。

3. 复苏后处理　维持有效循环;维持呼吸;防治脑缺氧和脑水肿,主要措施包括降温、脱水、防治抽搐、高压氧治疗、促进早期脑血流灌注;防治急性肾衰竭;及时发现和纠正水电解质紊乱和酸碱失衡,防治继发感染,早期胃肠道营养。

【预后与转归】

心搏骤停超过 4~5 分钟可造成不可逆的神经损害。

【典型病例】

患者,男,51 岁,体重 65kg。既往早晨或下午偶发胸腹部不适。因近期工作劳累,感疲劳和腹部不适 2 天,到医院就诊,初步诊断为胆囊炎,在急诊室输液治疗,停止输液后感到腹部症状好转,突发胸闷感、头晕和心悸,在此过程中突然倒地,神志丧失。

处理原则:

1. 判断患者目前情况 轻轻摇动患者肩部,高声喊道:"喂,你怎么啦?"如无反应,立即判断患者的呼吸情况,无呼吸或存在非正常呼吸(仅有喘息),此时迅速触摸颈动脉,检查脉搏时间不应超过 10 秒。如无搏动就可以判断为心搏骤停。

2. 立即识别心搏骤停并启动紧急医疗服务系统。

3. 早期进行心肺复苏,着重于胸外按压(视频 5-1)。

4. 快速除颤。

5. 心肺复苏后生命体征不稳定或出现严重并发症者,须入重症监护病房(intensive care unit,ICU)进行有效的高级生命支持及综合的心搏骤停后治疗。

视频 5-1 双人心肺复苏(录制:邢帮荣)

(魏绪霞)

第六章　外科重症监测与治疗

重症监护病房是集中各有关专业的知识和技术，对重症病例进行生理功能监测和加强治疗的专门单位。

【呼吸功能监测和治疗】

呼吸功能监测主要包括：临床症状、体征、胸部体格检查、影像学检查、经皮血氧饱和度监测、动脉血气、呼吸机呼吸功能监测。

当通气和换气功能障碍，导致患者低氧血症，动脉血氧分压（partial pressure of oxygen in arterial blood，PaO_2）小于60mmHg，动脉血二氧化碳分压（partial pressure of carbon dioxide in arterial blood，$PaCO_2$）大于50mmHg，应对患者采取综合性治疗措施，包括原发性疾病治疗、氧治疗、胸部物理治疗以及机械通气。

【循环系统监测和治疗】

循环系统无创伤的监测方式有心率、无创动脉血压、无创心排血量和心功能等。临床上常用的血流动力学创伤性监测有中心静脉压监测，肺动脉压、肺毛细血管压及心功能监测。

【典型病例】

患者,男性,65 岁,体重 70kg,因发热、咳嗽、咳痰 4 天,呼吸困难 1 天入院。患者入院 4 天前受凉后出现发热,自测体温最高 38.5℃,伴有咳嗽、咳痰,为较多黄脓痰,无寒战,无胸闷、胸痛,无心悸,无恶心、呕吐,无腹痛、腹泻等,自服感冒药后症状无明显改善。1 天前患者出现胸闷、气急、呼吸困难,休息后不能缓解,为诊治入院。病程中患者进食量少,睡眠差,大小便无明显异常,体重无明显改变。既往史:2 型糖尿病 15 年。体格检查:体温 39℃,脉搏 128 次/min,血压 80/48mmHg,呼吸 33 次/min。神志淡漠,发育营养正常,全身皮肤无黄染,无出血点及皮疹,浅表淋巴结不大,眼睑无水肿,结膜无苍白,巩膜无黄染,颈软,甲状腺不大。心界大小正常,心率 128 次/min,律齐,未闻及杂音,呼吸急促(鼻导管吸氧 6L/min,监测指脉氧饱和度 90%),双肺呼吸音粗,两下肺可闻及湿啰音,腹平,肝脾未及,无包块,四肢皮肤湿冷。辅助检查:血常规:白细胞 21.6× 10^9/L,中性分叶核粒细胞百分比 89%。胸片提示两下肺浸润影,考虑炎症。

处理原则:

1. 患者目前诊断为重症肺炎,急性呼吸窘迫综合征,感染性休克,2 型糖尿病,需立即转入 ICU 进一步治疗。

2. 患者已经出现呼吸功能不全,需进行呼吸功能监测:需密切监测患者临床症状、体征、胸部体格检查、影像学检查、经皮血氧饱和度、动脉血气,根据指标需要进行呼吸机辅助呼吸,监测患者呼吸功能。

3. 患者已经出现感染性休克,需进行循环系统监测,无创伤的监测方式有心率、无创动脉血压、无创心排血量和心功能等。同时该患者需要留置中心静脉导管监测中心静脉压,留置动脉导管监测有创血压,并根据病情发展情况监测肺动脉压、肺毛细血管压及心功能。

（魏绪霞）

第七章 多器官功能障碍综合征

多器官功能障碍综合征(multiple organ dysfunction syndrome,MODS)是指机体在遭受严重创伤、休克、感染及外科大手术等急性疾病过程中,有两个或两个以上的器官或系统同时或序贯发生功能障碍,以致不能维持内环境稳定的临床综合征。

【诊断要点】

1. 循环　收缩压低于 90mmHg,并持续 1 小时以上,或需要药物支持才能使循环稳定。

2. 呼吸　急性起病,动脉血氧分压/吸入氧浓度≤ 200mmHg(无论有否应用呼气末正压通气),X 线正位胸片见双侧肺浸润,肺动脉嵌顿压≤18mmHg 或无左心房压力升高的证据。

3. 肝脏　血胆红素>34.1μmol/L,并伴有转氨酶升高,大于正常值 2 倍以上,或已出现肝性脑病。

4. 肾脏　血肌酐>176.8μmol/L 伴有少尿或多尿,或需要血液净化治疗。

5. 胃肠　上消化道出血,24 小时出血量超过

400ml,或胃肠蠕动消失不能耐受食物,或出现消化道穿孔或坏死。

6. 代谢　不能为机体提供所需的能量,糖耐量降低,需要用胰岛素;或出现骨骼肌萎缩、无力等表现。

7. 血液　血小板<$50×10^9$/L 或降低 25%,或出现弥散性血管内凝血。

8. 中枢神经　格拉斯哥昏迷评分<7 分。

【治疗】

1. 液体复苏　应根据病因进行液体复苏,低血容量患者应积极静脉补充液体。

2. 血管活性药物　经液体复苏后血压仍不恢复者,需应用血管活性药物升高血压。

3. 控制和预防感染　合理使用抗生素。对怀疑脓毒症者,需立即进行血培养或其他标本培养。

4. 器官功能支持

(1)循环支持:本病患者易发生急性心功能不全或急性肺水肿,应给予降低心脏前、后负荷和增强心肌收缩力的治疗,有条件者可采用机械辅助循环。

(2)呼吸支持:保持气道通畅,给予患者氧疗,必要时给予机械通气。

(3)肾脏支持:对于急性肾衰竭患者,要维持血压,保证肾脏灌注,必要时予以血液净化治疗。

(4)肝脏支持:补充适当热量、蛋白质等;避免应用对肝脏有损害的药物;肝脏替代疗法。

(5)营养支持:尽可能采取肠内营养支持,减少胆汁淤积,保护胃肠黏膜屏障功能。

【典型病例】

患者,男性,43 岁。因"腹痛,腹胀 62 小时"入院,患者 62 小时前饮酒后出现中上腹持续性疼痛,伴有恶心、呕吐,呕吐后腹痛无缓解,就诊于急诊。既往有高甘油三酯血症病史。查体:体温 39.2℃,呼吸 38 次/min,心率 144 次/min,血压 79/45mmHg。神志淡漠,皮肤、巩膜黄染;双肺可闻及明显的湿啰音,腹膨隆,上腹部压痛、反跳痛阳性,腹肌紧张,无移动性浊音,肠鸣音弱。血常规:白细胞 25.5×10⁹/L,中性粒细胞百分比 90%,血小板 78×10⁹/L;血生化:谷丙转氨酶 97U/L,总胆红素 76μmol/L,肌酐 198μmol/L。甘油三酯 28.2mmol/L,血糖 8.8mmol/L,血清淀粉酶 1 318U/L,脂肪酶 2 334U/L;凝血功能:血浆凝血酶原时间 18.7 秒,血浆活化部分凝血活酶时间 51.6 秒,凝血酶原活动度 65%。血气分析:PaO_2 58mmHg,$PaCO_2$ 52mmHg,血乳酸 4.5mmol/L。腹部增强 CT 提示:急性重症坏死性胰腺炎。

处理原则：

1. 患者诊断为急性重症坏死性胰腺炎,感染性休克,多器官功能障碍综合征。

2. 液体复苏。

3. 血管活性药物(去甲肾上腺素)维持血压。

4. 合理使用抗生素控制感染,抗生素使用前留取各种标本培养。

5. 器官功能支持　循环支持,呼吸支持,肾脏功能支持,改善肝功能,营养支持,预防应激性溃疡。

(魏绪霞)

7

第八章 创 伤

第一节 创伤处理原则

创伤(trauma)是指由机械力作用,造成机体组织连续性的破坏和功能障碍。

【临床特点】

(一)局部表现

1. 疼痛 伤后即有,活动时加剧,制动后减轻,通常2~3日后缓解。继发感染时疼痛可再加重。

2. 肿胀 由局部出血或炎性渗出所致,肿胀处有触痛、发红、青紫。肢体肿胀严重时可有肢体远端苍白、皮温降低等。

3. 出血 开放性可有外出血,闭合性可有局部血肿或体腔内出血。

4. 伤口或创面 开放性创伤均有,伤口内可有出血、凝血块,或有异物存留。

5. 功能障碍 器官、组织破坏及炎症反应可造成相应功能障碍。骨折、脱位引起肢体运动障碍;气胸引起呼吸失常；咽喉伤可致窒息，脊髓损伤可引起瘫痪等。

（二）全身表现

1. 体温升高 因损伤组织分解吸收所致，也可因颅脑伤或感染所致。

2. 呼吸、心率和脉搏 呼吸可加快，舒张压可升高，收缩压接近正常或稍高，脉压缩小。严重损伤或出血，可致血压降低，甚至休克。

3. 口渴、尿少、食欲减退等其他表现。

（三）并发症及其表现

1. 感染 开放性创伤可继发伤口感染，局部红肿、疼痛及脓性分泌物。闭合性损伤如消化道破裂可引起腹痛、腹胀、呕吐等腹膜炎表现。创伤后还可出现破伤风、气性坏疽等特殊感染。

2. 休克 创伤性休克见于早期，表现为面色苍白、表情淡漠、四肢湿冷、脉搏细弱、血压下降等，是重度创伤致死的常见原因。晚期可因感染引发脓毒症休克。

3. 多器官功能障碍 重度创伤合并失血、休克、感染，或挤压综合征，多发性长骨骨折患者可继发多器官功能不全乃至衰竭，出现肾衰竭、急性呼吸窘迫综合征、应激性溃疡等。有尿少、无尿，呼吸急促、发绀，呕血、黑便等表现。

第八章 创 伤

【诊断要点】

创伤诊断需确定其部位、性质、严重程度、全身改变及并发症。重症创伤,应行全身检查,以免漏诊。

1. 有明确的外伤史。根据神志、体温、呼吸、脉搏等情况,判断伤情轻重。

2. 与创伤有关的局部与全身表现,开放性损伤需注意伤口大小、深浅、出血、异物、污染以及伤道位置等。

3. 辅助检查

(1)穿刺及导管检查:胸腔穿刺可诊断血胸、气胸;腹腔穿刺及置管灌洗可判断有无腹内脏器破裂或出血;导尿有助于诊断尿道、膀胱、肾损伤。

(2)影像学检查:X 线可证实骨折、异物存留、血气胸、腹部损伤所致气腹征等;CT、MRI 有助于颅脑损伤定位、腹部实质性器官损伤的诊断;B 超可发现胸、腹腔积血,肝、脾破裂等;血管造影用于确定血管损伤等。

(3)化验检查:血常规、血细胞比容可了解失血情况或有无感染;尿常规可提示有无泌尿系损伤;血电解质、血气分析、血生化检查有助于了解体液和酸碱失衡、肺功能以及肝、肾功能状况。

【治疗】

首要的是抢救生命。大批伤员时,应检伤分类。暂无生命危险者,可行系统检查,确定性治疗。有危及生命的应紧急抢救,稳定伤情,然后再行检查和处理。

(一)急救

重症创伤的初步急救措施与紧急处置见表 8-1。现场急救时,应初步止血,包扎伤口,伤部制动,及时转运(视频 8-1、视频 8-2)。

表 8-1 重症创伤的急救

	初步处理	急症室处理
气道	头偏向一侧,抬起下颌,口咽吸引,使用口咽通气管	经口、鼻气管插管,环甲膜穿刺、切开或气管切开
呼吸	口对口呼吸,面罩及手法加压给氧	气管插管连接呼吸机支持呼吸
循环	止血,抬高下肢,使用抗休克裤;胸外心脏按压,静脉注射肾上腺素	输液、输血、强心剂,心电监测除颤,开胸心脏按压、药物除颤
颅脑伤	口咽通气管给氧	气管插管,给氧,静脉滴注脱水剂
颈椎伤	颈部长短夹板或硬领固定	颅骨钳牵引
胸部伤	开放性气胸伤口闭塞,张力性气胸穿刺排气,连枷型肋骨骨折胸壁固定,心脏压塞穿刺抽血	心包切开缝合心肌伤口,连枷型肋骨骨折用骨牵引,气管插管接呼吸机,气胸、血胸闭式引流

续表

	初步处理	急症室处理
腹部伤	内脏脱出伤口覆盖包扎	腹腔大出血开腹止血,钳夹、填塞,输血、输液,胃肠减压
骨折	外固定	外固定

视频 8-1　脊柱搬运　　　视频 8-2　气管插管
（录制：杨补）　　　　（录制：邢帮荣）

（二）全身治疗

1. 维持呼吸、循环功能　保持呼吸道通畅、吸氧、维持正常的肺通气与气体交换，保证机体足够氧供。扩充血容量、有效的止血措施，及时纠正休克。

2. 防治感染　开放性创伤，腹内、胸内组织器官受损的闭合性创伤，污染较多及组织破坏重者，要重视感染防治。

（1）早期预防性应用抗生素。

（2）开放性创伤注射破伤风抗毒素（tetanus antitoxin，TAT）。

（3）及早施行开放创口的清创处理以及合并内脏损伤的治疗。

3. 代谢与营养支持

（1）维持体液平衡：伤后均有不同程度体液丢失，应及时补充，重症者可有酸碱失衡与电解质紊乱，应予以纠正。

（2）营养支持：创伤使分解代谢加速，导致体质消耗，影响恢复，根据情况选用肠内或肠外营养支持。

4. 其他措施

（1）体位与制动：较重创伤应卧床休息，体位应有利于呼吸及保持伤处静脉回流；受伤部位采取夹板、支架等制动措施，缓解疼痛，有利于组织修复。

（2）镇痛镇静：适量使用止痛药，以不影响伤情判断为前提。心理治疗可能消除伤员恐惧、焦虑等。

（三）局部治疗

1. 闭合性创伤

（1）软组织挫伤：早期局部冷敷，继之采用理疗或温敷，促进炎症消退。亦可用中药外敷、内服。

（2）骨折与脱位：先行复位，采用各种固定方法制动。

（3）头部伤：头皮血肿可加压包扎，穿刺抽吸。脑震荡和脑挫伤，采用脱水疗法、应用皮质激素防治脑水

8

肿和颅内压增高等。颅内血肿及颅内压增高脱水治疗无效则需手术。

（4）胸、腹腔内脏损伤：大多需紧急手术治疗，控制出血、修复损伤器官、采取引流措施等。

2. 开放性创伤 通过局部处理，改善组织修复条件，促进伤口愈合。

（1）沾染伤口：一般伤后6~8小时以内的伤口行清创术，当即缝合或延期缝合。头面部伤口伤后12小时一般仍可按此处理。

（2）感染伤口：主要是通过换药，去除坏死组织及异物、充分引流脓液，应用抗菌药控制感染、促进愈合。

（四）功能锻炼

目的在于恢复生理功能。

第二节 火 器 伤

火器伤（gunshot injury）是以火药为动力的武器所造成的创伤。伤道周边组织因挫伤与震荡亦受损伤。

【临床特点】

1. 火器伤道为不规则腔隙，内有失活组织、异物、血液及凝血块；伤道周边组织有充血、水肿及血栓形成;失活组织存活与否,一般需经 3~5 天方能确定。

2. 伤道几乎均有污染。

3. 火器投射物动能大,可造成多部位、多脏器损伤。

【诊断要点】

1. 有火器击中外伤史。

2. 体检有弹道伤口,根据弹道伤口情况可分为:

(1)非贯通伤:只有入口无出口,通常体内有弹片存留;

(2)贯通伤:有入口及出口,多数出口大于入口;

(3)切线伤:入口与出口连成沟状;

(4)反跳伤:出入口在同一处,损伤相对浅表。

3. 因损伤血管、脏器而造成的失血、相应器官损伤的临床表现。

【治疗】

1. 维持呼吸、循环功能 保持呼吸道通畅及气体交换;积极防治休克,尽可能消除导致休克的病因(如出血、张力性气胸等),输液、输血扩充血容量,给氧,以备及早手术处理。

2. 防治感染 尽早给予抗生素预防感染,曾行破伤风类自动免疫超过 3 年者,强化注射破伤风类毒素 0.5ml,否则给予破伤风抗毒素 1 500~3 000U。

3. 清创处理

(1)清创时机:尽早进行,一般在伤后 8~12 小时内进行;如早期使用抗菌药物且无感染征象,伤后 24~72 小时仍可清创;伤后已有明显感染,只宜引流、换药,去除异物及坏死组织。

(2)清创步骤:同普通清创,清创时应扩大伤口,显露伤道;充分切开深筋膜、肌膜减压;清除异物,但摘除困难的深部金属异物不可勉强去除;清除坏死组织,大骨片宜保留,神经、肌腱应吻合或包埋,彻底止血,重要血管应修复。清创后放置引流,火器伤通常不做一期缝合。

(3)术后处理:监测呼吸、脉搏、血压、意识等;注意防治休克;继续使用抗菌药物;抬高伤肢、注意末梢循环;发现伤部剧痛、全身情况恶化,应注意厌氧菌感染及气性坏疽。

4. 合并内脏脏器伤的处理

(1)颅骨穿透易形成血肿,有高颅压表现,需及时开颅手术,止血、清除血肿。

(2)胸腔穿透伤出现血气胸、心脏压塞、心脏伤、食管伤等,应及时开胸控制出血、修复脏器损伤、引流处理等。

(3)腹部穿透伤有出血、腹膜炎表现,应及时手术,止血及修补损伤。腹部脏器常有多处损伤,应仔细检查、处理。

(4)颅脑、胸、腹、关节伤口术后应缝闭体腔,同时放置引流。

5. 后继处理

(1)延期缝合:清创后每日换药、检查伤口,如创面清洁,无脓性分泌物及红肿,可在 3~7 日内将创缘做延期缝合。

(2)感染伤口:需更换敷料,待肉芽生长及炎症消退,较小创面可自行二期愈合;较大创面可切除肉芽再缝合,或做植皮处理。促进创面愈合,减少畸形与功能障碍。

(3)骨折或深部器官伤:需做整复、固定或施行相应手术治疗,残留弹片可行手术摘除。

第三节　挤压综合征

挤压综合征(crush syndrome)是指肢体肌肉丰富部位受重物长时间挤压导致缺血,重压解除后,组织水肿、室间隙压力增高,造成肌肉组织缺血性坏死,出现以肢体肿胀、肌红蛋白尿、高钾血症为特点的急性衰竭。

【临床特点】

1. 受压肢体在重压解除后出现肿胀、局部压痛、牵拉时疼痛加重。早期皮肤微红,有皮下瘀斑及水疱,肢体远端脉搏存在。肿胀逐渐加重,感觉减退或麻木,肢体颜色变暗,远端动脉搏动消失,肢体变硬、发冷,转为坏疽。

2. 尿呈深褐色或酱油色,继而发展为少尿或无尿。

3. 全身不适、烦躁、口渴,脉搏加快、血压降低,可出现休克。发展为急性肾衰竭时,尿少或无尿合并有酸中毒、高钾血症及氮质血症。患者神志淡漠或呈昏睡状,呼吸深大,可死于高钾血症或尿毒症。

【诊断要点】

1. 病史　肢体长时间受重物挤压或掩埋,解压后肢体肿胀、血运障碍,肌肉缺血坏死。

2. 肌红蛋白尿　伤后出现深褐色或酱色尿,肌红蛋白尿检查阳性是诊断挤压综合征的重要依据。

3. 有低血压以及少尿、酸中毒、高钾血症、氮质血症等急性肾衰竭的表现。

4. 实验室检查　肌酸磷酸激酶(creatine phos-phokinase,CPK)显著升高≥2 万 U/L;血清钾升高;动脉血 pH 降低、HCO_3^- 减少;血肌酐及尿素氮升高。

【治疗】

1. 急救措施　迅速移除重物,伤肢固定制动。口服碱性饮料。不能进食者应予 5% 碳酸氢钠 150ml 静脉滴注。

2. 筋膜室间隔减压　伤肢严重肿胀,尽快施行筋膜切开术。做皮肤长切口,深至筋膜肌层,剪除坏死及无生机肌肉组织,充分引流。切开后用湿盐水纱布覆盖,每日换药。除非伤肢完全坏死,否则不轻易截肢。

3. 高压氧治疗　可在组织灌流量不变的情况下,使肌肉得到充分氧供,防止肌肉进一步缺血坏死。

4. 全身治疗

(1)抗休克:多系血容量不足所致,宜补充等渗电解质溶液、输血等恢复血容量,改善组织灌流。

(2)保护肾功能:有肌红蛋白尿者,应及时给予 5% 碳酸氢钠以碱化尿液,静脉注射呋塞米 20~40mg,增加尿中酸性正铁血红蛋白溶解度,利于排出,预防肾功能不全。

(3)防治酸中毒与高钾血症:输注碳酸氢钠;静脉缓慢注射 10% 葡萄糖酸钙 10ml,拮抗高钾毒性作用,严限钾盐摄入,静脉滴注葡萄糖溶液、胰岛素控制高钾血症。

(4)透析治疗:出现肾衰竭时,可采用腹膜透析或血液透析治疗。

【预防】

现场尽早解除肢体受压,予碱性液体,及时补充细胞外液丢失。肢体解压后,若肌红蛋白尿试验阳性,CPK>1万 U/L,即使无少尿、肾衰竭表现,亦应尽早行筋膜切开减压,减轻组织缺血。

【预后与转归】

治疗及时,肾衰竭多可逆转而恢复。如肢体受压时间过长、肢体坏疽,受压肢体应截除。病情严重,处置不当,伤者可死于休克、高钾血症或尿毒症。

8

附:绷带包扎法

目的在于保护伤口、减少污染、固定敷料与帮助止血。常用材料有绷带卷、三角巾、多头带等,以绷带包扎最为常用(视频 8-3)。

(一)绷带卷基本包扎方法

1. 环形包扎法 用绷带做环形重叠缠绕,适用于肢体较短或圆柱形部位。

2. 螺旋形包扎法 用于肢体周径均等部位,如手指、上臂。绷带斜旋上行或下行,每圈盖过前圈的1/3~1/2(图 8-1)。

3. 螺旋反折包扎法 肢体周径悬殊部位适用。先

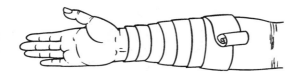

图 8-1 螺旋形包扎法

做 2 周环形包扎,再做螺旋包扎,以拇指按住前一圈绷带上方正中,另手持绷带圈自该处反折向下,盖过前一圈宽度的 1/3~1/2,每次反折应整齐,反折部位避开伤口与骨隆突(图 8-2)。

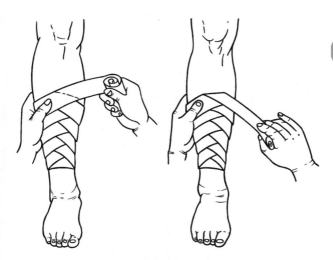

图 8-2 螺旋反折包扎法

4. 8 字形包扎法 适用于各关节,如肘、腕、膝、踝等处。用于肩、髋关节处,又称人字形包扎法(图 8-3)。

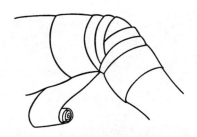

图 8-3 8 字形包扎法

5. 回返形包扎法 适用于头部与残肢端。为一系列的左右或前后反折包扎,直至头部全被遮盖,再做 2 周环形包扎固定。

6. 蛇形包扎法 绷扎两周间留有空隙,用于绷带不足或临时简单固定。

(二) 绷带卷包扎注意事项

1. 患肢应保持功能位,如肘关节屈曲 90°。

2. 除开放性创伤、骨折患者,包扎前均应保持皮肤清洁、干燥,皮肤皱褶与骨隆突处应以棉垫保护。

3. 一般自内向外,自远心端向躯干部包扎。开始做环形包扎时,第一周可稍倾斜缠绕,第二周做环形缠绕时将第一周斜出圈外的绷带折到圈内,再重复缠绕,这样不易脱落(图 8-4)。

4. 包扎时用力均匀,松紧适宜,重点掌握绷带的起点、止点、着力点和走行方向顺序。每圈绷带应遮盖前

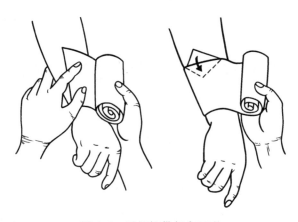

图 8-4 反折绷带起点固定

一圈宽度的 1/3~1/2。指、趾端应暴露,以利观察肢体末梢血运。

5. 绷带包扎终了,做 2 周环形缠绕,以胶布、别针固定,或纵行撕开绷带打结,注意避开伤口、骨隆突或患者坐卧时受压部位。

视频 8-3 止血包扎

(邢帮荣)

第九章 烧伤、冻伤与咬蜇伤

第一节 烧 伤

烧伤(burns)由热能、电流、激光、辐射、化学物质等所致组织损伤,狭义概念上的烧伤通常指热烧伤,其他则称电烧伤、化学烧伤等。

一、热烧伤

热烧伤(thermal injury)是指火焰、热液、高温气体、炽热固体等所致的组织损害。大面积烧伤可发生休克、肾衰竭、感染、脓毒血症等并发症,死亡率很高。

【诊断要点】包括烧伤部位、面积、深度及严重程度。

(一)面积计算

1. 新九分法

头颈部9%:发部3%,面部3%,颈部3%;

躯干部27%:躯干前13%,躯干后13%,会阴部1%;

双上肢 18%：双上臂 7%，双前臂 6%，双手 5%；

双下肢 46%：双大腿 21%，双小腿 13%，双足 7%，双臀部 5%。

2. 手掌法 以伤员自己手掌的面积为 1%来估计烧伤面积。

3. 小儿面积计算 因小儿"头大脚小"，故采用以下公式计算：

头颈部烧伤面积(%)= 9+(12−年龄)

两下肢烧伤面积(%)= 46−(12−年龄)

(二) 烧伤深度的鉴别

按热力损伤组织的层次，分为Ⅰ度、浅Ⅱ度、深Ⅱ度和Ⅲ度(图 9-1~图 9-6)，鉴别要点见表 9-1。

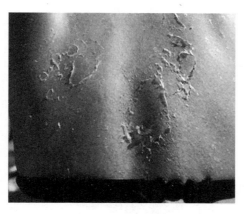

图 9-1 Ⅰ度烧伤

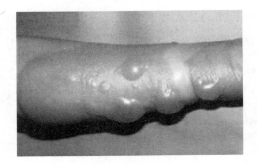

图 9-2　浅Ⅱ度烧伤

9

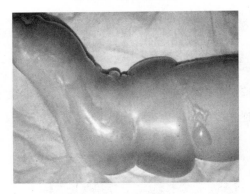

图 9-3　深Ⅱ度烧伤

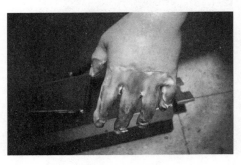

图 9-4　Ⅲ度烧伤

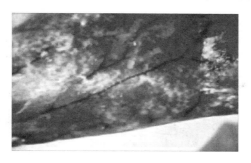

图 9-5　Ⅲ度烧伤

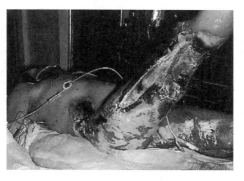

图 9-6　Ⅳ度烧伤

一般来说,烧伤深度在伤后 48 小时左右才能比较准确地判断。在病程中,深Ⅱ度烧伤也可因感染而加深变为Ⅲ度。

（三）烧伤的严重程度

1. 轻度　Ⅱ度烧伤面积<10%。

2. 中度　Ⅱ度烧伤面积 11% ~ 30%,或Ⅲ度烧伤面积<10%。

表 9-1　烧伤深度的鉴别

烧伤深度	深度	病理	临床表现	愈合过程
I度 (红斑)	达表皮角质层，生发层健在	局部血管扩张，出血、渗出	轻度红、肿、热、痛，感觉过敏，干燥无水疱	3~5日后痊愈，无瘢痕
浅II度 (水疱)	达真皮浅层，部分生发层健在	血浆渗出，积于表皮和真皮之间	剧痛，感觉过敏，有水疱，疱皮剥脱后可见创面均匀、发红、潮湿，水肿明显	约2周痊愈，不遗留瘢痕，可有色素沉着
深II度 (水疱)	达真皮深层，有皮肤附件残留	局部组织坏死，皮下渗出明显	早期痛觉迟钝，有或无水疱，基底苍白，间有红色斑点，创面潮湿，拔毛时痛，数日后，可见网状栓塞血管	3~4周愈合，有轻度瘢痕
III度 (焦痂)	达皮肤全皮层，有时可达皮下组织、肌肉和骨骼	皮肤坏死，蛋白凝固，形成焦痂	皮肤痛觉消失，无弹性，干燥，无水疱，如皮革状，或炭化，拔毛不痛。数日后出现树枝状栓塞血管	经3~5周后，焦痂脱落形成肉芽创面，小面积可由上皮爬行而愈合，遗留瘢痕；面积大者需植皮方能愈合

3. 重度 烧伤总面积 31%~50%,或Ⅲ度烧伤面积 11%~20%,或Ⅱ度、Ⅲ度烧伤面积不足上述百分比,但已有休克,呼吸道烧伤或有较重复合伤。

4. 特重 烧伤总面积>50%,或Ⅲ度烧伤面积>20%,或已有严重并发症。

【治疗】

（一）现场急救与早期处理

1. 消除致伤原因 迅速脱离热源,脱去着火的衣服,凉水冲淋等,清洁布单等覆盖或简单包扎以保护创面。

2. 维持呼吸道通畅 凡有呼吸道烟雾吸入性损伤、头面部严重烧伤等,出现呼吸困难者,都应保持气道通畅和给氧,必要时行环甲膜穿刺或切开、气管插管或气管切开。

3. 处理合并伤 检查有无颅脑损伤、骨折、胸腹部损伤、一氧化碳中毒等复合伤,救命第一。

4. 建立静脉通道 面积较大的烧伤应做静脉穿刺或静脉切开,及早开始输注晶体液和胶体液。

5. 镇静与止痛 轻度烧伤可口服止痛片,必要时肌内注射哌替啶(1~2mg/kg),如有周围循环不良,宜经静脉注射。合并颅脑伤、胸腹部伤及小儿烧伤者忌用。

6. 防治感染 一般可给予青霉素预防创面感染，大面积烧伤应给予广谱抗生素。注射破伤风抗毒素，成人肌内注射 1 500~3 000IU。

7. 创面处理见后

一般深Ⅱ度以上烧伤面积在 10% 以上，小儿在 5% 以上，或是特殊部位烧伤都应住院治疗。

（二）烧伤的创面处理

Ⅰ度烧伤创面一般只需保持清洁和防止再损伤。Ⅱ度以上烧伤创面按下列处理。

1. 小面积烧伤的创面处理

（1）清创术：全身情况许可时，在无菌条件下，剪短指（趾）甲，剃除烧伤创面周围毛发，用纱布或棉球蘸肥皂水清洗创面周围正常皮肤，以无菌水冲洗，再用 1 : 1 000 苯扎溴铵（新洁尔灭）或氯己定溶液消毒创面及周围正常皮肤。剪开浅Ⅱ度水疱，挤出水疱液，使水疱皮暂作保护创面之用，去除污物及已脱落表皮。但深Ⅱ度及Ⅲ度烧伤创面上残留的坏死脱落表皮应除去。

（2）暴露法与半暴露法：暴露法（图 9-7）适用于头、面、颈、会阴或躯干等部位，清创后可暴露创面，创面上可应用药物并设法达到干燥结痂，避免感染。Ⅲ度创面暴露治疗最适宜，也可以涂以碘附和碘酊，然后采取手术切痂植皮治疗。

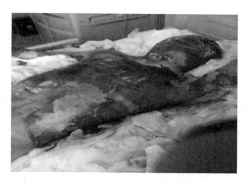

图 9-7 烧伤治疗:暴露法

半暴露法(图 9-8)即用一层纱布平敷于创面,以免肢体移位或翻身时磨损创面,该纱布可浸有抗菌药物。

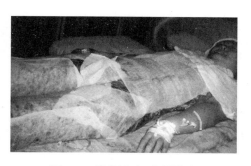

图 9-8 烧伤治疗:半暴露法

(3)包扎法(图 9-9):适用于四肢或躯干的Ⅱ度创面。清创后先用一层凡士林纱布覆盖创面,外用脱脂纱布和棉垫,厚约 3~5cm,然后以绷带稍加压力包扎。3 天后如果敷料潮湿,更换外层敷料;如渗出少,又无感染迹象,则不需更换。1~2 周后去除外层敷料,浅Ⅱ度创面开始愈合。深Ⅱ度或Ⅲ度创面若需包扎,应在包扎后 3 天更换敷料,检查创面并做进一步处理。

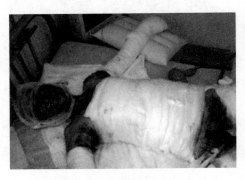

图 9-9 烧伤治疗:包扎法

2. 大面积烧伤的创面处理

(1)清创术:首先应抗休克治疗,待患者心率减慢至 120 次/min 以下后再行清创术。

(2)创面包扎或暴露:四肢的浅Ⅱ度烧伤可采用包扎处理,头面部、会阴部烧伤以及深度烧伤则宜暴露疗法。

大面积烧伤的创面应以暴露疗法为宜,用 1%~2% 磺胺嘧啶银糊剂或有收敛作用的中药制剂涂在创面,每日 2 次,经常拭干创面渗液。病室空间应尽量少菌,保持一定温度、湿度。躯干前后均有创面时可用翻身床定期翻身。

感染创面应勤换敷料,脓液较多时宜湿敷,常用湿敷液有优琐溶液、生理盐水,或 0.5% ~ 1%新霉素溶液、0.1%庆大霉素溶液、5% ~ 10%磺胺米隆溶液等。感染明显的创面应每 2 ~ 3 天做一次创面细菌培养,以便及时调整抗生素用药。

(3)切痂与植皮:原则上,深度烧伤特别是Ⅲ度烧伤宜暴露疗法,在烧伤 48 ~ 72 小时后开始手术切痂和植皮。小面积Ⅲ度切痂后以大块自体中厚皮片缝合为宜,中面积Ⅲ度切痂后可做自体网状植皮或自体小块皮片移植,大面积Ⅲ度切痂后可做大张异体皮覆盖、自体小皮片嵌植或自体小皮片移植、人工皮覆盖等方式。

手术应在病情稳定、创面无感染,并有足够的自体皮条件下进行。每次切痂面积一般控制在体表面积的 15% ~ 20%,一次不能完全切除的,可分期分批切除。失去切痂时机或不宜切痂的创面,约 2 ~ 3 周后,焦痂与基底自然分离后,剪去痂壳,用药液湿敷创面待感染控制,肉芽组织生长良好时再行植皮。

(三) 全身治疗

1. 大面积烧伤的液体治疗　为防治低血容量性休克,烧伤患者除小面积烧伤可采用口服含盐饮料外,中面积以上烧伤均需输液治疗。

(1)补液方法:伤后最初 48 小时补液按表 9-2 计

算总量与晶体液、胶体液量。

表 9-2　Ⅱ度、Ⅲ度烧伤的补液量

	第一个 24h 内	第二个 24h
每 1%面积、公斤体重补液量（额外丢失量）	1.5ml（成人） 1.8ml（儿童） 2.0ml（婴儿）	第一个 24h 补液量的 1/2
基础需要量（5%葡萄糖）	2 000ml（成人）、 60~80ml/kg（儿童）、 100ml/kg（婴儿）	同第一个 24h
晶体液:胶体液	中重度 2:1 特重 1:1	同第一个 24h

第一个 24 小时总量的 1/2 应在伤后前 8 小时补入，以后 16 小时内补其余 1/2 量，休克较重者应给予碳酸氢钠纠正酸中毒。

伤后第三日起补液量可减少，依据前 2 日出入量及创面蒸发量估计，适当增加口服补液，维持体液平衡。

（2）液体治疗的监测：根据临床监测，调整输液量及速度。①尿量。要求成人尿量达到 30ml/h，儿童 20ml/h，婴儿 10ml/h。如低于这个标准，说明补液量不足；超过其量说明补液过多，需随时调整输液量及速度。②心率。成人应维持在 120 次/min 以下，儿童在 140 次/min 以下。③精神状态。安静，无口渴。④周围循环。血管充盈良好,肢端温度正常。⑤血压。收缩压维持在 12kPa(90mmHg)以上。⑥中心静脉压。应维持在 0.8~1.2kPa(8~12cmH$_2$O)。⑦血气。PaO$_2$、PaCO$_2$、pH、HCO$_3^-$ 接近于正常水平。

2. 烧伤脓毒症的防治 早期诊断十分重要。多发生在伤后 10 天内或是焦痂分离期,即伤后 3~4 周。

(1)烧伤脓毒症的表现:①体温超过 39℃,伴寒战;或低于 36.5℃。②心率增快或休克征象,呼吸浅快、表现为过度通气,发展为呼气延长型呼吸困难。③兴奋、烦躁不安、谵妄、幻觉等;后期表现为抑制状态、淡漠、反应迟钝,甚至昏迷。④腹胀、肠鸣音减弱或消失;亦可出现严重腹泻。⑤创面萎陷,肉芽色暗无光泽,或创缘红肿、渗出增多、创面溃烂、焦痂变色,甚至出现坏死斑。⑥实验室检查示白细胞计数剧增或下降,出现明显的核左移现象,红细胞与血红蛋白数值下降等。血培养阳性可确诊。

(2)脓毒症的防治:①及时、有效的抗休克治疗,使患者平稳地度过休克期。②支持治疗,加强营养,改善机体的抵御能力,烧伤患者每日能量需要量为 4.18kJ×[25×体重(kg)+40×(烧伤面积%)]。每日蛋白质需要量 2~3g/kg。经口摄入不能满足,则需经外周静脉或中心静脉补充葡萄糖、脂肪乳及氨基酸液等。注意纠正电解质酸碱平衡失调,补充多种维生素。还可适当输注人血丙种球蛋白或高效价铜绿假单胞菌(绿脓杆菌)免疫人血浆等增强免疫力。③正确处理创面,感染创面要清除坏死组织,充分引流,及时控制感染,待坏死组织脱落形成健康肉芽时,立即植皮,促进愈合。④应用有效的抗生素,在加强创面处理与支持治疗的同时,应根据细菌培养结果,选用致病菌敏感的抗菌药物,大剂量静脉注射,一般选用两种抗生素联合用药,主要针对革兰氏阴性杆菌并兼顾革兰氏阳性球菌。

(四)烧伤患者的监护

1. 临床监测

(1)监测生命体征,体温、脉搏、呼吸、血压以及神志状况。

(2)重症烧伤患者,应留置导尿管,记录每小时尿量,观察外周末梢循环情况,发现血容量改变,尽早纠正。

(3)观察烧伤创面情况,并予记录。

(4)对有骨折、呼吸道烟雾吸入、热力损伤等合并损伤患者,应加强护理,减少呼吸道并发症发生。

2. 实验室检查

(1)血、尿常规检查,特重烧伤早期每日一次。

（2）重症患者每周1~2次肝肾功能与血液生化检查；血电解质检查每日一次，直至正常后改为每周一次。

（3）创面细菌培养，重症患者每2~3天检查一次。

（4）疑有脓毒性感染时应及时抽血做细菌培养。

（5）重症患者，呼吸道吸入性热力损伤患者应做动脉血气分析。

二、电烧伤

人体与电源直接接触或者接近高压电弧均可导致电损伤（图9-10）。为全身性损伤，主要损害心脏，称电击伤。因电流在其传导受阻的组织产生热力所致局部损伤，称电烧伤（electrical burn）。

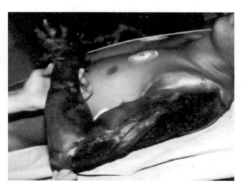

图9-10　电烧伤

第九章　烧伤、冻伤与咬蜇伤

【临床特点】

1. 多部位损伤　电击伤往往有两个以上的创面，"入口"处的组织损伤往往重于"出口"处，表现为皮肤炭化及大片组织坏死。

2. 创面口小底大呈"烧瓶样"坏死　体表的烧伤范围小，而深部组织坏死范围远较皮肤烧伤范围大。坏死肌肉的范围与平面不均，有时浅部肌束血运良好，而深部肌束坏死，同一平面血运良好的肌束中可夹有片状坏死肌束。

3. 进行性坏死　电流达到一定强度可引起血管壁损伤，导致多发性血管栓塞，栓塞向近端延伸，临床表现为肌肉进行性、继发性坏死。

4. 并发症多、致残率高　可有继发性出血、厌氧菌感染、神经损伤、肾衰竭、肢体坏疽等。

【治疗】

1. 现场抢救　迅速切断电源；对呼吸不规则或呼吸停止者，行人工呼吸或插管维持呼吸；心搏骤停者，立即心肺复苏。

2. 补液抗休克治疗　每小时尿量应维持在 30～50ml，留置导尿管，依据血压、脉搏、尿量等决定补液量。对有血红蛋白、肌红蛋白尿者应补充碳酸氢钠碱化尿液，适当使用利尿剂促进排出。

3. 预防破伤风和厌氧菌感染　肌内注射 TAT 和给予大剂量青霉素,7~10 天。

4. 创面处理　采用暴露疗法为好。电火花和火焰致伤者,局部治疗同一般烧伤。电接触烧伤应于伤后 3~5 日内尽早行第一次手术探查和切除坏死组织,行自体游离植皮或皮瓣移植手术修复,如烧伤范围广,一次切除不易彻底,又不能立即进行自体植皮者,可采用抗生素药液纱布包扎,2~3 日后再次清除坏死组织,直至伤口可以缝合或植皮。伤后发生严重肢体肿胀影响肢体血运,应切开皮肤和筋膜减压。感染伤口应充分引流,及时清除坏死组织与焦痂,待肉芽生长愈合或植皮。暴露伤口有出血危险,床旁应准备止血带与手术包,出血时宜缝扎近侧健康血管。

三、化学性烧伤

化学性烧伤(chemical injury)常因人体接触强酸类、强碱类或磷等化学物质引起。多数是使组织脱水和蛋白质变性。有的可产生高热灼伤组织,部分化学物质还可从伤处吸收入体内引起全身中毒。

【临床特点】

(一) 酸烧伤

1. 酸烧伤可引起组织细胞脱水并使蛋白质凝固变

性,且常伴有热力损伤。

2. 硝酸烧伤创面呈黄色,硫酸烧伤为黑色或深棕色,盐酸烧伤呈白色或黄色。氢氟酸烧伤创面初呈红斑或水疱,疼痛较剧。

3. 创面较为干燥,境界清,肿胀较轻,但氢氟酸烧伤,伤处组织坏死会扩展加深,形成溃疡。

4. 酸烧伤多以深Ⅱ度为主。

(二)碱烧伤

1. 碱烧伤可使局部细胞脱水外,还可向深层组织侵犯,皂化脂肪组织,皂化严重时产生热量,可使深层组织继续坏死。

2. 创面肿胀明显、失液量大,大面积碱烧伤易造成低血容量性休克。

3. 初期对烧伤创面估计往往不足,后期Ⅲ度烧伤较多。

(三)其他化学物质

1. 氨水引起的皮肤烧伤一般为浅Ⅱ度,氨水挥发性强,接触致伤者常有气急、呼吸困难等呼吸道吸入伤表现。

2. 沥青(柏油)烧伤,热柏油不易除去,可待休克平稳后设法去除,待柏油冷却结成硬块后连同烧毁之表皮整块取去。

3. 磷烧伤,主要是热力对组织的破坏,磷颗粒可自燃,应拭去。无机磷可自创面吸收,引起肝、肾损害。

【治疗】

1. 创面冲洗 立即用大量清水冲洗创面,一般要求 15~30 分钟。石炭酸烧伤可以 70% 酒精清洗,以消除残留石炭酸;氢氟酸烧伤可用含钙、镁制剂,使残存氢氟酸形成氟化钙或氟化镁等;磷烧伤清洗后,可用 1% 硫酸铜冲洗或湿敷,与磷化合成磷化铜或磷酸铜以减轻损伤。石灰烧伤时,宜先将石灰粉末从伤处掸去或拭干净后再用大量流水冲洗。

2. 维持呼吸道通畅 头面部烧伤,特别是石灰、氨水、磷烧伤,常累及呼吸道,应维持呼吸道通畅,必要时行气管切开,给氧或使用呼吸机。选用肾上腺皮质激素、抗生素、肺血管舒张药、强心药等,减轻与控制呼吸道水肿、窒息以及肺水肿。

3. 早期处理时注意,若有化学物溅入眼内,应立即冲洗,持续半小时以上,用抗生素滴眼,并以油纱布敷贴。

4. 解毒措施:能经创面吸收的化学性烧伤,在处理局部创面同时,尽早开始全身治疗。

5. 根据烧伤程度适当补液。

四、植皮术

植皮术可用以治疗深度烧伤创面和其他原因引起的皮肤缺损,还用于各种矫形手术。

(一) 皮肤组织来源

1. 自体皮　最为常用,移植成功后能长期存活。

2. 同种异体皮　常引起排斥反应,只能一时存活于受皮区。

3. 异种皮　排斥反应强,只能暂时存活。

(二) 皮片厚度分类

1. 刃厚皮片　厚度约 0.2~0.25mm,易存活,但成活后功能差。

2. 中厚皮片　厚度为 0.3~0.75mm,较易成活,但缺少出汗、生长毛发功能。

3. 全厚皮片　含表皮与真皮全层,存活后皮片功能较全。

(三) 常用供皮区

1. 刃厚、中厚皮片　常用供皮区为大腿、胸腹、背部等。

2. 全厚皮片　常用供皮区为锁骨上下区,上臂内侧,儿童腹部、耳后等。

（四）供皮区的皮肤准备

1. 供皮区必须无感染或皮疹。

2. 大腿供皮区备皮范围　上至腹股沟部，下至膝关节下 10cm。

3. 胸、腹、背、上臂供皮区必须准备皮肤面积应大于切皮面积约 4~5 倍。

（五）术前准备

1. 全身治疗　手术前应适当纠正贫血，低蛋白血症，水电解质紊乱，酸中毒，控制肺部感染等，使患者能耐受手术。

2. 受皮区创面准备

（1）手术切除焦痂后，在坏死组织被彻底清除以及充分止血后，即可植皮。

（2）创面的肉芽较坚实、平坦、色泽鲜红、拭之易出血，即为良好受皮区。

（六）手术步骤

1. 取皮

（1）徒手取皮：适用于全厚皮片和小面积薄层皮片的切取。

（2）器械取皮：常用滚轴刀或鼓式取皮机。鼓式取皮机所取皮片较大，厚薄均匀、边缘整齐。

（3）头皮取皮：短期内可反复多次取皮，术前剃净

9

毛发,用头皮滚轴刀取,皮片厚度为 0.15~0.2mm,取皮区采取半暴露法处理。

2. 供皮区处理 全厚皮片供皮区可直接缝合;刃厚与中厚皮片供皮区先覆以单层油纱或干纱,再以湿热盐水纱垫压迫止血,止血后敷单层油纱,外加多层干纱加压包扎。不宜包扎的供皮区用半暴露法,保持干燥及清洁。

3. 植皮区处理 新鲜创面应充分止血,肉芽创面应新鲜、致密、无脓性分泌物。肉芽创面只能用刃厚或薄层皮片。皮片需紧贴创面,妥善固定,可用包扎法或暴露法。

(1)包扎法:肢体应固定制动、抬高,注意远端的血液循环,保持敷料清洁。

(2)暴露法:防止患者抓摸植皮区,小儿予以适当约束。皮片下积液积血应剪开引流,切忌移动皮片。

(七) 术后处理

1. 局部采取制动措施,提供足够的营养和抗菌药物。

2. 包扎的植皮区首次更换敷料,刃厚皮片在术后 4~5 日,中厚皮片 6~8 日,全厚植皮者 8~10 日。

3. 供皮区敷料更换,首次在术后 1 周,创面一般在 2~3 周后愈合。

第二节　冻　伤

冻伤(cold exposure injuries)是低温引起的人体损伤,可分成两类:由 10℃以下至冰点以上低温,加上潮湿条件所致的非冻结性冻伤,如冻疮、浸渍足等;以及由冰点以下的低温导致的冻结性冻伤,如冻伤与冻僵。

一、冻疮

冻疮(chilblain)多发生于冬季及早春,体表暴露部位及肢体末端常见。

【临床特点】

初起时局部有红斑及肿胀,温暖时有痒感或刺痛感。可有水疱,去除水疱表皮后创面潮红,有渗出,如并发感染可形成糜烂或溃疡。由于患处皮肤抵抗力下降,冻疮常易复发。

【治疗】

发生冻疮后,局部表皮完整者,可涂冻疮膏,局部每日温敷数次。有溃烂者,可用抗菌药膏或皮质激素软膏。服用活血化瘀中药如复方丹参片等有助于改善局部循环。

第九章　烧伤、冻伤与咬蜇伤

【预防】

寒冷季节注意手、足、耳等暴露部位的保暖,涂搽防冻疮霜剂。冬季野外工作人员应有防寒、防水服装。

二、冻伤

冻伤(frostbite)可分局部冻伤及全身冻伤(冻僵),多发生在意外事故,人接触冰点以下低温或不慎受制冷剂(液氮、干冰等)损伤所致。

【诊断要点】

1. 病史　有受冻致伤的病因。

2. 局部表现　冻融前伤处皮肤苍白、温度低、麻木刺痛,不易区分深度。复温后可按病变程度分四度。

I度冻伤:仅伤及表皮,局部红肿,有发热、痒及刺痛。数日后表皮脱落、水肿消退痊愈。

II度冻伤:伤及真皮,局部红肿与水疱。水疱2~3周内干燥结痂,脱痂后愈合,少有瘢痕。

III度冻伤:伤及皮肤全层及皮下组织,创面形成黑色干痂,感觉消失。周围组织红肿疼痛,可有血性水疱,坏死组织脱落后形成肉芽创面,愈合慢,且有瘢痕形成。

IV度冻伤:损伤达肌肉、骨骼等深层组织,易并发感染而成湿性坏疽,常伴畏寒、发热等全身症状。可因病变扩展而使坏死加重,治愈后常有功能障碍或致残。

3. 全身冻伤表现　先有寒战、发绀、疲乏,继而出现肢体僵硬、幻觉、意识障碍乃至昏迷,心律失常、呼吸抑制,终致心搏呼吸骤停。若能复温复苏,常出现心室纤颤、休克、肺水肿或肾衰竭。

【治疗】

（一）全身治疗

1. 快速复温　将患者移入 22～25℃室温中,或用足量温水（40～42℃）浸泡,使局部在 20 分钟、全身在 30 分钟内复温,肢体红润,皮温达 36℃即可。

2. 心搏呼吸骤停者,立即施行心肺复苏术。

3. Ⅱ度以上冻伤给予 TAT1 500～3 000IU 肌内注射,应用抗生素预防感染。

4. 卧床休息,给予高能量、高蛋白、富含维生素饮食。

5. 改善血液循环,使用低分子右旋糖酐或妥拉唑林等扩血管药物。

（二）局部治疗

1. Ⅰ度～Ⅱ度冻伤　复温后保持局部清洁、干燥,吸除水疱内液,干纱布包扎。有感染创面先用抗菌药液湿纱布湿敷,随后使用抗生素软膏后包扎或暴露治疗。

9

2. Ⅲ度以上冻伤 采用暴露疗法,保持创面清洁,坏死组织边界清楚后切除,植皮。伴发湿性坏疽时,常需截肢。

(三) 全身冻伤的治疗,复温及复苏后注意

1. 维持呼吸道通畅,给予吸氧或行气管插管、辅助呼吸支持。

2. 防治休克,扩充血容量,输注液体应加热至38℃,纠正电解质与酸碱失衡,给予利尿剂。

3. 防止心室颤动,低体温时极易出现心室颤动或心搏骤停,可采取除颤及心肺复苏措施。

【预防】

在寒冷环境下工作的人员,应注意防寒、防湿、防静。衣着保暖不透风,减少体表外露;保持衣裤、鞋袜干燥,沾湿后应及时更换;寒冷环境中避免久站或静止不动。平时应进行适应性锻炼,饮食保证足够能量。

第三节 咬 蜇 伤

一、毒蛇咬伤

我国大约有 50 余种毒蛇,以南方居多,其中剧毒者 10 余种。毒蛇咬伤(poisonous snakebites)引起中毒

的物质主要是蛇毒腺分泌的毒素蛋白与多肽,可分成
神经毒素和血液毒素两种。神经毒素对中枢神经和神
经肌肉节点有选择性毒性作用,可致呼吸循环骤停等,
常见于金环蛇、银环蛇咬伤。血液毒素对组织细胞、血
细胞、血管内皮细胞有破坏作用,可引起溶血、出血、休
克、心力衰竭等,常见于竹叶青、五步蛇等咬伤。此外
还有混合毒素,兼有神经、血液毒素的特点,如蝮蛇、眼
镜蛇咬伤等。

【临床特点】

蛇毒类型根据临床症状可分为神经毒素、血液毒
素及混合毒素三类,其临床表现详见表 9-3。

表 9-3　蛇毒类型及临床症状

毒素类型	局部症状	全身症状
神经毒素	伤口麻木,稍痛,肿胀及炎症反应较轻	麻木范围扩大较快,可先后出现声音嘶哑,言语不清,吞咽困难;视力模糊、复视;四肢无力、肢体瘫痪;呼吸困难,发绀,心搏、呼吸骤停
血液毒素	伤口剧痛、肿胀明显、黄疸、贫血、出血、瘀斑、水疱,局部组织可坏死	皮肤、黏膜出血、呕血、咯血、血尿,可有畏寒、高热;常因休克、肾衰竭死亡

续表

毒素类型	局部症状	全身症状
混合毒素	伤口肿痛明显，有出血、水疱、糜烂	兼有广泛出血及神经麻痹表现，病程进展快，常死于呼吸麻痹与循环衰竭

【诊断要点】

1. 创口及咬痕　有蛇咬伤史，局部有蛇咬齿痕。毒蛇齿痕深而大，呈点状，两齿相距 1～2cm。无毒蛇齿痕均匀、细小，呈相对锯齿状排列。

2. 神经毒素、血液毒素或混合毒素所致的临床表现。

3. 化验检查　血常规可有白细胞计数增高、血红蛋白下降以及溶血性改变；血红蛋白尿；肝肾功能等生化检查可有血胆红素增高，血肌酐、非蛋白氮增高等。

【治疗】

（一）急救

救治应越早越好。毒蛇咬伤与无毒蛇咬伤，早期不易区分时，应一律按毒蛇咬伤处理。

1. 早期绑扎　伤后立即在患肢的近心端 5～10cm 处用止血带或就地取材的各种代用品环行绑扎，松紧以能阻断淋巴与静脉回流为度。在清创排毒后半小时才能去除绑扎。同时应注意肢体制动、下垂以减少毒素吸收、扩散。

2. 清创排毒 用清水、肥皂水、生理盐水(或 3% 过氧化氢溶液、1∶5 000 高锰酸钾、0.1% 苯扎溴铵)反复冲洗伤口,去除蛇毒和污物。继之边冲洗边从肢体近心端向伤口处挤压,持续 15 ~ 20 分钟,促使毒液排出。也可用拔火罐、吸乳器吸毒,有口腔黏膜破损或龋齿者不可用口吸毒。

(二) 解毒药物

1. 中药解蛇毒 中成药有广州蛇药散、湛江蛇药散、上海蛇药、新会蛇药酒等,均有一定疗效。季德胜蛇药片(南通蛇药)较为常用,口服首次 20 片,以后每 6 小时 10 片,至中毒症状控制 1 ~ 2 天后为止。同时将药片制成糊状外敷于伤口周围和肿胀处。此外,可辨证施用中草药,以解毒、清热、熄风、凉血为主,早期还宜通便利尿。

2. 抗蛇毒血清 有单价与多价两种,能中和相应的蛇毒,使用愈早,效果愈好。若能确定毒素性质,可用单价血清,否则需用多价血清。使用前应先做过敏试验,用后应注意血清病反应。

3. 其他解毒措施 用 0.25% 普鲁卡因加地塞米松 5mg(或氢化可的松 100mg)在伤口近侧肢体做环形封闭;以胰蛋白酶 2 000U 加 0.25% 普鲁卡因 20 ~ 50ml 在

伤口周围做局部浸润,并在伤口近侧肢体做环形封闭,均可破坏蛇毒,减少毒素吸收。

(三) 全身支持治疗

1. 患者应卧床休息,多饮水,给予高能量、高维生素、易消化的饮食,不能进食者可予静脉输液,加强利尿排毒。

2. 纠正水电解质和酸碱平衡的紊乱,贫血明显者可酌情输血,有休克者应注意扩充血容量,恢复组织灌流。

3. 常规使用 TAT,伤口有感染者加用抗生素。

4. 全身出血严重者,使用维生素 K、氨甲苯酸静脉滴注,亦可以鱼精蛋白 50mg 加入葡萄糖液中静脉滴注。

5. 保护肾功能,有血红蛋白尿者,应给予 5% 碳酸氢钠 250ml 静脉滴注;尿少时除血容量不足者注意扩充血容量外,还可给予呋塞米 20mg 静脉注射。

6. 呼吸麻痹、休克、心力衰竭、肾衰竭是毒蛇咬伤的主要死因,必须有效地控制。

【预防】

1. 注意劳动保护,防避蛇咬伤。

2. 宣传普及蛇伤防治知识,一旦蛇咬伤后能得到正确的救治与早期处理。

二、蝎蜇伤

蝎尾部有刺与毒液腺相连,蝎蜇伤时毒液进入人体组织,其性质为神经毒素引起局部与全身中毒反应。

【诊断要点】

1. 蝎蜇伤后,局部有蜇伤痕、红肿以及烧灼样疼痛。数日后消失。

2. 重者于蜇伤后 2 小时出现全身中毒症状,烦躁不安,出汗、发热、畏光、气喘、呕吐、口渴与腹痛等。

3. 小儿因体重轻,中毒反应强,可出现休克、抽搐、昏迷、呕血、黑便、呼吸肌麻痹等。

【治疗】

1. 局部治疗　基本同毒蛇咬伤,包括受伤后立即进行近心侧肢体绑扎。消毒后在局部麻醉下行蜇伤处切开,以 1∶5 000 高锰酸钾溶液清洗、引流毒液,沿伤口周围皮下注射 1% 麻黄碱 0.5ml,减少毒素吸收。

2. 全身治疗

(1)呼吸困难者给予吸氧,使用洛贝林等中枢兴奋剂。

(2)氢化可的松或地塞米松静脉注射,减轻中毒反应;有低血压、休克者静脉输液,扩充血容量。尿少者,除补充电解质液外,可给予呋塞米,预防肾衰竭。

（3）局部涂搽或口服季德胜蛇药片，局部红肿严重者，应预防性使用抗生素。

三、蜂蜇伤

蜂尾有刺，蜇入皮肤，射出毒液。毒液含有蚁酸以及神经毒素，可引起局部与全身中毒症状，群蜂蜇伤时，可致死。

【诊断要点】

1. 有蜂蜇伤史。

2. 局部症状　蜇伤处红、肿、热、痛，皮肤蜇伤周边可有红肿或呈丹毒、荨麻疹样改变，数小时即自愈。

3. 全身症状　群蜂蜇伤时，可出现头晕、目眩、恶心、呕吐、发热、气喘和全身瘙痒等。严重者可出现休克、昏迷或死亡。

【治疗】

1. 检查局部，放大镜下寻找蜂刺，尽量拔除。

2. 局部用皂水、3%氨水或3%碳酸氢钠溶液等弱碱性溶液清洗和外敷。黄蜂蜇伤则需用醋、0.1%稀盐酸等弱酸性溶液。

3. 维持呼吸道通畅　颜面蜇伤重，有呼吸困难、气喘时，应注意维持呼吸道通畅，给氧，静脉给予地塞米松，必要时做气管切开。

四、狂犬病

狂犬病又称恐水病,是一种病毒引起的中枢神经系统急性传染病。多因病兽咬伤(平时多见于狗、猫咬伤)。

【临床特点】

该神经病毒存在于患病动物唾液中,人被咬伤后,并非都要发病,平均发病率为 25%。患病动物以激动、凶恶为特征,继以麻痹死亡,但也有只以麻痹为主。该病毒对神经有特殊亲和力,可沿周围神经上行至脊髓和脑,并在脑部繁殖。潜伏期为 10 天~1 年,一般为 30~50 天。

【诊断要点】

1. 对咬人的动物进行关闭,观察 10 天,如动物无异常表现,可认定该动物咬人时不含有传染性病毒。

2. 感染该病毒的患者,其前驱症状为发热、头痛、恶心、呕吐、吞咽困难、声音嘶哑、烦躁不安等,继以发展为难以控制的躁动,大量流涎,喉部痛性痉挛,光、声刺激均易诱发,特别在渴极欲饮时,因诱发吞咽中枢反射,咽喉部痉挛而无法下咽,以致见水或闻水声时,也可出现痉挛,恐水病因而得名。

【预防与治疗】

对疑似被狂犬病动物咬伤者,立即预防处理。

1. 彻底冲洗伤口,最好用高效价的抗狂犬病病毒的免疫血清注入伤口或伤口周围浸润注射,伤口应敞开。

2. 接种疫苗 因本病潜伏期长,接种疫苗可防止发病。人二倍体细胞狂犬病疫苗只需注射 3 次(间隙 3~4 天),主动免疫效果可达 100%。

3. 被动免疫 尽早注射人狂犬病免疫球蛋白或抗狂犬病血清一次,但 72 小时后无效。

一旦发病,治疗只能对症,可参照破伤风的各项治疗。

(邢帮荣)

第十章 外科感染

第一节 软组织急性化脓性感染

一、疖

疖(furuncle)是一个毛囊及其所属皮脂腺的急性化脓性感染,好发于颈项、头面、背部、腋窝等毛发丛生或皮脂腺较多处,病原菌多为金黄色葡萄球菌或表皮葡萄球菌。

【临床特点】

初起时,皮肤表面红肿、痛性硬结,渐肿大,呈锥样隆起,顶部出现黄白色脓栓。继之红肿范围扩大,中央部位变软,脓栓脱落,排出脓液,炎症消退愈合。小的疖一般无全身症状,大的疖肿可引起全身不适、发热、畏寒等症状。口鼻三角区的疖受挤压、挑刺后,感染可沿内眦静脉或眼静脉进入颅内,引发化脓性海绵状静脉窦炎,出现眼周红肿、硬结、并趋扩大,伴明显头痛,有寒战、高热、甚至昏迷。

【诊断要点】

有毛囊或皮脂腺化脓性感染的局部临床表现即可诊断。若全身散发多个疖称疖病(furunculosis)。

【治疗】

1. 早期炎症硬结可局部热敷或理疗,可涂 2% 碘酒,或外敷鱼石脂软膏。

2. 有脓栓时可摘除,或在其顶部点蘸石炭酸灼烧。出现波动感时需切开引流。

3. 头面部疖、疖病或全身症状明显者,应给予抗感染药物,口服抗生素或以青霉素、氨苄西林肌内注射。

4. 合并糖尿病者,同时治疗糖尿病。

【预防】

注意个人卫生,保持皮肤清洁。

【转归】

一般预后良好,营养不良、小儿、糖尿病患者可反复发作。

二、痈

多个相邻毛囊及所属皮脂腺、汗腺的急性化脓性感染,或是多个疖的融合称痈(carbuncle)。金黄色葡萄球菌为主要致病菌。好发于颈项、肩背及腋窝等处。

【临床特点】

初起时皮肤红肿、稍隆、张力增高,继之皮肤呈大片红肿区、坚硬、疼痛明显,出现多个小脓头,可有发热;随后肿胀进一步加重,脓栓破溃后呈蜂巢状,中央皮肤坏死、溃烂,有较多脓液或坏死组织,局部淋巴结有肿痛。患者常有畏寒、发热;白细胞计数增高。

【诊断要点】

1. 皮肤呈紫红色浸润区,坚硬,疼痛明显,中央有多个脓栓或呈坏死溃烂。

2. 有全身症状如发热、寒战等,白细胞计数增高。

3. 常见于糖尿病患者。

【治疗】

1. 全身治疗　选用青霉素、氨苄西林等有效抗生素肌内注射或静脉滴注。注意休息,加强营养,多饮水,给予多种维生素等。如有糖尿病,应予控制。

2. 局部处理　早期可以 50% 硫酸镁湿热敷、鱼石脂软膏外敷。红肿范围大,中央坏死组织多,脓液引流不畅时应予手术行"+"或"++"形切口,深达筋膜,注意打通脓腔间隙,清除坏死组织,伤口内填塞凡士林纱布或碘仿纱条止血,每日换药。面唇部痈禁忌切开。

【预后及转归】

痈局部病变较疖重,可并发全身化脓性感染,如脓毒血症等,应及早使用抗菌药物。痈创面较大时,可待肉芽生成后行植皮治疗。唇痈可引发颅内海绵状静脉窦炎,病情凶险,预后差。

附:化脓性海绵状静脉窦炎

面部化脓性感染经静脉传播至颅内海绵状静脉窦,引起静脉窦炎及栓塞所致。

【诊断要点】

1. 有颜面、上唇局部感染以及不当处理史。

2. 海绵窦静脉阻塞所致颜面水肿及眼部体征 上唇、眼周、鼻梁红肿,眼睑、结膜水肿,眼球突出,继之出现眼底水肿、视力下降甚至眼肌麻痹、眼球固定。

3. 全身毒血症表现明显,有寒战、高热、多汗,嗜睡或谵妄、昏迷等。可有头痛、恶心、呕吐以及颈项强直等脑膜刺激征。

4. 白细胞计数显著升高、核左移,脑脊液白细胞增高;血液细菌培养可阳性。

【治疗】

1. 早期使用广谱抗生素,静脉途径给药,根据细菌培养结果及药敏报告,选用有效抗生素。

2. 绝对卧床,静脉输液,加强支持治疗及护理,高热者应予物理降温。

3. 明确有海绵窦栓塞时,可试用低分子右旋糖酐、尿激酶或链激酶,防止血栓进一步扩大,使用时需监测血液凝集指标。

三、急性蜂窝织炎

急性蜂窝织炎(acute cellulitis)是皮下、筋膜下或深部疏松结缔组织的急性、弥漫性、化脓性感染。致病菌主要是溶血性链球菌、金黄色葡萄球菌,亦可是厌氧菌。

【临床特点】

1. 表浅部位的蜂窝织炎,局部红肿明显,周边扩散较快,病变区与正常皮肤分界不明显,局部疼痛明显。

2. 深部蜂窝织炎局部红肿不明显,可有深压痛及局部皮肤凹陷水肿。

3. 病情重者有高热寒战、全身不适,白细胞计数增加。

4. 溶血性链球菌引起者,病变扩展迅速;金黄色葡萄球菌引起者,常形成局限脓肿。易被粪、尿污染的腹部创口、会阴部位的蜂窝织炎常为厌氧菌及多种肠道杆菌所致。局部肿胀重,扪之可有捻发音,皮肤、筋膜可有进行性坏死,脓液臭,全身症状严重。

10

【治疗】

1. 早期　局部热敷或理疗,患部休息、止痛,加强营养。

2. 抗菌药物　除应用一般抗生素外,会阴部及深部蜂窝织炎应合并使用抗厌氧菌药物,如甲硝唑等。

3. 形成脓肿时,应切开引流。口底、颌下和颈部急性蜂窝织炎,宜早期切开引流,以防发生喉头水肿或压迫气管。对捻发音性急性蜂窝织炎,考虑致病菌为厌氧菌时,伤口处理应以3%过氧化氢溶液冲洗或湿敷。

四、丹毒

丹毒(erysipelas)是皮肤及网状淋巴管的急性炎症,致病菌为β溶血性链球菌,常发生在下肢及面部,蔓延较快,但很少化脓。

【临床特点】

1. 起病急,常有突发畏寒、发热,全身不适及头痛。

2. 局部皮肤呈片状红斑、略隆起、色鲜红、边缘清楚,炎症蔓延时,中央红肿消退而转棕黄色,可有脱屑,极少化脓。有烧灼痛,附近淋巴结常有肿痛。

3. 躯体、下肢丹毒常复发,下肢丹毒反复可致淋巴水肿,甚至发展成"象皮肿"。

4. 血象,白细胞计数增高。

【鉴别诊断】

临床上丹毒需与急性蜂窝织炎相鉴别(表10-1)。

表10-1 丹毒与急性蜂窝织炎的鉴别

	丹毒	急性蜂窝织炎
好发部位	小腿、面部	四肢、颈部等
侵犯组织	皮肤黏膜内网状淋巴管	皮下组织
皮肤色泽	鲜红、中央色淡、边缘清楚	暗红、中央色深、周边淡、界限不清
肿胀	较轻、边缘稍隆	较重、中央部位明显
疼痛	烧灼样	持续性
组织坏死、化脓	极少	常见
复发史	常有	无
后遗症	肢体反复发作可致"象皮肿"	无

【治疗】

1. 休息、抬高患处,局部以50%硫酸镁湿热敷。

2. 青霉素80万U,每日2次肌内注射,或480万U静脉滴注,每日2次;症状消失后,继续应用3~5日,以防复发。

3. 同时患足癣者,局部应使用抗真菌药物治疗控制。

【预防】

注意皮肤清洁、及时处理小创口;在接触或给丹毒患者换药后,应洗手、消毒,防止接触性传染;下肢丹毒合并足癣者,应同时治疗,以防复发。

五、脓肿

急性化脓性感染局限化、脓液积聚且有完整腔壁者称为脓肿(abscess)。最常见的致病菌为金黄色葡萄球菌。

【临床特点】

1. 表浅脓肿　表现为局部隆起,有红、肿、热、痛,周围常有浸润发硬,发展到一定程度,局部出现波动,甚至自行破溃。

2. 深部脓肿　局部红肿不明显,波动感不易发现,但局部有压痛或有皮肤凹陷性水肿。

3. 浅表的小脓肿常无全身反应;大或位于深部的脓肿可有发热、头痛、白细胞计数增高。

【诊断要点】

1. 浅表脓肿局部红、肿、热、痛,可扪及波动;深部脓肿则有局部压痛或皮肤凹陷性水肿。

2. 全身反应在深部脓肿较明显,白细胞计数增高。

3. 超声检查可发现液性暗区,穿刺可抽出脓液。

【治疗】

1. 使用抗菌药物,常用青霉素、氨苄西林,或依据细菌培养、药敏结果选用。

2. 脓肿一旦形成,应及时切开引流,切开前先行穿刺确诊。

3. 脓肿切开引流时应注意

(1)选择适当麻醉,常用 0.5% ~ 1% 普鲁卡因或 0.25% ~ 0.5% 利多卡因浸润麻醉。

(2)切开部位应在脓肿最低部位,以利于引流。

(3)切口方向应与大血管、神经走向平行,避免跨越关节。

(4)脓腔内如有间隔,应以手指钝性分开,以利于充分引流,尽量去除异物或坏死组织。

(5)大型脓肿切开时需防发生休克,可适当输液、输血,使用镇痛药。

(6)放置引流应予记录,注明数目、部位。

第二节 手部急性化脓性感染

手部急性化脓性感染比较常见,微小损伤有时可引起严重感染,以致影响手的功能。因此,手部损伤应及时处理。

一、甲沟炎

指甲两侧皱襞的感染称甲沟炎(paronychia)。多因刺伤、逆剥、修指甲时损伤所引起,致病菌多为金黄色葡萄球菌。

【临床特点】

1. 初起时,指甲一侧软组织红、肿、热、痛。

2. 炎症沿甲根部蔓延到对侧,炎症加重,形成半环形脓肿。

3. 化脓后可形成黄白色脓点,脓液侵入甲下成为甲下脓肿。

4. 治疗不当可形成慢性甲沟炎,甲沟旁有脓窦口,肉芽组织外突,常有稀薄脓性分泌物。

【治疗】

1. 早期可用热敷、理疗,抬高并固定患指,外敷鱼石脂软膏等。

2. 口服抗菌药物。

3. 出现化脓则做切开引流,可沿甲沟纵行切开或同时切除指甲根部。甲下积脓则应拔除指甲。

二、脓性指头炎

手指末节掌面皮下组织化脓性感染称脓性指头炎

（felon），俗称"蛇头疔"，常因刺伤引起。指头末节掌面皮肤与指骨骨膜间有纤维索相连，指头发生感染时，指内压力高，易引起指骨坏死或骨髓炎。

【诊断要点】

1. 手指末节针刺样疼痛后转为搏动性跳痛，患肢下垂时加剧。指头红肿不明显，皮肤有时反可呈黄白色，有剧烈触痛。

2. 可有发热、全身不适等全身症状，实验室检查可发现白细胞增高。

3. 指头组织坏死后，疼痛反减轻。

4. 引起指骨坏死、感染时，X线检查可见末节指骨骨髓炎或死骨。形成慢性骨髓炎后，伤口愈合迟缓。

【治疗】

1. 初起时抬高患肢，局部热敷或盐水浸泡，一日多次；或以鱼石脂软膏外敷。全身使用抗生素。

2. 出现跳痛或指腹张力增高，即应切开引流、减压。患指侧面纵行切口，皮下组织内纤维隔应切断，脓腔大时可做对口引流。脓液做细菌培养及药敏。

3. 当末节指骨有死骨形成时，切开引流时应注意去除死骨。

三、急性化脓性腱鞘炎

细菌侵入腱鞘引起的急性化脓性感染称化脓性腱

鞘炎（tenosynovitis）。多因深部刺伤或邻近组织感染蔓延所致,致病菌多为金黄色葡萄球菌。

【诊断要点】

1. 患指疼痛剧烈,有发热等全身反应。

2. 患指除末节外均匀肿胀,呈半屈曲状,沿腱鞘有明显压痛,伸指剧痛。

3. 炎症蔓延扩散可引起掌深间隙感染,尺侧、桡侧滑囊炎。

4. 肌腱如坏死、粘连,患指功能受影响或丧失。

【治疗】

1. 局部热敷或盐水浸泡,一日多次。全身应用抗生素。

2. 短期非手术治疗无好转,及早切开腱鞘引流,脓液做细菌培养及药敏。

3. 切口宜选指侧面正中,拇指在尺侧,余指在桡侧,避开神经血管束,打开腱鞘。亦可在腱鞘或滑囊上做两个短的纵行切口,排出脓液,分别置入2根细塑料管,一根持续滴注抗生素液,另一做引流。

4. 以石膏托或塑料托板将患指与关节固定于功能位,5~7天后去除,鼓励患指活动。

四、手掌深部间隙感染

掌深间隙感染可因直接刺伤发生感染,或继发于手指腱鞘感染。

【临床特点】

（一）掌中间隙感染（mid-palmar space infection）

1. 掌心凹陷消失，皮肤隆起、发白，有压痛，手背肿胀较明显。

2. 中指、无名指与小指半屈曲状，活动受限。被动伸指引起剧痛。

（二）鱼际间隙感染（thenar space infection）

1. 大鱼际及拇指、示指指蹼处明显肿胀、压痛。

2. 拇指外展略屈，不能对掌，示指半屈，活动受限。

【诊断要点】

1. 局部临床表现，穿刺液呈脓性或涂片见脓细胞。

2. 发热、头痛、白细胞增高等全身症状。

【治疗】

1. 全身使用抗生素。

2. 短期非手术治疗无好转应及早切开。

第三节　败血症与脓毒血症

败血症（sepsis）是各种致病菌侵入血液循环，并在血中生长繁殖，产生毒素而发生的急性全身性感染。实质上是感染引起的全身炎症反应综合征（systemic inflammatory response syndrome，SIRS），又称脓毒症，常引发多器官功能不全，乃至发展为多器官功能衰竭。全身性感染时，当全身各处组织或器官发生转移性脓肿时，称脓血症（pyemia）。

败血症与脓毒症常继发于严重创伤后的感染、大面积烧伤、疖、痈、弥漫性腹膜炎、化脓性胆管炎等，或长期留置深静脉导管的患者。常见致病菌有大肠埃希菌、克雷伯菌、金黄色葡萄球菌、溶血性链球菌等。厌氧菌也可致脓毒症。真菌在特定条件下也可引发脓毒症，常发生在长期使用广谱抗生素治疗感染的基础上。

【临床特点】

1. 发热　最常见，多在38℃以上，可高达40～41℃，伴寒战、出汗。稽留热或弛张热型。亦可见体温不升或低于36℃。发病通常较急、进展快。

2. 心动过速、呼吸加快、头痛、头晕、恶心、呕吐、腹胀亦常见，可有神志淡漠、烦躁甚至昏迷等精神状态改变。

3. 可有贫血，肝、脾轻度肿大，皮下瘀血和皮疹，重者可出现黄疸。可有骨、关节疼痛。脓血症可在身体各处发生转移性脓肿，如四肢皮下和深部软组织脓肿，肺、肝脓肿及骨髓炎等。

4. 重症者可出现感染性休克，血压<90mmHg，少

尿;血乳酸水平增高,代谢性酸中毒;呼吸深快,动脉血氧分压降低,甚至有急性呼吸功能不全。

【诊断要点】

1. 败血症的诊断标准

(1)临床有原发感染病灶的证据。

(2)伴有感染的全身反应,表现为以下两种或更多情况:①体温>38℃;②心率>90 次/min;③呼吸>20 次/min 或 $PaCO_2$<4.3kPa;④外周血白细胞>$12×10^9$/L,或未成熟中性粒细胞>10%,或白细胞<$4×10^9$/L。

(3)感染性休克除需符合上述临床诊断为败血症外,且伴有低血压及器官灌注不足表现:①血压<12kPa(90mmHg),或较正常基础值低 5.3kPa(40mmHg);②临床以及实验室检测有动脉低氧血症;血乳酸水平超过正常上限;尿量低于 0.5ml/(kg·h);神志及精神状况改变。

2. 血培养及细菌检测 血培养阳性是菌血症的证据,有助于确诊。血培养报告未到之前,根据脓液、瘀点穿刺涂片、革兰氏染色等可初步估计致病菌。怀疑厌氧菌为致病菌时,应抽血做厌氧菌培养。考虑真菌性败血症者,可做尿及血液真菌培养或涂片检查。

3. 革兰氏阳性菌与革兰氏阴性杆菌败血症的鉴别见表 10-2。

表 10-2 革兰氏阳性菌与革兰氏阴性杆菌败血症的鉴别

	革兰氏阳性菌败血症	革兰氏阴性杆菌败血症
致病菌	金黄色葡萄球菌	大肠埃希菌、铜绿假单胞菌、变形杆菌
毒素	外毒素	内毒素
原发病	痈、蜂窝织炎、大面积烧伤感染、化脓性骨关节炎	胆道、尿路、肠道感染、大面积烧伤感染
寒战	少见	多见
热型	稽留热或弛张热	间歇热,严重时体温不升
皮疹	多见	少见
转移性脓肿	多见	少见
感染性休克	发生晚、持续时间短,血压下降慢	发生早、持续时间长
少尿或无尿	不明显	明显
四肢厥冷、发绀	少见	多见
谵妄、昏迷	多见	少见

【治疗】

1. 感染病灶的处理 及时处理原发感染灶。

2. 抗生素治疗 早期大剂量使用抗生素。采集脓液、瘀点涂片做革兰氏染色,初步区分革兰氏阳性、革兰氏阴性菌以指导抗生素使用。如不能区分而病情又急需时,应联合使用半合成青霉素与氨基糖苷类抗生素,或使用头孢菌素类抗生素。抗生素以二联使用为主,初起时以静脉滴注或静脉注射给药。在致病菌确定后,可结合药敏结果,选择合适抗生素。疗程宜足,一般待体温降至正常,局部感染灶控制一周后停药。

3. 提高全身抵抗力 重症患者应多次、反复输新鲜血,纠正水电解质和酸碱失衡;补充多种维生素;给予易消化高能量饮食,或肠内肠外营养支持。

4. 对症处理 高热者应药物或物理降温;中毒症状严重者可短期使用皮质激素。发生休克时,积极抗休克。有低氧血症时,应予吸氧,或辅助呼吸。

【预防】

及时处理一切损伤,以免感染。及时治疗化脓性感染病灶。临床诊疗操作,如留置各种导管、穿刺、切开等,应严格遵守无菌操作规则。勿滥用抗生素与皮质激素。慢性病患者,高龄,幼儿,营养不良,接受放疗、化疗以及有免疫缺陷者抵抗力低,均属易感人群,尤应注意加强支持治疗增加抵抗力。

【预后及转归】

败血症的死亡率约 20%～50%,革兰氏阴性菌所致者约占 2/3 左右,其中约 20%发展为感染性休克。革兰氏阳性菌败血症约 5%发展为休克。预后随休克的发生而趋恶劣。

第四节 特异性感染

一、破伤风

破伤风杆菌侵入人体伤口,繁殖并生成毒素所引起的急性特异性感染称为破伤风(tetanus)。破伤风杆菌是革兰氏染色阳性厌氧菌,有芽孢,抵抗力强,广泛分布于泥土与人、畜粪便中。自伤口、创面侵入体内,生长繁殖,并产生痉挛毒素和溶血毒素。主要引发特征性的全身横纹肌阵发性痉挛和紧张性强直。

【临床特点】

1. 一般均有皮肤、黏膜外伤史,甚至仅有细小伤口。也见于如新生儿脐带处理和人工流产消毒不严等。

2. 潜伏期一般为 6～10 天,亦可短至伤后 24 小时或长达数月。

3. 肌肉持续强直性痉挛 最初表现为张口困难及牙关紧闭;面部、咽喉、颈项肌肉痉挛时,出现"苦笑"面容、吞咽困难、颈项强直。痉挛由上向下扩展,背腹肌痉挛出现"角弓反张"、呼吸困难等。轻微的刺激均可诱发全身横纹肌群的强烈收缩、阵发性痉挛。

4. 患者神志清醒,通常无高热。可有颈部强直,伴乏力、头痛、烦躁不安。病程一般为 3~4 周,自第 2 周起强直性痉挛症状渐减轻。

【诊断要点】

1. 有外伤史。

2. 具有上述临床表现与体征,特征性的紧张性强直与阵发性肌痉挛。

3. 如有创口分泌物,细菌学检查为革兰氏阳性厌氧性芽孢菌。

【鉴别诊断】

1. 颞下颌关节炎 症状限于张口困难,无颈项强直及阵发性肌痉挛。

2. 化脓性脑膜炎 有颈项强直、"角弓反张"等症状,但无阵发痉挛。有高热、头痛、喷射性呕吐等颅内压增高表现,白细胞计数增高,皮肤有瘀点。

3. 狂犬病 有犬、猫咬伤史,以吞咽肌痉挛为主,饮水不能下咽,并流大量口涎。

【治疗】

治疗原则:中和游离毒素;处理伤口,清除毒素来源;制止痉挛;防治并发症。

1. 中和游离毒素

(1)破伤风抗毒素:能中和血液中游离毒素,通常以 TAT 2 万~5 万 U 加入 5% 葡萄糖液 500~1 000ml 内缓慢静脉滴注,同时肌内注射 5 万 U。以后每日 1 万~2 万 U 肌内注射,共 3~5 日。

(2)破伤风免疫球蛋白(tetanus immunoglobulin, TIG):3 000~6 000U 肌内注射,注射部位可选在创口周围,或受伤肢体近端。一般仅需注射一次,病程长者 2~3 周后可重复注射。

2. 创口处理 在血清治疗开始后,有创口者在控制痉挛的情况下,清创处理。以 3% 过氧化氢液冲洗,敞开伤口以利引流。已愈创口不再处理。

3. 控制痉挛

(1)患者应予隔离,室内保持安静,避免搬动与声、光等刺激。

(2)应用镇静剂或冬眠药,轻症者可用镇静安眠药物,地西泮(安定)10mg 静脉注射,每日 3~4 次。巴比妥钠0.1~0.2g,肌内注射,每日3次;或10%水合氯醛15ml口服,或20~40ml灌肠,每日3次。病情较重者,氯丙嗪50~100mg,加入5%葡萄糖液中静脉缓慢滴注,每日3~4次。

(3)严重者抽搐时,可用硫喷妥钠0.5g肌内注射或肌松剂氯化筒箭毒碱15~30mg肌内注射。上述两药宜在气管切开及控制呼吸条件下使用。无肺部感染的患者亦可用副醛2~4ml肌内注射。控制与解除痉挛,对防止窒息与肺部感染起很大作用。

4. 防治并发症

(1)代谢及营养支持:轻症者供给高能量、富含维生素的流质、半流质饮食;重症者可采用管饲肠外营养等支持治疗。

(2)使用抗生素:青霉素800万~1 000万U分次静脉滴注,或甲硝唑0.2~0.4mg口服,每日3次,可抑制破伤风杆菌,并有助于预防其他感染。

(3)气管切开:痉挛频发、药物不易控制,以及呼吸道分泌物多、排出困难者,宜尽早气管切开,及时清除气管内分泌物,也可减少发生肺炎、窒息的可能。床旁应备有吸引器、氧气等急救设备。

【预防】

1. 创伤的妥善处理 开放性伤口应早期清创;污

染重的伤口应清除坏死组织、异物,敞开伤口,做延期缝合。

2. 自动免疫　破伤风类毒素皮下注射首次0.5ml,隔4~6周后再注射1ml,共2次,一年后强化注射1ml,可维持5~10年。一旦遭遇创伤,仅需注射类毒素0.5ml,即可预防破伤风。

3. 被动免疫　未行自动免疫者在受伤后早期肌内注射破伤风抗毒素1 500U,伤口污染重或受伤时间超过12小时,剂量可加倍,一周内有预防效应。TIG免疫效能更强,250~500U肌内注射,体内半衰期约3周。

注射抗毒素前,应以抗毒素的10倍稀释液做皮内过敏试验。如出现:①皮丘直径超过1cm;②红晕直径>2cm;③皮丘有"伪足"隆起。为阳性反应,需改用破伤风免疫球蛋白,或行脱敏注射。

二、气性坏疽

气性坏疽(gas gangrene)是由厌氧的革兰氏阳性梭状芽孢杆菌引起的特殊感染。致病菌产生的外毒素能破坏毛细血管和肌肉组织,多见于肌肉组织破坏广泛的战伤病员,亦可见于腹部、会阴部手术后的患者。全身中毒症状重,局部有产气、水肿、坏死、恶臭等特征。

【临床特点】

1. 有外伤史,潜伏期通常1~4天。

2. 初起全身症状有神志不安、淡漠、头痛等。中毒症状在晚期加重,出现进行性贫血、脱水,可有黄疸,出现血压下降、外周循环衰竭症状。体温突然升高,可达40℃左右。呼吸急促、脉搏快速,可出现恶心或呕吐等。

3. 局部受伤部位常见"胀裂"样疼痛,伤口周围水肿、皮肤苍白,挤压时伤口有大量浆液性渗出液,有恶臭。随病变进展,皮肤由暗红转为紫黑或有暗红液的水疱。轻触伤口周围有捻发音,压迫时气体、液体同时溢出。创缘发黑或有腐败组织碎块脱落。肌肉颜色呈暗红色或土灰色,失去弹性及收缩力,切面不出血,进一步发展,软化形同腐肉。

10

【诊断要点】

1. 伤口剧痛,创口周围捻发音,全身中毒症状;

2. X线片肌群间积气;

3. 创口渗液稀、恶臭,涂片大量革兰氏阳性杆菌;

4. 红细胞计数低,白细胞不超过$15×10^9$/L,脓液培养为厌氧梭状芽孢杆菌。

【鉴别诊断】

1. 芽孢菌性蜂窝织炎　感染限于皮下蜂窝组织,不侵犯肌肉,全身症状轻。伤口周围可有捻发音,但水肿轻,皮肤很少变色。

2. 其他产气性感染　由革兰氏阴性杆菌(大肠埃希菌)、革兰氏阳性球菌(如厌氧链球菌)或其混合感染引起的蜂窝织炎,创口可有气体浸润,涂片检查脓液中可发现革兰氏阴性杆菌或链球菌,白细胞多。毒性反应相对为轻,施行切开、引流治疗效果明显。

【治疗】

1. 隔离患者、防止交叉感染　患者应单人病室,用过的敷料焚毁,换药用具专用、并行彻底消毒处理。

2. 手术治疗　目的在于控制感染,减少毒素吸收。

(1)一经诊断立即手术处理,在良好麻醉下进行,不用止血带。充分暴露伤口,做多个长切口,切开深筋膜,使张力高的筋膜室减压。

(2)彻底清除丧失生机的肌肉、坏死组织、异物、碎骨片、血块等。

(3)大量3%过氧化氢液冲洗、伤口敞开、湿敷。

(4)肢体肌肉坏死广泛,完全丧失血供,且中毒症状严重者,应考虑截肢。

(5)结、直肠穿通伤引起的气性坏疽,施行损伤结肠近端造口,控制创面污染,并做多处引流。

3. 高压氧疗法 提高组织氧含量、抑制气性坏疽杆菌生长,减少毒素生成。以 303.9kPa(3 个大气压)高压氧治疗,每次 1～2 小时,间隔 6～12 小时重复,一般需 3～5 次治疗。有条件者在高压氧舱行清创治疗,可保存较多肌肉组织,后期患肢功能恢复较好。

4. 抗生素 大剂量青霉素 2 000 万～4 000 万 U/d,分次静脉滴注,兼可控制化脓性感染,毒血症减轻、局部情况好转后减量、停用。对青霉素过敏者可用克林霉素(clindamycin)。使用抗厌氧菌抗生素如 0.5% 甲硝唑 100ml,每日 3 次静脉滴注。

5. 支持治疗 给予富含维生素、高蛋白、高能量饮食,或行肠内、肠外营养支持。反复多次输注红细胞可纠正贫血,提高全身抵抗力。

【预防】

1. 彻底清创是预防气性坏疽最可靠的方法。对户外伤、污染重的损伤应早期清创,清除异物及无活力组织,以 3% 过氧化氢溶液冲洗,必要时敞开引流。

2. 早期使用青霉素可抑制梭状杆菌,有预防作用,但不能替代清创处理。

【预后】

平均死亡率在 20% 左右。治疗延缓、原有其他严重疾病者,以及病变侵及重要脏器者预后差,患肢功能往往受较大影响。

（邢帮荣）

第十一章 颅脑损伤的诊断和处理

第一节 头皮损伤

头皮损伤(scalp injury)包括头皮血肿、裂伤、撕脱伤。单纯头皮损伤一般不会导致严重后果,但必须警惕是否合并颅内损伤。

【临床特点】

1. 头皮血肿 根据具体层次不同可分为皮下血肿(比较局限,局部隆起,较硬,中心常呈凹陷)、帽状腱膜下血肿(范围较大,可延及全头,触诊较软而有波动感)、骨膜下血肿(血肿限于骨缝范围之内,张力大,波动感不明显)。

2. 头皮裂伤 常由锐器或钝器所致头皮伤口,常常伴有颅骨骨折或脑损伤,严重时可引起粉碎性、凹陷性骨折等。

3. 头皮撕脱伤 常因发瓣受牵扯使得帽状腱膜下层或连同颅骨骨膜被撕脱所致。

第十一章　颅脑损伤的诊断和处理

【诊断要点】

根据头部外伤史及以上临床特点不难诊断,需仔细辨别是否合并颅骨骨折及脑损伤,可行头颅 X 线及 CT 检查以明确,头皮撕脱伤急诊止血后,常规行血常规及头颅 CT 检查,了解出血程度及排除是否合并颅内损伤。

【鉴别诊断】

头皮血肿需与凹陷性骨折相鉴别。

【治疗】

头皮的创口和创面应尽早彻底清创,开放性损伤应行 TAT 注射。根据伤口污染程度给予抗生素治疗,疗程为 3~5 天。失血较多的,应积极输液、补充血容量,进行纠正休克治疗。

1. 头皮血肿　较小的头皮血肿可 1~2 周左右自行吸收,24 小时以内予以冰敷,24~48 小时以后予以热敷;巨大血肿可能需 4~6 周才能吸收。可适当加压包扎,为避免感染,一般不采取穿刺抽吸。

2. 头皮裂伤、撕脱伤　应早期予以清创缝合,予以早期止血处理,清除伤口异物及坏死组织;如无明显感染,即使伤口超过 24 小时,仍可行彻底清创缝合。头皮帽状腱膜下和皮肤尽量分层缝合,若缺损不能分层缝合,可全层垂直褥式缝合;若头皮缺损对合困难,可减张缝合,或行 S 型减张切口或皮瓣转移等方法缝合。

【预后与转归】

头皮由于血供丰富,损伤早期处理后一般预后较好;对于面积较大、损伤严重的需植皮治疗。

【典型病例】

患者,男性,25 岁,因"头部外伤后头皮撕脱 20 分钟"入院,患者 20 分钟前骑电动车不慎摔倒,顶部头皮被石墩角划伤撕脱,无昏迷、恶心、呕吐、逆行性遗忘等不适。急救车接回,并现场予以简单包扎。查体:格拉斯哥昏迷评分(glasgow coma score,GCS)15 分,神清、精神可,对答切题,查体合作,记忆力、计算力等正常;双侧瞳孔等大等圆,直径 3mm,直接和间接反射正常,四肢肌力 5 级,病理征未引出。顶部偏左侧可见 C 形伤口,切缘稍不规则,撕脱大小约 6cm×8cm,可见骨膜,局部小动脉出血。

11

处理原则:

1. 予以局部加压止血包扎并建立静脉通道和补液,急查头颅 CT 排除颅内损伤后,予以清创缝合,小动脉予以结扎止血,反复过氧化氢溶液、安尔碘Ⅲ型皮肤消毒液冲洗后,头皮分层缝合,皮下置引流管引流。

2. 行 TAT 注射,给予止血、抗生素、补液等治疗,并完善术前检查,密切观察病情变化,适时复查头颅CT,以防迟发性颅内损伤。

第二节 颅骨骨折

颅骨骨折(fracture of skull)指暴力作用后颅骨的连续性遭受破坏。按骨折发生部位可分为颅盖骨骨折和颅底骨骨折。按骨折形态分为线形骨折、凹陷骨折和粉碎骨折。颅底骨折属于线形骨折并且多伴有开放性颅脑损伤及脑脊液漏。

【临床特点】

1. 颅盖骨折

(1)线性骨折:发生率最高,颅骨 X 线片可显示密度深黑、走行较直、无分支的骨折线。

(2)凹陷骨折:颅骨大多全层陷入颅内,偶尔仅为内板破裂下陷。粉碎性凹陷骨折常伴有硬脑膜及脑组织损伤,引起脑脊液漏及颅内出血等。

2. 颅底骨折

(1)前颅窝骨折:累及眶顶和筛骨,一侧或双侧眶周淤血斑,称为"熊猫眼";可伴有脑脊液漏,合并嗅神经或视神经损伤。

(2)中颅窝骨折:累及蝶骨,可出现鼻出血或脑脊液鼻漏,可能损伤垂体、视神经、动眼神经、滑车神经、三叉神经、外展神经等,出现视力障碍及眼球活动障碍;累及颞骨岩部,可出现脑脊液耳漏,常合并面神经或听神经损伤,出现周围性面瘫及听力障碍、眩晕等。累及颈内动脉海绵窦段,可引起动静脉瘘形成、搏动性突眼和颅内杂音。

(3)后颅窝骨折:累及颞骨岩部后外侧,可出现乳突部皮下瘀斑,称为 Battle 征;累及枕部,可出现枕下部肿胀及瘀斑;累及枕骨大孔或岩尖后缘,可伴有后组神经损伤,出现饮水呛咳或声音嘶哑等。

【诊断要点】

1. 头部外伤史、受伤部位及上述临床特点。

2. 头颅 X 线片及头颅 CT 扫描等检查,一般可确诊。

3. 密切观察是否合并脑神经及颅内损伤。

【鉴别诊断】

颅骨骨折一般影像学检查可明确诊断,需注意合并颅内损伤等情况。

【治疗】

1. 一般治疗　患者卧床,严密观察病情变化,及时复查头颅 CT 排除颅内出血。脑脊液漏者应取头稍高位,严禁鼻孔或外耳道填塞和冲洗,保持清洁,避免咳

11

嗽、打喷嚏等,并给予通便药物治疗。禁止腰椎穿刺术。

2. 药物治疗

(1)TAT应用;

(2)止血药物使用;

(3)抗生素使用,一般2周左右,有脑脊液漏者,可延长至脑脊液漏停止后一周以上。

3. 手术治疗

(1)单纯性线形颅骨骨折:一般无需特殊处理;若骨折线跨过硬脑膜血管沟或静脉窦者,应注意发生硬膜外血肿可能。

(2)凹陷性颅骨骨折:凹陷程度不足0.5cm并且无局灶性症状和神经体征者,可予以观察。手术指征:①非功能区凹陷骨折片深度超过1cm,如无颅内压增高及神经功能障碍的,可择期手术;②合并脑损伤或大面积的骨折片陷入颅腔,导致颅内压增高;③骨折片压迫脑重要部位引起神经功能障碍;④开放性骨折应尽早实施清创缝合,取出骨折片,并抗感染治疗;⑤位于大静脉窦处的骨折,如未引起神经体征或颅内压增高,不急于手术;即使手术,最好在2周后进行,必须急诊手术时,需做好大出血的准备。

(3)颅底骨折伴脑脊液漏者多可在2周内自行封

闭,对超过 4 周以上或反复引发脑膜炎及大量溢液的,应施行修补手术;伤后出现视力减退,疑有碎骨片或血肿压迫视神经者,应在 12 小时内行视神经减压术。

【预后与转归】

颅骨骨折一般无需特殊治疗,可自行修复;凹陷性骨折并需手术治疗的,一般预后较好;严重开放性合并感染和神经功能损伤的,预后较差。

【典型病例】

患者,女性,6 岁,因"高处坠落后至额面部凹陷 1 小时"入院,患儿 1 小时前失足从二楼坠落,额面部着地,伴额眶部凹陷,局部疼痛,稍烦躁,无昏迷、恶心、呕吐、抽搐等不适。当地医院头颅 CT 示:左额眶凹陷性骨折。查体:GCS15 分,神清、精神可,稍烦躁,对答切题,查体合作;左额眶局部皮肤破损凹陷,长约 5cm。双侧瞳孔直径约 3.5mm,直接和间接光反射灵敏。左额部及眶外侧可见长约 5cm 斜行伤口,局部皮肤凹陷。辅助检查:当地医院头颅 CT 提示:左额眶凹陷性骨折。凹陷大约 1cm,刺入额叶脑组织,局部额窦壁凹陷。

处理原则:

1. 急诊完善术前相关检查及专科检查,包括三大常规、血肝功、生化、凝血、术前筛查、血型、胸片、心电图等;并复查头颅 CT 了解颅内损伤情况。

2. 告知患者家属病情,征得患者家属同意后,予以全身麻醉下清创缝合,清除刺入额叶骨折片,凹陷骨折修复。

3. 给予止血、抗生素、TAT、补液等治疗,观察病情变化,适时复查头颅 CT,观察是否有迟发神经损伤表现。

第三节　原发性脑损伤

原发性脑损伤是指暴力作用于头部时立即发生的脑损伤,包括脑震荡和脑挫裂伤,后者还包括弥散性轴索损伤。

【临床特点】

1. 脑震荡　伤后立即发生意识障碍,一般不超过 30 分钟,伴有逆行性遗忘,神经系统查体无阳性体征,脑脊液及头颅 CT 等检查无异常。可伴有无目的凝视、语言和运动迟钝、定向力障碍、记忆缺失、情感夸张等。

2. 脑挫裂伤　好发额极、颞极及颅底等位置,大脑皮质的损伤,显微镜下,伤灶中央为血块,四周是碎烂或坏死的皮层组织以及星芒状出血。头痛、恶心、呕吐、智力减退等,意识障碍多数半小时以上,重者昏迷数日;局灶性症状可表现为偏瘫、失语、偏盲、脑神经功能障碍等;头颅 CT 检查可了解挫裂伤的具体部位、范围及周围脑水肿的程度。

3. 弥漫性轴索损伤　惯性力所致的弥散性脑损伤,由于脑的扭曲变形、脑内产生剪切或牵拉作用,造成脑白质广泛轴突损伤。受伤后立即出现的昏迷时间较长,早期可有去大脑强直和各种形式的脑干症状。

4. 原发性脑干损伤　受伤后直接引起脑干神经组织结构紊乱、轴突断裂、挫伤等,受伤当时立即昏迷,昏迷程度重时间长,瞳孔不等、多变,对光反射消失,早期可出现生命体征不稳,呼吸紊乱等,MRI 检查可明确伤灶位置和范围。

5. 下丘脑损伤　常与弥散性脑损伤并存,受伤早期出现意识障碍、高热、尿崩症、水电解质紊乱等。

【诊断要点】

1. 头部外伤史及临床特点。

2. 腰椎穿刺术检查　脑脊液呈血性,压力轻度增高。颅内压较高者,应谨慎,以防诱发脑疝形成。

3. 影像学检查可帮助诊断　CT 表现为多个不规

则的片状低密度水肿区内斑点状高密度出血灶；MRI在诊断挫裂伤及脑干损伤上优于 CT，但在急性出血方面不如 CT。

4. GCS 将昏迷程度分型如下（表 11-1）。

表 11-1　Glasgow 昏迷评分

睁眼反应		言语反应		运动反应	
自行睁眼	4	回答正确	5	遵嘱运动	6
呼唤睁眼	3	回答错误	4	刺痛定位	5
刺痛睁眼	2	胡言乱语	3	刺痛回缩	4
不能睁眼	1	仅能发声	2	去皮质强直	3
		不能发声	1	去大脑强直	2
				刺痛无反应	1

轻度：13~15 分，伤后昏迷 30 分钟内；中度：9~12 分，伤后昏迷 30 分钟至 6 小时；重度：3~8 分，伤后昏迷 6 小时以上或 24 小时内意识恶化，再次昏迷 6 小时以上，其中 3~5 分为特重型。

【鉴别诊断】

需与继发损伤引起患者意识变化等相鉴别。

【治疗】

1. 病情观察及急救

（1）密切观察意识变化、瞳孔变化及生命体征等变化；并给予一般治疗，维持代谢平衡和营养支持治疗等。

（2）保持呼吸道通畅,对深昏迷患者,应及时进行气管切开。

（3）尽早明确是否伴有其他合并损伤,并纠正由其引起的生命体征紊乱情况。

（4）控制躁动和癫痫,但需警惕病情加重,合并脑疝的可能。

2. 特殊监测

（1）CT检查:伤后复查CT可早期发现颅内血肿;必要时多次复查可动态了解血肿及水肿有无扩大;有助于判定非手术治疗或手术治疗效果,及时调整治疗。

（2）颅内压监测:有助于了解颅内压变化,颅内压持续升高,提示颅内血肿增加可能,需手术治疗;经各种积极治疗,颅内压仍持续在 5.33kPa（530mmH$_2$O）以上的,提示预后极差。

（3）脑诱发电位:可反映不同受伤部位,判断伤情和预后。

3. 脑水肿和高颅压的治疗　有明显高颅压患者,常用脱水治疗,可给予20%甘露醇、呋塞米、白蛋白等,注意维持电解质平衡及监测肾功能等。大剂量皮质激素应用于防治脑水肿的作用尚不确定,不可滥用。适当过度换气,仅在某些特殊情况下短暂应用。

4. 手术治疗　脑挫裂伤合并脑水肿手术指征：意识障碍进行性加重，合并脑疝可能者；CT 检查发现中线明显移位，超过 1cm；降颅内压治疗过程中病情持续恶化者。一般可行去骨瓣减压术，脑挫裂伤引起肿胀严重者，适当行内减压。

【预后与转归】

原发性脑损伤根据受伤类型及程度，预后不同。

【典型病例】

患者，男性，57 岁，因"头痛 1 小时"入院，患者 1 小时前不能回忆原因出现头痛，伴有恶心、呕吐胃内容物 2 次，伴右枕皮下肿痛，伴有短期记忆丧失，昏迷史不能提供。我院急诊头颅 CT 提示：双侧额底挫裂伤。查体：GCS15 分，神清、精神稍差，可自行睁眼，对答切题，查体合作；双侧瞳孔直径约 3.5mm，直接和间接光反射灵敏。四肢查体无特殊。右枕可触及大小约 3cm×2cm 皮下肿块。

处理原则：

1. 急诊完善术前相关检查及专科检查，包括三大常规、血肝功、生化、凝血、术前筛查、血型、胸片、心电图等。

2. 予以吸氧、补液、止血等对症治疗。

3. 观察生命体征和神经体征变化,动态复查头颅
CT 了解颅内挫裂伤变化。

第四节　颅 内 血 肿

按血肿部位分为:硬膜外血肿、硬膜下血肿、脑内
血肿;按血肿引起颅内压增高时间分为:3 天以内为急
性血肿,3 日至 3 周为亚急性血肿,3 周以上为慢性
血肿。

【临床特点】

1. 颅内压增高症状　头痛、呕吐和视神经盘水肿。

2. 意识改变　意识障碍出现的时间对判断脑损伤
程度和颅内血肿类型有很重要意义。有以下几种
形式:

(1)清醒转入昏迷。

(2)伤后昏迷后转为清醒,再次出现昏迷,称中间
清醒期,常提示颅内硬膜外血肿。

(3)伤后浅昏迷转为深昏迷。

3. 生命体征改变　可出现典型皮质醇增多症,即
血压升高,脉搏和呼吸减慢。

4. 瞳孔变化　早期可表现为患侧瞳孔缩小,后期
患侧瞳孔开始散大,光反射迟钝至消失,晚期双侧瞳孔

11

散大,光反射消失。

5. 局灶性症状　表现为偏瘫、失语、局限性癫痫、偏身感觉障碍、同侧偏盲等。

【诊断要点】

1. 头部外伤史,神志改变、瞳孔变化、受伤部位等。

2. 高颅压症状及局灶体征,意识障碍等。

3. 辅助检查　头颅 X 线片了解有无颅骨骨折;头颅 CT 扫描可判定血肿位置、大小、数量、与脑挫裂伤和脑肿胀相鉴别;MRI 检查一般用于亚急性和慢性硬膜下血肿,优于 CT。

【鉴别诊断】

需与脑挫裂伤、脑水肿等相鉴别。

【治疗】

1. 非手术治疗　适应证:①无症状和体征的小血肿,或有颅内压轻度增高症状,但血肿不大(幕上<40ml,幕下<10ml);②中线移位不明显(移位<0.5cm);③颅内压小于 2.67kPa;④年老体弱或有严重心脏、肝、肾、血液等疾病者。

2. 手术治疗　适应证:①意识障碍进行性加重;②颅内压监测压力大于 2.67kPa 或进行性升高;③有局灶性脑损害体征;④血肿量较大(幕上>40ml,幕下>10ml 或中线移位>1cm);⑤在非手术治疗过程病情

11

持续恶化,手术指征应适当放宽。

【预后与转归】

根据受伤情况、血肿类型、形成时间不同,治疗方法等不同,预后不同。

【典型病例】

患者男性,53 岁,因"车祸致右侧颞顶外伤 4 小时,意识下降 30 分钟"入院,患者 4 小时前驾驶电动车与小汽车发生碰撞后致右颞顶部着地,伴有短暂昏迷,约 10 分钟,无恶心、呕吐,急诊入我院,头颅 CT 提示:右枕、颞硬膜外血肿。30 分钟前患者出现意识下降,伴有反复呕吐。患者目前呈嗜睡状态,近期饮食、睡眠等无特殊。查体:GCS10 分,嗜睡,偶有烦躁,刺痛睁眼,答非所问,查体不合作;右侧瞳孔直径 5mm,光反射迟钝;左侧瞳孔直径约 3.5mm,反射灵敏。肢体刺痛可定位,左侧肌力 3 级,病理征阳性,右枕可见大小约 6cm×7cm 皮肤擦伤。辅助检查:复查头颅 CT 提示原右颞枕硬膜外血肿较前明显增大。

处理原则:

1. 急诊完善术前相关检查及专科检查,包括三大常规、血肝功、生化、凝血、术前筛查、血型、心电图等;并完成手术备血。

2. 与家属沟通病情后,予以急诊手术清除右颞枕

11

硬膜外血肿和去骨瓣减压术。

3. 术后转外科 ICU 观察生命体征和神经体征变化,动态复查头颅 CT 了解颅内变化。

(张保豫)

第十二章 颅内压增高和脑疝

颅内压增高是指由颅脑损伤、脑肿瘤、脑出血、脑积水和颅内感染等疾病引起颅内容物体积增加,导致颅内压持续在 2.0kPa(200mmH$_2$O)以上所产生的综合征。当颅内压增高到使脑组织移位挤入硬膜的间隙或孔道中,从而产生一系列严重临床症状和体征,称为脑疝。

【临床特点】

1. 头痛、呕吐、视神经盘水肿,称为颅高压三主征。

2. 意识障碍及生命体征变化 初期可出现嗜睡、反应迟钝、烦躁;严重可出现昏睡、昏迷。血压升高、脉搏缓慢、呼吸不规则、体温升高等病危状态,是严重颅内压增高的晚期表现。

3. 局灶性症状和体征 偏瘫、失语、癫痫或肢体强直性发作、病理征阳性等。

4. 脑疝

(1)小脑幕裂孔疝(小脑幕切迹疝、颞叶钩回疝):

表现为高颅压症状,初期患侧瞳孔变小,对光反射迟钝,随着病情进展,同侧瞳孔散大,对光反射消失;对侧肢体偏瘫,病理征阳性;意识障碍并可持续加重;生命体征紊乱同样随病情进展加重。

(2)枕骨大孔疝(小脑扁桃体疝):一般生命体征紊乱出现较早,意识障碍出现相对较晚;表现为颈项强直、剧烈头颈痛、强迫头位、频繁呕吐、大小便失禁,严重者瞳孔散大,光反射消失,呼吸衰竭甚至突然停止。

【诊断要点】

1. 病史　往往存在诱发颅内压增高的疾病。

2. 症状和体征　头痛、呕吐、视神经盘水肿三主征,同时伴有局灶性体征。

3. 影像学检查　头颅 CT、MRI、脑血管造影等可明确病因。

4. 腰椎穿刺术　可了解颅内压力情况;疑有脑疝者,禁做腰穿。

【鉴别诊断】

高颅压需与其他引起头痛、呕吐症状的疾病相鉴别;脑疝需积极寻找病因,针对病因治疗。

【治疗】

1. 一般治疗　怀疑颅内压增高或脑疝患者,需留院观察;密切观察神志、瞳孔、血压、呼吸等变化,频繁呕吐者,需禁食,并给予营养支持和维持水电解质平衡等。

2. 病因治疗 颅内占位者,首先考虑手术切除病变。非功能区,可争取根治性切除;功能区可做大部切除、部分切除或减压切除;脑积水者,可行脑室外引流术或脑室腹腔分流术等;颅内压增高已引起急性脑疝时,应分秒必争进行抢救和手术处理。

3. 降低颅内压治疗 适用于颅内压增高但暂未查明原因或虽查明原因但无法手术及手术治疗前准备阶段等的治疗。常使用 20% 甘露醇、呋塞米、白蛋白等治疗。

4. 其他治疗

(1)激素治疗,可减轻脑水肿;抗生素治疗预防颅内感染。

(2)冬眠低温疗法或亚低温疗法:有利于降低脑的新陈代谢,减少脑组织氧耗,防止脑水肿发生与发展。

(3)辅助过度换气:排出体内二氧化碳,减少脑血流量,从而降低颅内压。

(4)高压氧舱疗法、营养支持、促神经代谢和促醒药物等治疗。

12

【预后与转归】

伤情较轻者,及时针对病因治疗,预后较好;若病变持续较久,严重脑疝导致大脑及脑干等组织损伤严重,患者昏迷时间较长,则预后不佳。

(张保豫)

第十三章　颅脑及脊髓先天性畸形

第一节　先天性脑积水

先天性脑积水(congenital hydrocephalus)或称婴儿脑积水,是指婴幼儿时期由于脑脊液循环受阻、吸收障碍或分泌过多使脑脊液在脑室系统大量潴留,而引起的脑室系统扩张。

【临床特点】

1. 头围或前囟扩大,头皮静脉怒张,双眼出现"落日目";

2. 常常有头痛、视神经盘水肿,晚期出现眼球运动障碍或瞳孔反射异常;

3. 颅骨变薄,叩诊呈破罐音,面颅明显小于头颅和头发稀少;

4. 患儿智力低弱,惊觉,嗜睡,并可伴有抽搐发作。

【诊断要点】

1. 头围测量(额枕周径);

2. 透光试验　重度脑积水,当脑皮质变薄,头皮透

13

光试验呈阳性；

3. 颅骨 X 线片　头颅增大,骨缝分离,颅面比例失调,颅骨变薄,囟门扩大、骨缝延迟闭合等；

4. 头颅 CT　可见脑室扩张和脑皮质变薄,并可推断梗阻部位；

5. 脑 MRI 检查　能准确地显示脑室和蛛网膜下腔各部位的形态、大小和存在的狭窄,显示梗阻原因和其他合并异常情况较 CT 敏感,还可以行脑脊液动力学检查。

【鉴别诊断】

主要与其他原因引起继发性脑积水和婴幼儿先天畸形等相鉴别。

【治疗】

除少数通过利尿、控制脑脊液生成等治疗外,绝大多数需通过手术治疗。常见手术方式：

1. 解除梗阻的手术　对 Arnold-Chiari 畸形可行后颅窝减压术；对 Dandy-Walker 畸形可打开四脑室恢复通路。

2. 建立旁路引流的手术　Torkildsen 手术和三脑室造瘘术。

3. 分流术　腰脊髓蛛网膜下腔-腹腔分流术,脑室-腹腔分流术和脑室-右心房分流术等。

【预后与转归】

根据脑积水病情及病因,预后差别较大。早期发现和治疗者,预后较好。

第二节 颅底凹陷症

颅底凹陷症(basilar invagination)是枕骨大孔周围的颅底骨结构向颅内陷入,齿状突高出正常水平,甚至突入枕骨大孔;使枕骨大孔狭窄,颅后窝变小,延髓受压和局部神经受牵拉。可合并扁平颅底、小脑扁桃体下疝等畸形。

【临床特点】

1. 颈项粗短,枕部后发际低,面颊不对称。

2. 后组脑神经症状 表现为吞咽困难、声音嘶哑、语言不清、舌肌萎缩等。

3. 颈神经根症状 表现为枕部及颈部疼痛、强硬,颈部活动受限,单侧或双侧上肢麻木、疼痛无力、肌肉萎缩等。

4. 上颈段及延髓症状 四肢不同程度的感觉障碍、无力或瘫痪,锥体束征阳性,括约肌功能障碍及呼吸困难等,部分患者因有延髓、脊髓空洞症而表现分离性感觉障碍。

13

5. 小脑症状　眼球震颤、小脑性共济失调等。

6. 后循环缺血症状　反复发作性眩晕、呕吐、心悸、出汗等。

7. 颅内压增高　疾病晚期因脑脊液循环障碍而出现头痛、呕吐、视神经盘水肿等颅内压增高的症状。

【诊断要点】

1. 临床症状和体征　颈项粗短,后发际低,并出现颈神经、后组脑神经、延髓、小脑受损的症状、体征。

2. X 线　颅骨侧位片,测量硬腭-枕大孔线(Chamberlain 线):为自硬腭后缘至枕大孔后上缘的连线。正常人齿状突位于此线之上不超过 3mm,若高出此线 3mm 以上即为颅底凹陷症。

3. 头颅 CT 颅底薄层和三维重建显示骨畸形;头颅 MRI 能清楚显示延髓、颈髓的受压情况及有无小脑扁桃体下疝。

【鉴别诊断】

需与脊髓空洞症、上颈髓肿瘤、颈椎病、后颅窝或枕骨大孔区占位性病变、多发性硬化等鉴别。

13

【治疗】

对于偶然发现的无症状者,一般不需要治疗,应嘱患者防止头颅部外伤及头部过度剧烈屈伸。一旦出现明显临床症状,应及时手术治疗。如果存在寰枕关节脱位,需要行后路复位固定术。无寰枕关节脱位者,如果有腹侧受压症状需行前路经口或鼻减压术+后路固定融合术;无腹侧受压症状但存在小脑扁桃体下疝者,需行后颅窝减压术。

【预后与转归】

一般预后良好,病情严重或已发生神经退行性变者,术后多可缓解症状,防止病情发展。

【典型病例】

患者,男性,34岁,因"左侧手指麻木及左侧下肢乏力2月"入院。患者2月前无明显诱因出现左侧手指麻木,后自觉左下肢乏力,无左下肢及疼痛表现,就诊于当地医院,查颈椎CT及MRI:颅底凹陷,寰枢椎脱位,无明显脊髓空洞形成。体格检查:患者行走稍向左侧倾斜,神清语利,对答切题,双侧瞳孔等大等圆,直径3.0mm,对光反射灵敏,余脑神经检查无异常,四肢肌力Ⅴ级,肌张力正常,左手浅感觉稍减弱,余肢体深浅感觉无异常,生理反射存在,病理征未引出。辅助检查:颈椎MRI示:齿状突位置向上移位,延颈髓明显受限屈曲后弓,$C_1 \sim C_2$髓内见条片状长T_1和T_2信号影,无明显脊髓空洞形成。增强扫描后,颈髓内未见明显异常强化影。颈椎CT示齿状突位置向上移位,超过Chamberlain线上约10mm,延颈髓受压屈曲后弓,寰齿

13

间隙增宽,约 5mm。

治疗原则:

1. 目前诊断为颅底凹陷症、寰枢椎脱位,需手术治疗。

2. 行枕下后正中入路寰枕畸形减压及枕颈固定融合术。

第三节 先天性颅裂

颅裂(cranial bifidum)是由于胚胎发育障碍所致的一种先天性颅脑畸形。根据膨出内容物可分为脑膜膨出、脑膨出、脑膜脑膨出。

【临床特点】

1. 多发颅骨中线部位,好发枕部和鼻根部。

2. 触之有波动感,可扪及颅骨缺损,偶有局部皮肤缺如,脑组织外露。

3. 位于枕部的脑膜脑膨出,颅骨缺损直径可达数厘米,实质感,不透光;若为脑膜膨出,透光试验阳性。

4. 颅底的囊性颅裂常在鼻根部,表现为眼距增宽,眼眶变小时,有时可堵塞鼻腔或类似鼻息肉。

5. 位于颅底的颅裂往往伴有脑神经损害症状和体征。

6. 位于颅盖部的脑膜脑膨出,有时合并脑发育不全和脑积水等其他部位畸形。

【诊断要点】

1. 患者具有上述颅裂的临床症状和体征。

2. 头颅 X 线片显示脑膨出部位的骨缺损。

3. 头颅 CT、MRI 检查可显示膨出的囊内组织及是否合并其他脑部畸形或脑积水等。

【治疗】

1. 外科治疗　切除膨出囊壁,修补颅骨缺损并尽量保存神经功能。一般在出生后半年到一年手术较为安全。

2. 伴有脑积水者,先行脑脊液分流术,再处理膨出,有较大脑组织膨出时,禁止手术切除。

【预后与转归】

单纯膨出物较小者,预后较好;脑膜脑膨出合并脑积水者,预后较差。

第四节　先天性脊柱裂

13

脊柱裂(spinal bifidum)最常表现为棘突及椎板缺如,好发于腰骶部,椎管向背侧开放。有椎管内容物膨出者为显性脊柱裂,反之则为隐性脊柱裂。

第十三章　颅脑及脊髓先天性畸形

【临床特点】

1. 临床分型

(1)脊膜膨出:脊膜囊样膨出,含有脑脊液,不含脊髓神经组织。

(2)脊髓脊膜膨出:膨出物含有脊髓神经组织。

(3)脊髓膨出:脊髓一段呈平板式的暴露于外界。

2. 病史　患者母亲常有孕期感染、外伤和服用药物史。

3. 局部表现　出生后在背部中线可见有皮肤缺损或囊状肿物,有搏动感,有时可压缩,根部可触及脊椎的缺损。囊底周围常有血管瘤样皮肤和毛发,囊肿随年龄增长而增大,囊腔较大时,透光试验阳性。可合并有 Arnold-Chiari 畸形。

4. 神经系统症状　下肢感觉、运动障碍和自主神经功能障碍,如膀胱、肛门括约肌功能障碍。

【诊断要点】

1. 上述脊柱裂临床表现。

2. 脊柱 X 线片可显示棘突、椎板缺损,脊柱 CT 及 MRI 可显示脊柱与脊髓的畸形变。

3. MRI 检查可见脊髓圆锥下移,终丝变粗。

【鉴别诊断】

脊柱 CT 及 MRI 检查能明确诊断及分型。

13

【治疗】

1. 无症状的隐性脊柱裂不需治疗。

2. 手术适应证　有症状和伴有脊髓栓系的隐性脊柱裂;脊膜膨出;脊髓脊膜膨出。

3. 手术原则　解除脊髓栓系,分离和回纳脊髓和神经根,切除膨出的囊,取硬脑膜移植片关闭硬脑膜下腔。伴发脑积水或术后出现脑积水者,应做脑室腹腔分流术。

4. 手术时机　对于没有皮肤覆盖的脊髓外翻和脊髓脊膜膨出,通常在患儿出生后即行缺损关闭手术。终丝牵拉、脊髓纵裂及皮肤窦道等隐性脊柱裂致脊髓栓系的患者建议尽早手术。有症状的脊髓脂肪瘤,需尽早手术。无症状的脊髓脂肪瘤,对预防性手术还是待症状出现后手术仍存在争议。

【预后与转归】

轻度或较小脊柱裂,预后良好;巨大或开放性脊柱裂,合并感染和脑积水者,预后差。

【典型病例】

13

患者,男性,34 岁,因“发现腰骶部肿物 5 年余”入院。患者出生时家长即发现其腰骶部一暗红色皮肤肿物,类圆形,直径约 1cm,无破溃渗液,未予重视。患者约 2 月前出现腰骶部肿物疼痛,伴尿急、尿痛,大便不畅,无尿失禁,遂至当地医院就诊。行腰椎 MRI 检查,提示 $S_{1~2}$ 后部骨性不连续,相应背部见窦道形成。现患者为进一步诊治收住我科。体格检查:神志清醒,查体合作,理解力良好。脑神经检查无异常。骶部正中可见一约 1.5cm×1.0cm 局部皮肤凹陷。四肢深浅感觉正常,四肢肌力正常,肌张力正常。四肢腱反射正常,病理征未引出,颈软,脑膜刺激征阴性。辅助检查:骶尾椎 CT 示:L_5、$S_{1~5}$ 双侧椎板骨质不连续。考虑先天性脊柱裂。骶尾椎 MRI 示:脊髓圆锥位于 $L_{4/5}$ 水平,S_2 水平椎管内部分脂肪影后突,局部见一条索状 T_2 稍高信号影,直达骶背部皮下,L_5、$S_{1~5}$ 双侧椎板骨质不连续。考虑先天性脊柱裂,合并脊髓栓系及骶部窦道形成。

治疗原则:

1. 诊断为先天性脊柱裂,骶部皮毛窦,脊髓栓系,需手术治疗。

2. 在电生理监测下行骶部窦道切除+椎管探查+脊髓栓系松解术。

(叶卓鹏)

第十四章 颈部疾病

第一节 甲状腺良性疾病

一、亚急性甲状腺炎

又称亚急性肉芽肿性甲状腺炎,多见于中年女性,常继发于上呼吸道感染,多在病毒感染后 1~3 周发病。

【临床特点】

1. 甲状腺弥漫性肿大,伴压痛。

2. 典型者整个病期可分为早期伴甲状腺功能亢进,中期伴甲状腺功能减退以及恢复期三期。

【诊断要点】

1. 亚急性起病,发病前 1 个月内有上呼吸道感染病史。

2. 症状　颈前区疼痛,伴或不伴甲状腺功能异常症状,多伴发热。

3. 查体　甲状腺弥漫性肿大,伴压痛。

4. 辅助检查　甲状腺相关抗体增高多见,T_3、T_4、

14

FT_3 与 FT_4 浓度异常(早期多升高),ESR 加快,甲状腺扫描可见甲状腺肿大,甲状腺摄碘率降低。

5. 试验性激素治疗有效。

【鉴别诊断】

1. 单纯性甲状腺肿　无发热、疼痛等症状;甲状腺相关抗体及甲状腺功能无异常。

2. 慢性淋巴性甲状腺炎　慢性起病,无发热、疼痛等症状。

【治疗及转归】

1. 本病自然病程约 3 个月;愈后一般无甲状腺功能异常。

2. 口服糖皮质激素治疗,约 1~2 周后逐渐减量。

3. 可辅以非甾体抗炎药(nonsteroidal anti-inflammatory drug,NSAID)、普萘洛尔等缓解相关症状。

二、慢性淋巴细胞性甲状腺炎

又称桥本甲状腺炎,多见于中年女性,属自身免疫性疾病。

【临床特点】

1. 甲状腺弥漫性肿大。

2. 早期可有轻度甲状腺功能亢进症状,后期多为甲状腺功能减退症状。

【诊断要点】

1. 慢性起病,病程可达数年。

2. 症状　多表现为浑身乏力等甲状腺功能减退症状。

3. 查体　甲状腺弥漫性肿大,质韧,无压痛,伴或不伴结节。

4. 辅助检查　甲状腺相关抗体增高多见,甲状腺功能各异,多表现为单纯 TSH 升高的"亚临床型甲减",甲状腺扫描可见甲状腺肿大,甲状腺摄碘率降低。

5. 甲状腺针吸细胞学可见大量淋巴细胞浸润。

【鉴别诊断】

1. 单纯性甲状腺肿　无甲状腺功能异常等相关症状;甲状腺相关抗体多无异常。

2. 亚急性甲状腺炎　亚急性起病,伴发热、疼痛等症状。

3. Graves 病　多表现为甲亢,伴眼突、胫前黏液性水肿等特征性症状。

【治疗及转归】

1. 本病自然病程较长,如甲状腺功能正常,无需特殊治疗,需要随诊。

2. 甲状腺功能减退患者采用优甲乐治疗,可能需终身服药,疾病早期表现为轻度甲亢患者,多无需特殊

14

治疗,对症处理即可。

3. 仅在高度怀疑合并癌变时使用外科手术治疗。

三、单纯性甲状腺肿

又称非毒性甲状腺肿,可表现为结节性或弥漫性,发生可能与碘摄入、药物、生理性甲状腺功能不足等有关。

【临床特点】

1. 甲状腺多发结节或弥漫性肿大。

2. 甲状腺功能多正常。

【诊断要点】

1. 慢性起病。

2. 症状 多为无意中发现的颈前肿大,可伴有压迫症状(气管、食管、喉返神经、交感神经等),少数患者可有继发性甲状腺功能亢进。

3. 查体 甲状腺弥漫性肿大,伴或不伴多发结节,质软,随吞咽上下活动,无震颤及血管杂音。

4. 辅助检查 甲状腺功能多正常,甲状腺扫描可见甲状腺肿大,甲状腺摄碘率正常,彩超多提示结节性甲状腺肿,未见恶变征象。

【鉴别诊断】

1. Graves病 多表现为甲亢,伴眼突、胫前黏液性水肿等特征性症状。

2. 甲状腺腺瘤或甲状腺癌 同一患者可同时有结节性甲状腺肿及甲状腺腺瘤、恶性肿瘤等,彩超及针吸细胞学检查有助于鉴别诊断。

【治疗及转归】

1. 手术指征 肿块较大伴压迫症状、影响美观、胸骨后甲状腺肿、伴甲状腺功能异常、怀疑腺瘤或恶变者。

2. 本病自然病程较长,如无手术指征且甲状腺功能正常,无需特殊治疗,需要随诊。

四、甲状腺腺瘤

良性肿瘤,起源于甲状腺滤泡细胞,分为滤泡状和乳头状实性腺瘤两种。

【临床特点】

1. 多为甲状腺单发实性结节。

2. 甲状腺功能可正常,高功能腺瘤患者有甲亢症状。

【诊断要点】

1. 多为隐匿性起病。

2. 症状 多为无意中或体检彩超发现的甲状腺肿块,可伴有压迫症状,高功能腺瘤患者可伴有甲亢

14

症状。

3. 查体 甲状腺单发结节,圆形或椭圆形,表面光滑,边界清楚,质中,与周围组织无粘连,无压痛,可随吞咽上下移动。

4. 辅助检查 甲状腺功能多正常,甲状腺扫描可见甲状腺肿大,甲状腺摄碘率多正常,高功能腺瘤患者可见"热结节",彩超多提示结节性甲状腺肿,未见恶变征象。

【鉴别诊断】

1. Graves 病 多表现为甲亢,伴眼突、胫前黏液性水肿等特征性症状,辅助检查多未见实性肿物。

2. 甲状腺癌 彩超及针吸细胞学检查有助于鉴别诊断。

【治疗及转归】

手术治疗:因腺瘤有引起甲亢(发生率约 20%)或恶变(发生率约 10%)可能,应早期手术治疗,根据病理结果制订进一步治疗方案。

第二节 原发性甲状腺功能亢进

由于原发性甲状腺合成释放过多的甲状腺激素引起的相关症状,多数患者同时有突眼、胫前黏液性水肿等症状(Graves 病)。

【临床特点】

1. 甲状腺多发结节或弥漫性肿大,排除高功能腺瘤、继发性甲亢等。

2. 甲状腺功能亢进。

【诊断要点】

1. 慢性起病。

2. 症状 甲状腺功能亢进的相关症状:如食欲亢进、消瘦、失眠等,Graves 病患者同时有突眼、胫前黏液性水肿等特征性症状。

3. 查体 心率加快,脉压增大,甲状腺弥漫性肿大,伴或不伴多发结节。

4. 辅助检查 基础代谢率升高,T_3、T_4、FT_3、FT_4 明显升高,TSH 常常降低,甲状腺扫描可见甲状腺肿大,甲状腺摄碘率增加,彩超排除腺瘤等。

【鉴别诊断】

1. 继发性甲状腺功能亢进:多继发于结节性甲状腺肿。

2. 高功能腺瘤 彩超多可发现实性肿物,甲状腺扫描可见"热结节"。

3. 亚急性甲状腺炎 急性起病,伴颈前区疼痛、血沉加快等。

1

【治疗及转归】

1. 手术指征　中度以上原发性甲亢、腺体肿块较大伴压迫症状、胸骨后甲状腺肿、抗甲状腺药物或[131]I治疗后复发或长期用药有困难者、妊娠早/中期甲亢患者凡具有上述指征者、怀疑腺瘤或恶变者。

2. 手术禁忌证　青少年患者、症状较轻者、老年患者或严重的器质性疾病不能耐受手术者。

3. 术前准备　抗甲状腺毒性药物控制甲状腺功能亢进症状、口服复方碘化钾溶液 2 周。

第三节　甲状腺癌

包括乳头状癌、滤泡状癌、未分化癌和髓样癌四种病理类型。

【临床特点】

1. 多为甲状腺单发实性结节,质硬,表面不光滑,可伴颈部淋巴结转移。

2. 甲状腺功能多正常。

【诊断要点】

1. 多为隐匿性起病。

2. 症状　多为无意中或体检彩超发现的甲状腺肿块,后期可伴有压迫症状及颈部淋巴结肿大,无并发症者多无甲状腺功能异常症状。

3. 查体 甲状腺单发或多发结节,质硬、固定、表面不光滑,可伴颈部淋巴结肿大。

4. 辅助检查 甲状腺功能多正常,甲状腺扫描可见"冷结节",彩超及针吸细胞学检查有助于鉴别诊断。

【鉴别诊断】

1. 结节性甲状腺肿 甲状腺多发结节,彩超及针吸细胞学检查有助于鉴别诊断。

2. 甲状腺腺瘤 彩超及针吸细胞学检查有助于鉴别诊断。

【治疗及转归】

1. 手术治疗 为甲状腺癌的重要治疗手段,分化型甲状腺癌(乳头状癌、滤泡状癌)患者至少进行单侧腺叶切除,是否需要行双侧叶全切除仍有争议,术前影像学提示伴有侧颈部淋巴结转移的患者需同时行侧颈部淋巴结清扫术。

2. 放射性核素治疗 适用于乳头状癌、滤泡状癌患者,包括清除甲状腺术后甲状腺组织残留及甲状腺癌转移病灶。

3. 内分泌治疗 分化型甲状腺癌患者术后常规行左甲状腺激素治疗,以预防甲状腺功能减退及抑制TSH,后者可降低复发率,但需定期复查甲状腺功能。

14

4. 放射外照射治疗　主要用于未分化型甲状腺癌。

【典型病例】

患者,男性,32 岁。患者于 2 周前无意中发现左颈前包块,为椭圆形,约 2cm×2cm 大小,无疼痛、发热、声音嘶哑、吞咽困难,呼吸正常,无心悸、气促、多汗、双手震颤。遂于我院就诊,门诊彩超提示:甲状腺内混合回声团,18mm×15mm×8mm,考虑甲状腺 Ca 可能大,建议 FNA 检查;峡部及右侧甲状腺未见明显占位性病变;左侧颈部Ⅲ、Ⅳ区见多发混合回声团,考虑淋巴结转移 Ca 可能性大;右侧颈部未见明显异常肿大淋巴结。1 周前我院门诊行甲状腺结节细针穿刺活检,病理提示:(甲状腺 FNA)液基细胞学 1 张:炎性背景中见数小团滤泡上皮细胞,细胞数量尚可,呈团片状排列,细胞核稍增大,染色质淡染,可见小核仁,核膜不规则,核沟及核内包涵体少见,未见确切砂粒体,不除外为甲状腺乳头状癌可能(TBSRT Ⅴ),建议进一步检查明确诊断。未行进一步治疗。体格检查:气管居中,双侧甲状腺Ⅰ度肿大,甲状腺左侧叶下极结节约 2cm×1.5cm,质硬,表面欠光滑,边界不清,无压痛,可随吞咽上下移动。甲状腺右侧叶未触及结节。触诊甲状腺无震颤,听诊无血管杂音。左侧颈部Ⅲ、Ⅳ区可扪及多个肿大淋巴结,质硬,边界不清,部分融合,无压痛,右侧颈部未扪及肿大淋巴结。

处理原则:

1. 完善术前相关检查及专科检查,包括三大常规、血肝功、生化、凝血、术前筛查、血型、甲功七项、胸片、心电图、颈部正侧位片、喉镜等。

2. 拟行手术治疗。(患者术中冷冻病理提示为甲状腺乳头状癌,遂行双侧甲状腺全切除+双侧喉返神经探查+左颈淋巴结改良性清扫术)。

3. 术后行放射性核素治疗、左甲状腺素内分泌治疗,定期随访。

第四节　甲状旁腺功能亢进

甲状旁腺功能亢进是指由于各种原因导致甲状旁腺分泌过多甲状旁腺激素及其引起的一系列病症。分为原发性、继发性。

【临床特点】

1. 影像学检查　多可发现甲状旁腺异常,包括甲状旁腺腺瘤、增生等。

2. 血钙增高,伴或不伴甲状旁腺亢进症状。

14

【诊断要点】

1. 多为隐匿性起病，继发性甲状旁腺增生患者多有肾功能不全病史。

2. 症状　可无症状，有症状者可分为三型，Ⅰ型为骨型，多表现为骨痛甚至骨折；Ⅱ型为肾型，以肾结石为主；Ⅲ型二者兼有。

3. 辅助检查　血钙增高，血甲状旁腺激素增高，彩超多可探及甲状旁腺异常，核素显像可帮助定位异常甲状旁腺，可疑甲状旁腺功能亢进患者，需同时行双肾输尿管彩超，如发现肾结石，及时专科处理。

【治疗及转归】

甲状旁腺腺瘤、甲状旁腺增生或怀疑甲状旁腺癌的患者，需行外科手术治疗，术中监测血钙及甲状旁腺激素水平。术后患者可有低钙血症的相关症状（如面部、口周及肢端麻木、甚至手足抽搐等），需及时对症处理（葡萄糖酸钙溶液静脉注射等）。

（阮　莹）

14

第十五章　乳房疾病

第一节　乳房良性肿块

一、乳腺囊性增生病

又称乳腺腺病,由雌激素、孕激素比例失调,导致乳腺实质增生过度和复旧不全,属于良性病变。

【临床特点】

主要表现为一侧或双侧乳房胀痛,部分患者症状具有周期性:月经前明显,月经后减轻。

【诊断要点】

主要需要与恶性肿瘤相鉴别,彩超、钼靶可有助于排除诊断。

【治疗及转归】

如排除恶性,本病无需手术治疗,仅需对症治疗、改善生活习惯等处理即可,定期随诊。

二、乳房纤维腺瘤

由腺上皮和纤维组织两种成分混合组成的良性肿

15

瘤,好发于青年女性。

【临床特点】

乳房局部肿块,单发或多发,大小各异,哺乳期或妊娠期可迅速增大。

【诊断要点】

1. 慢性起病,多见于年轻女性。

2. 查体 乳房局部肿块,表面光滑,活动性佳,质韧,无压痛,无伴其他恶性征象。

3. 辅助检查 彩超可协助诊断,确诊需病理诊断。

【预防与治疗】

多采取手术切除,标本需送病理检查。

三、乳腺导管内乳头状瘤

导管内乳头状瘤是发生在导管上皮的良性肿瘤,具有一定的恶变可能(6%~8%)。

【临床特点】

部分患者可伴有乳头溢液,部分患者可无症状,因肿块较小,较难触及。

【诊断要点】

1. 慢性起病,部分患者可因乳头溢液发现,溢液多为单侧、单个乳管口;双侧溢乳患者要考虑排除内科疾病。

2. 彩超及乳管镜可协助诊断,但导管内乳头状瘤与导管内乳头状癌较难鉴别,确诊需病理诊断。

【治疗】

因导管内乳头状瘤存在恶变可能,应采取手术切除,因肿块较小,可术前采取彩超引导下钢丝定位,或术中使用亚甲蓝经溢乳管口注入定位,标本需送病理检查。

四、乳腺叶状肿瘤

叶状肿瘤以良性上皮成分和富于细胞的间质成分组成,因其大体标本常见裂隙而被称作叶状肿瘤。

【临床特点】

常见于 50 岁以上女性,表现为乳房肿块,体积可较大,但有明显界限,皮肤表面可见扩张静脉。叶状肿瘤按其间质成分、细胞分化而分为良性、交界性和恶性,后者有全身转移的可能。

【治疗】

应采取手术切除,标本需送病理检查,因腋窝淋巴结转移少见,恶性者行单纯乳房切除即可,化疗或放疗效果尚难评价。

15

第二节 乳 腺 癌

乳腺癌是女性最常见的恶性肿瘤之一,男女发病率约为1∶100。

【临床特点】

1. 多数患者表现为无痛性包块,最常见的转移途径为腋窝淋巴结转移。

2. 研究发现乳腺癌在早期即可有血运转移,因此除了局部治疗外,化疗、靶向治疗及内分泌治疗等全身性治疗对乳腺癌具有同样重要的意义。

3. 根据病理类型,乳腺癌可分为非浸润性癌(包括导管内癌、小叶原位癌、乳头湿疹样癌等)、浸润性特殊癌(包括乳头状癌、髓样癌伴大量淋巴细胞浸润、小管癌、腺样囊性癌、黏液腺癌、顶泌汗腺样癌、鳞状细胞癌等)、浸润性非特殊癌(包括浸润性小叶癌、浸润性导管癌、硬癌、髓样癌不伴大量淋巴细胞浸润、单纯癌、腺癌等),最常见的类型为浸润性导管癌。

【诊断要点】

15

1. 慢性起病,多数患者为无意中发现乳房肿块,部分患者可通过体检彩超或钼靶发现。

2. 症状　最常见的症状为无痛性乳房肿块,亦可见乳头乳晕湿疹(Paget 病)、酒窝征(累及 Cooper 韧带)、橘皮征(累及皮下淋巴管)及炎性改变(炎性乳腺癌);伴腋窝淋巴结转移的患者,可触及腋窝肿块。

3. 查体　乳房肿块,大小不等,质硬,边界不清,活动度差,伴腋窝淋巴结转移者可触及腋窝肿大淋巴结,质硬,边界不清,可部分融合,晚期患者可触及锁骨上淋巴结肿大。

4. 辅助检查　彩超可协助诊断,钼靶可协助判断早期病变,如导管内原位癌等,确诊及分型需病理检查。

【TNM 分期】

T0　原发癌未查出

Tis　原位癌

T1　肿瘤长径小于等于 2cm

T2　肿瘤长径大于 2cm 小于等于 5cm

T3　大于 5cm

T4　肿瘤大小不计,但侵犯皮肤或胸壁,炎性乳腺癌亦属之。

N0　同侧腋窝无肿大淋巴结

N1　同侧腋窝有肿大淋巴结,尚可推动

15

N2　同侧腋窝肿大淋巴结融合,或与周围组织粘连

N3　有同侧胸骨旁淋巴结转移

M0　无远处转移

M1　有锁骨上淋巴结转移或远处转移

乳腺癌 TNM 分期

0 期　TisN0M0

Ⅰ期　T1N0M0

Ⅱ期　T0~1N1M0,T2N0~1M0,T3N0M0

Ⅲ期　T0~2N2M0,T3N1~2M0,任何 TN3M0

Ⅳ期　任何 T 任何 NM1

【治疗】

1. 手术治疗　手术治疗是乳腺癌重要的治疗手段,常用术式包括:

(1)乳腺癌改良根治术:含保留胸大肌胸小肌的全乳房切除术及腋窝淋巴结清扫术,此种术式费用较低、术后如无高危因素,无需辅以胸壁放疗,但术后美容效果较差。

(2)保留乳房的乳腺癌根治术:完整切除肿块,切除范围包括肿瘤、肿瘤周围 1~2cm 组织,术中必须通过病理确保切缘无肿瘤细胞浸润;此术式术后具有较好的美容效果,但术后必须辅以放疗,且对肿瘤及乳房的客观条件有一定的要求。

（3）乳房重建术：为了保持术后较好的外观，乳腺癌根治术后可辅以乳房重建术，目前有多种乳房重建方法，如假体植入、皮瓣重建等，根据重建时机分为一期重建及二期重建，术后能有较好的美容效果，但存在一定的经济负担。

（4）腋窝处理：对临床腋窝淋巴结阳性的乳腺癌患者，常规行腋窝淋巴结清扫术，对临床腋窝淋巴结阴性的患者，应先行前哨淋巴结活检术，术中采用示踪剂（如亚甲蓝等）显示乳腺癌引流的第一站淋巴结，根据病理结果预测腋窝淋巴结是否有肿瘤转移，阴性者可不做腋窝淋巴结清扫。

2. 化疗　乳腺癌化疗按照治疗目的可分为以下三种：

（1）辅助化疗：对于高复发风险的乳腺癌患者，术后常规辅以辅助化疗，对降低复发、转移风险有重要意义。

（2）新辅助化疗：为术前化疗，适用于局部晚期不可手术患者或因肿瘤过大不可保乳患者，目的在于降低分期、争取手术或保乳机会。

（3）解救化疗或姑息化疗：适用于转移性乳腺癌患者。

化疗常为联合用药，多采用包括蒽环类（如表柔

15

比星、多柔比星）、紫杉类（如紫杉醇、多西他赛）、环磷酰胺、氟尿嘧啶等。化疗常见的副作用包括骨髓抑制、心脏毒性、肝肾毒性等，化疗期间应警惕相关副反应。

3. 内分泌治疗　对于病理结果提示肿瘤雌激素、孕激素受体阳性的乳腺癌患者，内分泌治疗是综合治疗的重要环节。常用方案包括：

（1）对于绝经前女性，采用选择性雌激素受体调节剂，如他莫昔芬等，应用 5~10 年。

（2）对于绝经后女性，采取芳香化酶抑制剂如阿那曲唑、来曲唑、依西美坦等。

4. 放射治疗　包括全乳放疗、胸壁放疗、腋窝放疗等，适用于保乳术后、多个腋窝淋巴结转移、伴有脉管癌栓等高危因素患者。

5. 靶向治疗　病理结果提示肿瘤 HER-2（人表皮生长因子受体-2）过表达的患者，应用曲妥珠单抗等靶向治疗对降低乳腺癌的复发率具有较大意义。

第三节　急性乳腺炎

急性乳腺炎是乳腺的急性化脓性感染，是乳腺管内和周围结缔组织炎症，多发生于产后哺乳期的妇女，由乳汁淤积及细菌入侵引起。

【临床特点】

1. 乳房局部红、肿、热、痛,可伴全身症状,如寒战、高热等。

2. 起初为蜂窝织炎样改变,数天后可形成脓肿,甚至破溃。

【诊断要点】

1. 急性起病,多见于哺乳期妇女,多数发生于初产妇。

2. 症状　局部症状表现为乳房红、肿、热、痛,可伴寒战、高热等全身症状。

3. 查体　乳房局部红肿,部分可触及包块,压痛明显,形成脓肿时局部可有波动感。

4. 辅助检查　血常规见白细胞升高,中性粒细胞比例增加,C反应蛋白升高,彩超可协助判断有无脓肿形成。

【预防与治疗】

1. 预防急性乳腺炎一方面要防止局部乳汁淤积,另一方面要保持乳头乳晕干燥清洁。

2. 蜂窝织炎阶段,需采取积极措施促使乳汁排出通畅,减轻淤积,健侧可继续哺乳,同时应用抗生素,主要以青霉素及头孢类为主,避免使用四环素类、氨基糖

15

苷类、喹诺酮、甲硝唑类等对婴儿有影响的药物;必要时可使用布洛芬等 NSAID 类药物对症治疗。

3. 形成脓肿后,需行手术切开引流,多数在局部麻醉下进行,一般采取放射性切口,乳晕下脓肿沿乳晕做弧形切口;深部或乳房后脓肿,可经乳房下缘做弧形切口。手术时注意分离脓肿多房间隔。

(阮 莹)

第十六章　胸　部　损　伤

第一节　肋　骨　骨　折

肋骨骨折(rib fracture)在临床胸部损伤中最常见，有时伴有创伤性气胸、血胸或血气胸。肋骨骨折多由外来暴力所致，直接暴力作用于胸壁可导致胸腔内部脏器的损伤，间接暴力则易造成胸壁软组织损伤，临床中多由直接暴力所致，第 4～7 肋骨长而薄，最容易骨折。

【临床特点】

1. 疼痛是最显著的症状，且随呼吸、咳嗽和喷嚏加重。

2. 骨折处有明显压痛，有时可触及骨折断端或局部凹陷，或感到骨擦音。

3. 多根多处肋骨骨折使局部胸壁失去完整肋骨支撑而软化，出现反常呼吸，产生连枷胸(flail chest)，后者使呼吸时两侧胸膜腔压力不均衡而出现纵隔左右移动，即纵隔扑动(mediastinal flutter)，进而影

16

响呼吸和循环功能,出现严重呼吸困难、发绀甚至休克。

【诊断要点】

1. 有明显的胸部外伤病史。

2. 上述临床表现。

3. 临床体征 明显胸壁压痛点;胸廓挤压痛阳性;多根多处肋骨骨折可见伤处胸壁塌陷即反常呼吸运动,合并气胸血胸时,可有相应的体征。

4. 辅助检查 胸部正侧位片及胸部 CT 可提供相应的依据。

【临床治疗】

治疗原则:镇痛、清理呼吸道分泌物、固定胸廓和防治并发症。

1. 闭合性单处肋骨骨折 止痛、胸带固定胸廓和预防肺部感染。

2. 闭合性多根多处肋骨骨折 保持呼吸道通畅、充分镇静、尽快消除反常呼吸运动,纠正呼吸与循环功能紊乱、防治休克与感染以及固定胸廓,合并大量血气胸时,应该行胸腔穿刺置管或闭式引流,必要时急诊手术处理。

3. 开放性肋骨骨折 彻底清创、肋骨骨折内固定术、充分引流、抗生素预防感染。

第二节 气 胸

胸膜腔内积气称为气胸（pneumothorax），多由肺组织、气管、食管、支气管破裂，空气进入胸膜腔，或因胸壁伤口穿破胸膜，外界空气进入胸膜腔所致。因胸部创伤所致者称为创伤性气胸，当胸膜腔因炎症或手术等原因发生粘连，胸腔积气会局限于某些区域，称为局部包裹性气胸。临床中，胸部外伤所致气胸的发生率仅次于肋骨骨折，在钝性伤中约占 15%～50%，在穿透性伤中占 30%～85%，可分为闭合性气胸（closed pneumothorax）、开放性气胸（open pneumothorax）和张力性气胸（tension pneumothorax）三类。

【临床特点】

1. 对于闭合性气胸，积气量决定患侧肺萎陷的程度，可分为小量（肺萎陷在 30% 以下）、中量（肺萎陷在 30%～50%）和大量气胸（肺萎陷大于 50%），小量气胸时患者可无明显呼吸和循环功能紊乱，中、大量气胸时可出现胸闷、气促及呼吸困难。体征可表现为患侧胸廓饱满，呼吸活动度降低，患侧叩诊鼓音，呼吸音减弱或消失。

2. 开放性气胸可出现纵隔扑动和吸吮伤口

（sucking wound），临床表现为明显呼吸困难、鼻翼扇动、口唇发绀、颈静脉怒张甚至休克。体征表现为：气管向健侧移位、患侧肋间隙饱满、叩诊鼓音、呼吸音消失。

3. 张力性气胸是可迅速致死的危急重症，临床表现为极度呼吸困难、意识障碍、烦躁不安、大汗淋漓、发绀。体征表现为患侧胸廓饱满、肋间隙变平，叩诊鼓音，呼吸音消失，气管明显移向健侧，颈静脉怒张，多有皮下气肿。

【诊断要点】

1. 明显的胸部外伤病史，确切了解创伤过程，暴力作用的部位、大小、性质是创伤性气胸诊断的重要手段之一。

2. 典型的临床表现和明确的胸部体征，应警惕有无合并重要脏器的损伤。

3. 辅助检查　胸部正侧位片及胸部 CT，胸片可见胸膜腔内积气和肺萎陷，张力性气胸者可见纵隔向健侧移位以及纵隔、皮下气肿。

【鉴别诊断】

根据胸部外伤史、典型症状及体征、X 线检查表现，创伤性气胸多可确诊。与肺大疱不易鉴别的部分气胸患者可通过 CT 检查确诊。

【临床治疗】

治疗原则:解除肺压迫,恢复胸膜腔内负压。

1. 闭合性气胸　小量闭合性气胸无需特别处理,鼓励患者做膨肺动作,积气在 1~2 周后可自行吸收,中大量气胸应行胸腔穿刺置管术。

2. 开放性气胸　将开放性气胸变为闭合性气胸并迅速转运至医院进行后续治疗。入院后予以吸氧、补充血容量纠正休克、清创缝合胸壁伤口并行胸腔闭式引流,抗生素预防感染,疑有胸腔脏器损伤及进行性出血者应行胸腔镜或开胸术探查。

3. 张力性气胸　院前或院内急救用大号针头在锁骨中线第二或三肋间刺入胸膜腔,即刻排气减压并外接单向活瓣装置。进一步行胸腔闭式引流术,抗生素预防感染,若疑有严重肺裂伤或支气管断裂或食管破裂者,应积极行胸腔镜(video-assisted thoracoscopic surgery,VATS)或开胸术探查。纵隔和皮下气肿一般无需处理,对于极少数严重的纵隔气肿者,可在胸骨上窝做 2~3cm 的横行切口深至气管前筋膜行胶片引流。

第三节　血　　胸

胸膜腔内积血称为血胸(hemothorax),若与气胸同时存在则称为血气胸(hemopneumothorax)。创伤性血胸发生率在钝性伤中约占 25%~75%,在穿透性伤中约占 60%~80%,大量血液丢失可产生低血容量性休克,可分为凝固性血胸(coagulating hemothorax)、感染性血胸(infective hemothorax),后者可致脓血胸(pyohemothorax),持续大量出血所致胸膜腔内积血称为进行性血胸(progressive hemothorax)。

血胸的血液来源有:肋骨骨折断端出血、肋间动脉和乳内动脉出血、心脏和大血管及其分支的出血、膈肌破裂以及伴发的腹腔内脏器出血。

【临床特点】

1. 少量血胸时,胸腔内积血在 500ml 以下,患者可无明显症状和体征,胸部正位片及胸部 B 超有助于诊断。

2. 中等量血胸时,胸腔内积血在 500~1 500ml,患者可表现为面色苍白、呼吸困难、脉细而弱、血压下降。体征为:患者呼吸活动度减弱、下肺部叩诊浊音、呼吸音减弱。胸片可见积血上缘达肩胛角平面或膈肌顶上 5cm。

3. 大量血胸时,胸腔内积血 1 500ml 以上,患者出现较严重的呼吸和循环功能障碍和休克症状。体征表现为:患侧呼吸明显减弱、肋间隙变平、胸壁饱满、气管移向对侧、叩诊浊音、呼吸音明显减弱甚至消失。胸片可见胸腔积液水平超过肺门平面,甚至可见全血胸。

【诊断要点】

1. 胸外伤病史,了解损伤的部位、性质及严重程度。

2. 临床表现 胸部损伤患者出现休克症状者应该考虑血胸的可能,25%以上的血胸患者可出现休克。对于早期血胸的诊断,应注意进行性血胸的发生,有以下征象者可提示进行性血胸:①脉搏逐渐增快,血压持续下降;②经补液、输血等措施后休克不见好转,血压不回升;③红细胞计数、血红蛋白及血细胞比容进行性持续下降;④胸膜腔内穿刺引流出的血液很快凝固;⑤胸腔闭式引流每小时引流量超过 200ml,持续 3 小时以上。

3. 辅助检查 胸片、胸部 CT 可进一步明确诊断。

【临床治疗】

治疗原则:及时排出积血,促进肺复张,防止胸腔内形成残腔和继发脓胸。

1. 小量血胸一般行胸腔穿刺抽出积血,防止继发感染。中量血胸目前主张早期行胸腔闭式引流,排出

16

积血,促进肺复张,预防感染。大量血胸及进行性血胸者,在积极抗休克的同时,考虑胸腔镜(VATS)或开胸手术探查。

2. 对于感染性血胸,应按急性脓胸处理,尽早行闭式引流术。凝固性血胸和纤维胸并发感染,应尽早行VATS 或开胸手术清除脓性纤维块及血块,同时全身抗感染治疗。

【典型病例】

患者,男性,25 岁,因"胸痛 1 天伴进行性加重"就诊,患者 1 天前劳累后突发胸部疼痛,右侧明显,呈间歇性隐痛,深吸气加重,当日下午自觉呼吸困难,不能平卧并且伴背部放射性痛,遂至我院急诊科就诊,血压 130/81mmHg,心率 90 次/min,胸部 X 线片提示:右胸外 1/2 带可见肺压缩边缘,未见肺纹理,右下肺野见液-气平面,血常规提示血红蛋白为 145g/L。收入院后患者自述胸闷加重,查体:神清,精神可,体型瘦长,胸廓无畸形,右侧触觉语颤减弱,叩诊鼓音,右背部叩诊浊音,呼吸音明显减弱,未闻及干湿啰音,心律齐,未闻及心脏杂音。腹部平软,无压痛及反跳痛。完善常规检查,复查血常规提示血红蛋白为 129g/L,血压 110/55mmHg,心率 110次/min。

处理原则：

1. 补液、抗休克治疗。

2. 完善检查,急诊全身麻醉下行胸腔镜下胸腔探查肺大疱切除术。

(何锦园)

第十七章 胸 部 疾 病

第一节 肺 癌

肺癌是原发性支气管肺癌的简称,发病率呈逐年上升的趋势,预后差,现已成为我国因恶性肿瘤死亡率最高的病种。早发现、早治疗是应对肺癌的最佳策略。

【临床特点】

1. 起病隐匿,早期通常无症状,有症状来诊者,仅30%有手术机会。

2. 常见症状 咳嗽、痰中带血、胸背痛、呼吸困难等,如有邻近器官侵犯或远处转移则出现相应表现。

3. 少数患者可出现副肿瘤综合征。

4. 浅表淋巴结肿大以锁骨上窝及颈部淋巴结最为常见。

【诊断要点】

1. 病史及体征均无特异性。

2. 辅助检查 胸部增强 CT 是明确病灶及纵隔淋巴结转移最重要的影像学检查;PET-CT 及头颅 MRI 对

评估远处转移灶有决定意义;部分患者血液肿瘤标志物出现升高,常见的有 CEA、神经元特异性烯醇化酶(neuron specific enolase,NSE)、细胞角蛋白片段 19 等。

3. 病理学检查　明确病理诊断是确诊肺癌及指导治疗的关键。肺癌从病理上可分为小细胞和非小细胞两大类。获得病理诊断的手段包括:痰或胸腔积液找癌细胞、浅表肿大淋巴结穿刺或切除活检术、纤维支气管镜检查、超声引导下经支气管针吸活检(endobronchial ultrasound-guided trans-bronchial needle aspiration,EBUS-TBNA)、CT 或超声引导下肺肿物穿刺、纵隔镜检查术、胸腔镜肺肿物切除术。

4. 第 8 版国际肺癌 TNM 分期标准

T 分期:

Tx　未发现原发肿瘤,或者通过痰细胞学或支气管灌洗发现癌细胞,但影像学及支气管镜无法发现;

T0　无原发肿瘤的证据;

Tis　原位癌;

T1　肿瘤最大径≤3cm,周围包绕肺组织及脏胸膜,支气管镜见肿瘤侵及叶支气管,未侵及主支气管。

T1a　肿瘤最大径≤1cm;

T1b　肿瘤最大径>1cm,≤2cm;

T1c　肿瘤最大径>2cm,≤3cm;

17

T2 肿瘤最大径>3cm,≤5cm;侵犯主支气管(不常见的表浅扩散型肿瘤,不论体积大小,侵犯限于支气管壁时,虽可能侵犯主支气管,仍为T1),但未侵及隆嵴;侵及脏胸膜;有阻塞性肺炎或者部分或全肺肺不张。符合以上任何一个条件即归为T2。

T2a 肿瘤最大径>3cm,≤4cm;

T2b 肿瘤最大径>4cm,≤5cm;

T3 肿瘤最大径>5cm,≤7cm。直接侵犯以下任何一个器官,包括:胸壁(包含肺上沟瘤)、膈神经、心包;同一肺叶出现孤立性癌结节。符合以上任何一个条件即归为T3。

T4 肿瘤最大径>7cm;无论大小,侵及以下任何一个器官,包括:纵隔、心脏、大血管、隆嵴、喉返神经、主气管、食管、椎体、膈肌;同侧不同肺叶内孤立癌结节。

N分期

Nx 区域淋巴结无法评估。

N0 无区域淋巴结转移。

N1 同侧支气管周围和/或同侧肺门淋巴结以及肺内淋巴结有转移,包括直接侵犯而累及的。

N2 同侧纵隔内和/或隆嵴下淋巴结转移。

N3 对侧纵隔、对侧肺门、同侧或对侧前斜角肌及锁骨上淋巴结转移。

M 分期

Mx 远处转移不能被判定。

M0 没有远处转移。

M1 远处转移。

M1a 局限于胸腔内,包括胸膜播散(恶性胸腔积液、心包积液或胸膜结节)以及对侧肺叶出现癌结节(许多肺癌胸腔积液是由肿瘤引起的,少数患者胸腔积液多次细胞学检查阴性,既不是血性也不是渗液,如果各种因素和临床判断认为渗液和肿瘤无关,那么不应该把胸腔积液纳入分期因素)。

M1b 远处器官单发转移灶为 M1b。

M1c 多个或单个器官多处转移为 M1c。

肺癌的治疗策略基于其分期,治疗前获得尽量准确的临床或病理分期是规范化治疗的基础。

【鉴别诊断】

1. 结核球 通常好发部位为上肺尖段或下肺背段;影像学检查,包括 PET-CT 在内,有时很难将结核球与肺癌区分开,关键在于获取病理标本。

2. 肺隔离症 位于下肺的团块状影均应注意排除本症可能,增强 CT 发现体循环异常供血到病灶是诊断关键。

【治疗】

早期(分期早于或等于Ⅱ期)患者以手术治疗为主,中晚期(Ⅲ期、Ⅳ期)患者以保守治疗为主。近年来,保守治疗领域除传统的放化疗外,分子靶向治疗和免疫治疗进展迅速,已成为候选手段之一。

【预后与转归】

可手术患者预后较好,五年生存率可达70%以上,非手术患者预后差。

【典型病例】

患者,男性,41岁,体检发现右上肺阴影1个月,无不适,一般情况良好。体格检查无阳性体征。胸部CT示:右肺上叶尖段1cm×1cm类圆形磨砂玻璃样结节影,纵隔淋巴结未见明显肿大。实验室及其他辅助检查未见异常。

处理原则:

1. 完善术前常规检查。

2. 广谱抗生素应用1周后复查胸部CT,如病灶未见明显缩小则限期手术。

3. 手术方式为胸腔镜肺段切除或肺叶切除+纵隔淋巴结活检术。

第二节 食 管 癌

17

食管癌是一种常见的上消化道恶性肿瘤,在全球的发病率地域差异很大,我国属高发国家,尤以河南、河北、山西三省交界地区发病率最高。在我国鳞癌是食管癌主要的病理类型,约占80%,欧美等低发地区则以腺癌为主。

【临床特点】

1. 早期症状不明显,且无特异性,多表现为吞咽不适感。

2. 中晚期最常见表现为进行性吞咽困难。

3. 胸背痛常提示肿瘤外侵至胸膜或胸壁,晚期肿瘤可侵犯气管、支气管、左心房、主动脉等,出现严重并发症。如有远处转移则出现相应表现。

4. 部分病例可呈现食管节段多中心起源肿瘤。

【诊断要点】

1. 中老年男性,出现吞咽困难均应注意该病可能。

2. 辅助检查 胸部及上腹部增强CT是术前评估的重要手段,主要用于评估病灶大小及外侵情况,腹腔及纵隔淋巴结有无肿大等;上消化道造影能够直观显示肿瘤纵向长度及上段梗阻扩张程度,胃及十二指肠

17

显影基本正常是行胃代食管的重要条件;拟行结肠代食管的患者应完善结肠镜检查。

3. 胃十二指肠镜及内镜下超声　是获得组织标本,明确病理诊断最重要的手段。此外,肿瘤上缘距门齿距离是判断病灶在食管位置的重要依据:小于18cm为颈段,18~24cm为胸上段,24~32cm为胸中段,大于32cm为胸下段或腹段。肿瘤位置越高,完整切除的难度越大,通常认为颈段食管癌不适合手术治疗。内镜下超声能准确评价瘤体外侵程度、食管旁淋巴结是否肿大等,必要时可以行细针穿刺活检。胃十二指肠镜及内镜下超声也是鉴别平滑肌瘤等其他食管良性肿瘤的重要手段。

4. 2017年公布的第8版国际食管癌TNM分期标准复杂,腺癌与鳞癌分期标准不同,可参考相关资料。

【鉴别诊断】

1. 贲门失迟缓症　吞咽困难发展呈波动性,上消化道造影显示下段食管狭窄呈鸟嘴样改变。

2. 食管平滑肌瘤　吞咽困难进展缓慢或无症状,胃镜显示食管肿物突向管腔,但黏膜光滑完整,内镜超声示黏膜下肿物,胞膜完整,食管分层结构清晰。

【治疗】

手术、放疗及化疗等综合治疗为主。

【预后与转归】

总体预后差,术后患者五年生存率亦不到 30%。

【典型病例】

患者,男性,65 岁,进行性吞咽困难三月余,现仅能进流质饮食,体重近来下降约 10kg。体格检查:营养状态不良,轻度脱水貌,浅表淋巴结未触及肿大,心肺未闻及异常。胸部 CT 示:食管胸中段肿物,约 1cm×2cm,边界不清,纵隔多发淋巴结肿大。胃镜示:距门齿 35cm 处一菜花样肿物,质脆,易出血,活检病理为鳞癌。血常规示血红蛋白 78g/L,生化示低钠、低氯及低蛋白血症,余实验室及辅助检查未见异常。

处理原则:

1. 营养支持,纠正水电解质酸碱平衡。

2. 完善全身检查。

3. 营养状况改善后重新评估手术可行性,也可采用放化疗为主的保守治疗策略。

第三节　食管平滑肌瘤

食管平滑肌瘤是最常见的食管良性肿瘤,占良性肿瘤的 70%~90%。男女比为 1.9∶1,多数平滑肌瘤位于食管下 1/3 段。

【临床特点】

1. 约半数食管平滑肌瘤患者完全没有症状。

2. 症状取决于肿瘤的大小和部位,瘤体大者可致吞咽困难、胸骨后压迫感等。

3. 约 1/3 患者有消化道功能紊乱。

【诊断要点】

1. 胃镜及内镜超声　是最重要的确诊手段。胃镜下见食管黏膜下球形或类球形肿物突向管腔,黏膜完整。内镜超声示黏膜肌层或固有肌层低回声包块,边界清晰,食管管壁层次完好。勿行黏膜活检,以免造成破损,形成食管漏。

2. 上消化道造影　食管腔内圆形或椭圆形充盈缺损,边缘光滑,与正常食管分界清楚。

3. 胸部 CT　能够清楚显示肿物向食管腔外外侵及压迫情况,有助手术规划。

【鉴别诊断】

1. 食管其他良性肿瘤　食管纤维瘤等发病率较低,临床表现与检查无特异性,主要靠病理鉴别。

2. 食管癌　吞咽困难呈进行性加重趋势,胃镜下见肿物表面黏膜不完整,病理活检确诊。

3. 食管外压性狭窄　胸部 CT 显示食管腔外病灶情况。

【治疗】

瘤体小,蒂部细长者可考虑内镜下摘除,开胸或胸腔镜手术切除是主要治疗手段。

【预后与转归】

预后良好。

【典型病例】

患者,男性,46岁,吞咽梗阻感一月余,无其他不适。体格检查:营养状态良好,浅表淋巴结未触及肿大,心肺未闻及异常。胸部CT示:食管胸下段肿物,约1cm×2cm,边界清,纵隔淋巴结未见肿大。胃镜示:距门齿38cm处一宽基肿物突向食管腔,表面黏膜光滑完整,未行活检。实验室及辅助检查未见异常。

处理原则:

1. 食管超声内镜检查,明确瘤体与食管壁结构。

2. 完善术前检查。

3. 择期行胸腔镜或开胸食管肿物剥除术。

第四节　纵　隔　肿　瘤

纵隔肿瘤是发生在纵隔的不同肿瘤的总称,治疗以手术切除为主。纵隔的解剖范围:上界为胸廓上口,下界为膈肌,两侧为壁胸膜的纵隔面。纵隔分为前、中、后纵隔。前纵隔前为胸骨,后为心包、头臂血管和主动脉前缘,包括胸腺、乳内血管和淋巴结;中纵隔(脏纵隔)前为心包、大血管前缘,后为椎体前缘,包括:心包、心脏、升主动脉、主动脉弓、颈部血管分支、肺动静脉、上腔静脉、下腔静脉、气管、主支气管及其邻近的淋巴结;后纵隔(椎旁沟)前为心包后缘、后为胸壁(包括肋椎沟),为潜在间隙,位于椎体两侧及邻近的肋骨处,包括:食管、奇静脉、半奇静脉、神经、脂肪、淋巴结。

【临床特点】

1. 从无症状到肿瘤侵袭、压迫所带来症状以及全身性症状,表现多样。

2. 有症状通常提示恶性可能。常见症状有胸痛、憋气及咳嗽等,恶性肿瘤可直接侵犯邻近结构,如胸壁、胸膜及邻近的神经,可出现胸腔积液、声嘶、Horner综合征、上肢痛、背痛、截瘫及膈麻痹等表现。

3. 胸腺瘤为成人手术病例中最常见的纵隔肿瘤(占47%),而在非手术病例的胸片诊断中,排在首位的是淋巴瘤,特别是霍奇金病,约占70%。

【诊断要点】

1. 不同类型纵隔肿瘤的好发部位有一定规律:前纵隔的主要肿瘤有胸腺瘤、胚细胞瘤、异位甲状腺及异位甲状旁腺;中纵隔以前肠囊肿(食管、胃囊肿)、心包

17

囊肿、支气管囊肿、肿大淋巴结最为常见;后纵隔以神经源性肿瘤最常见。淋巴瘤和畸胎瘤在各个分区均有分布。

2. 胸部增强 CT 是最重要的影像检查手段,能敏感区分脂肪、血管、囊肿及软组织影,精确确定肿瘤的范围、侵犯邻近组织程度、对胸壁的侵犯、后纵隔肿瘤对椎体的破坏及其与椎管内肿瘤的关系等。能确定胸膜或肺实质有无转移。

3. MRI 在评价椎内肿物外侵脊髓及血管显影等方面优于 CT。放射性核素检查对甲状腺及甲状旁腺病变的评价有特殊意义。

4. 甲胎蛋白(α-fetoprotein,AFP)和人绒毛膜促性腺激素(human chorionic gonadotropin,HCG) 生殖细胞肿瘤中的非精原细胞瘤患者,血 AFP 和 HCG 升高,对于年轻患者应特别注意排除纵隔肿瘤。

5. 病理标本的获取手段 CT 或超声引导下经皮穿刺活检、纵隔镜或胸腔镜手术。

【治疗】

外科手术是纵隔肿瘤治疗的基石,良性肿瘤及恶性肿瘤可完整切除者均应首选手术切除。生殖细胞肿瘤、淋巴瘤或无法手术的恶性肿瘤以保守治疗为主。

【预后与转归】

不同类型肿瘤预后各异,总体而言可手术切除者预后良好。

【典型病例】

患者,女性,36 岁,体检发现纵隔肿物 1 周,无诉不适,一般情况良好。体格检查无阳性体征。胸部 CT 示:主动脉弓前方一 3cm×1cm 软组织影,与心脏、大血管界限清晰,纵隔淋巴结未见明显肿大。实验室及其他辅助检查未见异常。

处理原则:

1. 完善术前常规检查。

2. 抽血查肿瘤标志物 AFP 和 HCG,除外生殖细胞肿瘤。

3. 限期手术切除病灶,手术方式为正中开胸或胸腔镜术。

(黄邵洪)

第十八章　外科急腹症

急腹症（acute abdomen）是指非外伤引起的一组腹部急症，特点为起病急、变化多、进展快、病情重；需要紧急处理。急腹症的诊断及处理方法十分重要，一旦延误诊断或者处理失当常危及生命。

【分类】

1. 感染与炎症　急性阑尾炎、急性胆囊炎、急性胆管炎、急性胰腺炎、急性肠憩室炎等。

2. 空腔器官穿孔　胃或十二指肠溃疡穿孔，胃癌穿孔、伤寒肠穿孔、坏疽性胆囊炎穿孔、腹部外伤致肠破裂等。

3. 腹部出血　创伤所致肝、脾破裂或肠系膜血管破裂，自发性肝癌破裂、腹或腰部创伤致腹膜后血肿等。

4. 梗阻　胃肠道、胆道、泌尿道梗阻等。

5. 绞窄　胃肠道梗阻或卵巢肿瘤扭转致血液循环障碍，甚至缺血坏死，常导致腹膜炎、休克等。

6. 血管病变　血管栓塞，如心房纤颤、亚急性细菌性心内膜炎、心脏附壁血栓脱落致肠系膜动脉栓塞、肾栓塞等。血栓形成,如急性门静脉炎伴肠系膜静脉血栓形成。动脉瘤破裂,如腹主动脉、肝、肾、脾动脉瘤破裂出血等。

【诊断要点】

详细的病史、细致的体格检查以及合适的辅助检查是正确定位和定性急腹症的基础。

1. 病史

(1)腹痛:分为内脏神经痛、躯体神经痛与牵涉痛。

诱因:急腹症发病常有诱因,如胆囊炎在进食油腻食物后,胰腺炎有大量饮酒或者暴食病史,胃或十二指肠穿孔在饱餐后等。

部位:腹痛开始和最严重的部位通常是病变部位。需注意鉴别内脏神经痛与牵涉痛,内脏神经痛定位模糊、范围大、不准确,反映胃肠道膨胀等机械和化学刺激;牵涉痛也叫放射痛,是腹痛时牵涉到远隔部位的疼痛如肩背部等。

发作急缓:脏器穿孔起病急骤,但是炎症性疾病起病缓慢,随着炎症进展逐渐加重。

性质:持续性钝痛多由炎症或者出血引起;空腔脏器梗阻腹痛初期时为阵发性绞痛,间歇期无腹痛;持续性腹痛阵发性加重为炎症和梗阻并存;肠系膜血栓患者腹痛与体征分离,腹痛明显但是体征较轻,需要注意。

程度:炎症刺激由轻到重;空腔脏器穿孔初期即剧烈腹痛;出血时腹痛较弱,但是腹胀可能明显。

(2)消化道症状:

厌食:小儿急腹症时可能以厌食为首发症状。

恶心、呕吐:呕吐的频率或者呕吐物可部分判断病变位置,如呕吐宿食不含胆汁见于幽门梗阻;呕吐咖啡样物提示消化道出血;呕吐粪水考虑低位小肠或者结肠梗阻。

排便:炎症刺激可出现便频,梗阻可以表现为便秘,血便及黑便提示消化道出血。

(3)其他伴随症状:炎症可合并发热,胆管炎可出现黄疸,尿路刺激症状提示泌尿系疾病。

(4)月经史:月经史有助于鉴别妇产科急腹症尤其是异位妊娠与黄体破裂。

(5)既往史:既往消化道溃疡突发上腹痛考虑溃疡穿孔;既往手术病史出现阵发性绞痛有助于诊断粘连性肠梗阻。

2. 体格检查

(1)全身情况:腹腔出血可能出现贫血貌;腹膜炎患者为急性病容,被动体位;胆道梗阻患者伴有黄疸,皮肤瘙痒有抓痕。

（2）腹部查体：需要充分暴露乳头至腹股沟的整个区域。

视：腹部局限性肠型提示肠梗阻，局部隆起可见于肠扭转；腹股沟区包块应考虑腹股沟疝嵌顿。

触：炎症感染时有腹膜炎，疼痛最明显部位常是病变部位；肌紧张反映腹腔炎症程度，炎症越重，肌紧张越明显；腹腔出血时反跳痛明显，但是肌紧张可能较轻。还应该注意包块情况。

叩：从无痛区到痛区。叩痛最明显位置常是病变所在。移动性浊音考虑腹腔积液与积血；消化道穿孔时肝浊音界消失。

听：肠鸣音活跃提示梗阻且肠管活力正常，肠鸣音减弱或者消失考虑麻痹性肠梗阻，幽门梗阻时可闻及上腹振水音。

（3）直肠指诊：急腹症患者均应该行直肠指诊，判断直肠腔内和腔外占位并明确触痛与消化道出血情况。

3. 辅助检查

（1）实验室检查：白细胞计数及分类可用于提示炎症；红细胞、血红蛋白和血细胞比容可用于判断出血；尿白细胞阳性提示尿路感染、红细胞阳性提示肿瘤或者结石、尿胆红素阳性提示梗阻性黄疸;血、尿淀粉酶升高提示胰腺炎;HCG 有助于判断异位妊娠。

(2)超声:检查实质脏器损伤或者结石;妇科疾病扫查以及腹腔积液积血定位定量及引导穿刺。

(3)X 线:膈下游离气体提示穿孔;肠袢与气-液平面提示肠梗阻;泌尿系统部位的高密度影提示可能为泌尿系结石。

(4)CT:了解病变位置、性质、范围、与周边脏器关系。如对急性胰腺炎患者,可提示胰腺肿胀、胰管扩张及周围渗出情况等。

(5)诊断性腹腔穿刺术:选择麦氏点与反麦氏点穿刺,女性可以经过阴道后穹隆(阴道后穹)穿刺。穿刺见不凝血考虑腹腔出血,脓液明确为腹膜炎,消化液或者胆汁提示消化道穿孔。

【鉴别要点】

1. 胃或十二指肠溃疡穿孔　急性发作,剧烈腹痛、板状腹与 X 线片示膈下游离气体是典型表现。

2. 急性胆囊炎　进食油腻食物后发作右上腹痛,向右肩及右腰背部放射,查体右上腹压痛,Murphy 征阳性,无黄疸体征,彩超可帮助诊断结石和胆囊炎。

3. 急性胆管炎　上腹疼痛伴高热、寒战、黄疸是急性胆管炎的典型表现,可迅速出现休克和精神症状,彩超和 CT 可帮助诊断。

4. 急性胰腺炎　常见于饮酒和暴食后,腹痛位于左上腹,疼痛剧烈,持续性向肩背部放射。血尿淀粉酶明显升高,增强 CT 可以帮助判断。

5. 急性阑尾炎　转移性右下腹痛、右下腹固定点压痛、血白细胞升高是急性阑尾炎的典型表现。

6. 急性小肠梗阻　腹痛、腹胀、呕吐、肛门停止排气排便是本病四大典型症状。X 线可以明确诊断和初步定位,一般需要 CT 检查明确定位与病因。

【处理原则】

1. 尽快明确诊断,针对病因采取相应措施。

2. 诊断未明时,禁用强镇痛药掩盖病情发展。

3. 及时完善术前准备。

4. 诊断不明确,有以下情况时仍需手术探查。①有肠绞窄表现;②腹膜炎不能局限,有扩散趋势;③腹腔活动性出血;④保守治疗后,病情无改善甚至恶化。

5. 可根据病情选择腹腔镜手术探查或者处理。

【典型病例】

患者,男性,65 岁,因"突发转移性右下腹痛 2 小时"入院。诉 2 小时前进食后突发右上腹剧痛,转移至右下腹,并低热。既往冠心病病史,长期口服阿司匹林。体格检查:体温 38.0℃,脉搏 106 次/min,血压

124/85mmHg,呼吸 25 次/min;神志清楚,对答切题,急性病容,被动屈曲位,心肺查体阴性,右侧板状腹,右上腹压痛最明显,肠鸣音减弱,腹腔穿刺于右下腹穿刺得胆汁样消化液。

18

处理原则:

1. 虽为转移性右下腹痛,考虑胃或十二指肠穿孔并消化液顺右结肠旁沟流下引起可能性大。

2. 急诊完善术前相关检查及专科检查,包括三大常规、肝肾功能、生化、凝血、术前筛查、血型、胸片、心电图等。

3. 拟急诊剖腹探查,或者腹腔镜检查,行穿孔修补+冲洗+腹腔引流。

（黄利军）

第十九章　上消化道大出血

临床上通常以十二指肠和空肠交点（Treitz 韧带）为界划分上、下消化道。上消化道应包括食管、胃、十二指肠以及胰腺、胆道，这些部位的出血，统称为上消化道大出血（upper digestive tract bleeding）。上消化道大出血的病因很多，常见者有消化性溃疡、急性胃黏膜损害、门静脉高压症导致的食管胃底静脉曲张和胃癌等，其中溃疡病约占半数，食管胃底静脉曲张占 25%，近年来急性出血性胃炎和糜烂性胃炎伴发出血的病例也有所增长，约有 5% 左右病例的出血病灶未能确定，即使剖腹探查也未能找到出血原因。

【临床特点】

1. 呕血和/或黑便　上消化道大量出血后因血液刺激引起恶心、呕吐，便可有呕血表现。若出血后立即呕出，血液呈鲜红色；若血液在胃内停留一段时间，经胃酸作用后再呕出，则呈咖啡渣样的棕褐色。血液除吐出外，更多的是从肠道排出。由于血红蛋白经肠内硫化物作用形成黑色的硫化铁,所以,排出的粪便一般是柏油样黑便。当出血量大、血液在肠道内通过很快时,排出的血液呈暗红色,或偶尔呈鲜红色。一般而言,当出血量大时,有黑便又有呕血;当出血量小时,常常仅有黑便。如果出血部位在十二指肠,呕血较少见。

19

2. 出血引起的全身症状　若出血速度慢,出血量少,一般无明显全身症状,仅在长时间出血后出现贫血。若出血量多又快,则可出现心慌、冷汗和面色苍白,甚至血压下降、尿少等急性失血表现。

3. 原发疾病的症状　原发疾病的相应症状,若为溃疡病出血,则出血前常有上腹部疼痛史;若为食管胃底静脉曲张破裂出血,则有肝硬化病史及肝硬化的临床表现。

【诊断要点】

1. 病史及临床特点(主要是原发疾病的相应症状)。

2. 化验检查　重点化验应包括血常规、血型、出凝血时间、大便或呕吐物的隐血试验、肝功能及血肌酐、尿素氮等。常见表现有血红蛋白下降,血细胞比容降低。

3. 特殊检查方法

(1)内镜检查:胃镜直接观察,即能确定,并可根据病灶情况做相应的止血治疗。做纤维胃镜检查的注意事项有以下几点:①胃镜检查的最好时机在出血后 24~48 小时内进行。②处于失血性休克的患者,应首先补充血容量,待血压有所平稳后做胃镜较为安全。③事先一般不必洗胃准备,但若出血过多,估计血块会影响观察时,可用冰水洗胃后进行检查。

(2)选择性动脉造影:在某些特殊情况下,如患者处于上消化道持续严重大量出血等紧急状态,以至胃镜检查无法安全进行或因积血影响视野而无法判断出血灶,此时行选择性肠系膜动脉造影可能发现出血部位,并进行栓塞治疗。

(3)X 线钡剂造影:因为一些肠道的解剖部位不能被一般的内镜窥见,有时会遗漏病变,这些都可通过 X 线钡剂检查得以补救。但在活动性出血后不宜过早进行钡剂造影,否则会因按压腹部而引起再出血或加重出血。一般主张在出血停止、病情稳定 3 天后谨慎操作。

(4)放射性核素扫描:经内镜及 X 线检查阴性的病例,可做放射性核素扫描。其方法是采用核素(例如锝-99m)标记患者的红细胞后,再从静脉注入患者体内,当有活动性出血,而出血速度能达到 0.1ml/min 时,核素便可以显示出血部位。

【鉴别诊断】

主要根据上消化道大出血的病因不同来进行鉴别：

1. 呕血与黑便均先出现者出血部位多为胃或食管,单纯黑便者出血常位于十二指肠。

2. 有慢性、节律性中上腹痛史,出血部位常为胃或食管,常为溃疡病出血,尤其是出血前疼痛加剧,出血后疼痛减轻或缓解时。

3. 有慢性肝病、门静脉高压者多考虑食管、胃底静脉破裂出血。

4. 中老年人首次出血,且有厌食、体重下降者应考虑胃癌。

5. 胆道出血时,通常伴有发热、黄疸、腹痛等症状。

6. 出血前有应激因素者(烧伤、创伤等)首先考虑应激性病变出血。

【治疗】

目前,急性上消化道大出血的治疗以内科治疗为主,内科治疗无效或经内科治疗出血停止后,可考虑外科或血管介入治疗。常规的治疗包括：

1. 一般治疗　大出血患者宜取平卧位,并将下肢抬高,头侧位,以免大量呕血时血液反流引起窒息,必要时吸氧、禁食。少量出血可适当进流食,对肝病患者忌用吗啡、巴比妥类药物,同时注意复查血氨,预防发生肝性脑病。应加强护理,记录血压、脉搏、出血量及每小时尿量,保持静脉通路,必要时进行中心静脉压测定和心电监护。

2. 补充血容量　当血红蛋白低于 70g/L、收缩压低于 90mmHg 时,应立即输入足够量全血。肝硬化患者应输入新鲜血。开始输液应快,但老年人及心功能不全者输血输液不宜过多过快,否则可导致肺水肿,最好进行中心静脉压监测。如果血源困难,可给予右旋糖酐或其他血浆代用品。

3. 止血措施

(1)药物治疗:①近年来对消化性溃疡疗效最好的药物是质子泵抑制剂奥美拉唑,H_2 受体拮抗剂西咪替丁或雷尼替丁在基层医院亦较常用。上述三种药物用药 3~5 日血止后皆改为口服。对消化性溃疡和糜烂性胃炎出血,可用去甲肾上腺素 8mg 加入冰盐水 100ml 口服或做鼻胃管滴注,也可使用凝血酶口服应用。凝血酶需在临床使用时新鲜配制,且服药同时给予 H_2 受体拮抗剂或奥美拉唑以便使药物得以发挥作用。②食管、胃底静脉曲张破裂出血时,目前多采用生长抑素,收缩内脏血管,降低门静脉压力,对上消化道出血的止血效果较好。短期使用几乎没有严重不良反应,但价格较贵。此外,还可使用垂体后叶素,但作用时间短,主张小剂量用药;高血压、冠心病患者或妊娠期妇女不宜使用。有主张同时舌下含服硝酸甘油或硝酸异山梨酯。

(2)三腔气囊管压迫止血:适用于食管、胃底静脉曲张破裂出血。如药物止血效果不佳,可考虑使用。该方法即时止血效果明显,但必须严格遵守技术操作规程以保证止血效果,并防止窒息、吸入性肺炎等并发症发生,长时间使用要注意定期放松牵引。

(3)内镜直视下止血:对于门静脉高压出血者,可采取①急诊食管曲张静脉套扎术;②注射组织胶或硬化剂如乙氧硬化醇、鱼肝油酸钠等。一般多主张注射后用 H_2 受体拮抗剂或奥美拉唑,以减少硬化剂注射后因胃酸引起溃疡与出血。对于非门静脉高压出血者,可采取①局部注射 1 : 10 000 肾上腺素盐水;②采用氩气刀(Argon plasma coagulation,APC)电凝止血;③血管夹(钛夹)止血。

4. 血管介入治疗　对于食管-胃底静脉曲张破裂出血,经垂体后叶素或三腔气囊管压迫治疗失败的患者,可采用经颈静脉肝内门体分流术(transjugular intra-hepatic portosystemic shunt,TIPS)结合胃冠状静脉栓塞术。

5. 外科治疗　经上述处理后,大多数上消化道大出血可停止。如仍无效可考虑手术治疗。食管、胃底静脉曲张破裂出血者,如肝功能正常,可考虑脾切除、贲门周围血管离断术或脾肾静脉吻合等手术;胃或十二指肠溃疡大出血患者早期手术可降低死亡率,尤其是老年人不易止血又易复发,更宜及早手术,手术方式为胃大部切除术;如并发溃疡穿孔、幽门梗阻或怀疑有溃疡恶变者宜及时手术。对于部位不明、原因不明的上消化道出血,必要时可行剖腹探查,查明病因,进行有效地止血。

【预后与转归】

上消化道大出血的预后与原发疾病相关。肝硬化导致的食管、胃底静脉曲张破裂出血,因为肝硬化未能根治,通常容易再次发生出血;如要根治,须行肝移植,治愈肝硬化才能解决出血的问题。对溃疡合并的大出血,外科及时处理,预后良好。

【典型病例】

患者,男性,34 岁,因"突发呕吐咖啡样胃内容物6 小时"入院。患者 6 小时前进食后突发恶心,随后呕吐大量咖啡样胃内容物,量约 300ml。由家人急送我院急诊,期间再次出现呕吐咖啡样胃内容物伴暗红色血块,伴心慌、冷汗和头晕眼花,无发热,无腹痛,无腰痛,无尿急尿频尿痛、无肉眼血尿,无咳嗽咳痰,无胸闷不适等。近期患者饮食睡眠良好,大小便正常,体重无明显变化。患者既往诊断"乙肝小三阳"10余年,未进行规律的抗乙肝病毒治疗,间断口服护肝药物治疗,不嗜烟酒。查体:患者稍瘦,面色晦暗,肝掌征(+),胸前可见散在蜘蛛痣,面色苍白,大汗淋漓。呼吸急速,腹式呼吸存在,腹软,无明显压痛和反跳痛,全腹未扪及包块,移动性浊音(-),肝浊音界缩小,肠鸣音亢进。

处理原则:

1. 急诊完善辅助检查,包括三大常规、血肝功、生化、凝血、血型等。

2. 开放静脉通道,输注胶体液及晶体液,补充血容量,纠正休克,等待血常规及血型结果,申请并输注同型红细胞;静脉泵入生长抑素,收缩内脏血管,降低门静脉压力;禁食、胃肠减压、观察出血情况及止血效果,并可经胃管注入去甲肾上腺素、冰生理盐水等药物治疗;抑酸、抗感染等对症支持治疗,与患者家属沟通病情。

3. 请消化内科会诊,行急诊胃镜检查,明确出血部位及内镜下止血。如无法行急诊胃镜下止血,可予三腔二囊管压迫止血。

4. 待出血停止后,进一步完善相关检查,如伴有脾功能亢进,可考虑行脾切除+贲门周围血管离断术,降低再次出血的风险。如患者情况允许,可考虑肝移植。

(张剑文)

19

第二十章 腹部损伤

第一节 腹部损伤总论

腹部损伤(abdominal injury)是指由钝、锐性暴力所致的腹部急症。临床表现多样,早期正确诊断和及时合理处理,是降低腹部创伤死亡率的关键。

【临床特点】

分为开放性与闭合性腹部损伤。开放性损伤由锐器引起,诊断可较快明确,即使合并内脏损伤也能快速诊断与处理,预后通常较好,常见受损内脏或组织依次为:肝、小肠、胃、结肠、大血管等。闭合性损伤由钝性暴力(坠落、冲击、碰撞和钝器)引起,确定内脏有无损伤有困难,临床意义更重要,常见受损内脏或组织依次是:脾、肾、小肠、肝、肠系膜等。

腹部损伤预后最主要的影响因素是内脏损伤的严重程度。损伤实质脏器如肝、脾、胰、肾或者大血管时,主要临床表现为腹部出血(腹腔或者腹膜后)和失血性休克。损伤空腔脏器如胃肠道、胆道等时,主要表现为弥漫性腹膜炎合并感染。体征最明显处一般是损伤所在。

【诊断要点】

详细询问外伤史和仔细体格检查是诊断腹部损伤的主要依据,应在急救处理其他合并伤的同时进行。首先确定有无内脏损伤,再分析损伤部位和严重程度以及是否存在多发损伤,最根本地是明确有无剖腹探查指征。可由如下诊疗过程明确:

1. 病史体征　详尽的病史和细致的体格检查是腹部损伤诊治的基础,当患者有如下表现时应考虑腹部脏器损伤:

(1)腹部疼痛较重,且呈持续性、进行性加重的趋势,同时伴有恶心、呕吐等消化道症状者;

(2)早期出现明显的失血性休克表现者;

(3)有明显的腹膜刺激征(腹部压痛、肌紧张和反跳痛)者;

(4)腹腔积有气体,肝浊音界缩小或消失者;

(5)腹部明显胀气,肠蠕动减弱或消失者;

(6)腹部出现移动性浊音者;

(7)有便血、呕血或尿血者;直肠指检发现前壁有压痛或波动感,或指套染血者。

2. 辅助检查　快速有针对性的辅助检查有助于迅

速确立腹部损伤诊断及判断手术指征。

(1)实验室检查:腹内有实质性脏器破裂而出血时,红细胞、血红蛋白、血细胞比容等数值明显下降。空腔脏器破裂时,白细胞计数明显上升。胰腺、胃或十二指肠损伤时,血、尿淀粉酶值多有升高。尿常规检查发现血尿,提示有泌尿器官的损伤。

(2)B型超声检查:B超检查可用于腹部损伤的诊断和定位穿刺。可发现直径1~2cm的实质脏器内血肿,并可发现脏器包膜连续性中断和实质破裂等情况。超声检查对腹腔积液的发现率很高,并可根据B超检查估计出腹腔积液的量,即每1cm液平面,腹腔积液约有500ml;如腹腔积液量大时可以定位穿刺点,提高腹腔穿刺阳性率。由于气体对超声的反射强烈,其在声像图上表现为亮区。因此,B超也可发现腹腔内的积气,有助于空腔脏器破裂或穿孔的诊断。

(3)X线检查:X线检查对腹部损伤的诊断是有价值的。常用的有胸片、平卧位及左侧卧位腹部X线片。立位腹部X线片虽然更有意义,但不适用于重伤员。根据需要拍骨盆正、侧位片排除骨盆骨折。

(4)CT检查:CT对软组织和实质性器官的分辨力较高。CT能清晰地显示肝、脾、肾的包膜是否完整、大小及形态结构是否正常,对实质性脏器损伤的诊断有

20

价值。

（5）诊断性腹腔穿刺术和腹腔灌洗术：抽到液体后观察其性状，推断受损器官种类；必要时行显微镜和涂片检查。禁忌：严重腹内胀气、大月份妊娠、腹腔内广泛粘连和躁动不能合作者。

【处理】

外伤后处理顺序：①心肺复苏（cardiopulmonary resuscitation，CPR）；②迅速控制明显的外出血、开放性气胸或者张力性气胸；③恢复循环血量，控制休克；④控制进展迅速的颅脑外伤；⑤消毒碗覆盖保护穿透伤所致外露脏器，对已确诊或者高度怀疑腹内脏器损伤者力争早期剖腹探查。

剖腹探查适应证：已确定腹腔内脏器破裂者，应及时进行手术治疗。对于非手术治疗者，经观察仍不能排除腹内脏器损伤，或在观察期间出现以下情况时，应终止观察，进行剖腹探查术：①腹痛和腹膜刺激征进行性加重或范围扩大者；②肠蠕动音逐渐减少、消失或出现明显腹胀者；③全身情况有恶化趋势，出现口渴、烦躁、脉率增快或体温及白细胞计数上升者；④膈下有游离气体表现者；⑤红细胞计数进行性下降者；⑥血压由稳定转为不稳定甚至休克者；或积极救治休克过程中，情况不见好转反而继续恶化者；⑦胃肠出血不易控制者。

可能会有少数伤者的探查结果为阴性,但腹内脏器损伤被漏诊,有导致死亡的可能;所以在严格把握剖腹探查术指征的前提下应积极剖腹探查。剖腹探查主要目的:①控制出血;②对腹腔脏器进行系统、有序探查,避免遗漏病灶;③如有必要,切开后腹膜探查十二指肠与肾及大血管。

【典型病例】

患者,男性,40 岁,因"高处坠落伤 2 小时"入院。诉左上腹痛,后蔓延至全腹并腹胀,出现头晕及尿少,无呕吐与便血,无发热。既往病史阴性。体格检查:体温 36.7℃,脉搏 116 次/min,血压 74/45mmHg,呼吸 28 次/min;神志清楚,对答切题,面色苍白,心肺查体阴性,左侧胸壁挤压痛阳性;全腹膨隆,全腹压痛与反跳痛均阳性,左上腹为重,移动性浊音阳性,肠鸣音减弱,腹腔诊断性穿刺抽出不凝血。

处理原则:

1. 中心静脉置管并予扩容处理纠正休克。

2. 急诊完善术前相关检查及专科检查,包括三大常规、肝肾功能、生化、凝血、术前筛查、血型、胸片、心电图等;急诊 CT 明确病变部位(最可能为脾破裂并失血性休克)。

3. 告病重,并完善术前准备,拟急诊剖腹探查,并联系外科 ICU 准备接收术后患者。

第二节　腹部损伤各论

一、脾损伤

脾损伤(splenic injury)是腹部损伤中最常见的内脏损伤,发生率高达 40% ~ 50%;在闭合性损伤中占 20%~40%;在开放性损伤中占 10%。

【临床特点】

1. 症状　①低血压和失血性休克;②腹痛:是最常见的症状;③恶心、呕吐:较常见,尤其是发病初期。④腹胀:多因出血所致。

2. 体征　患者弯腰曲背、神志淡漠、血压下降、脉搏增快,如腹腔出血量较多,可表现为腹胀,同时有腹部压痛、反跳痛和肌紧张。叩诊时腹部有移动性浊音,肠鸣音减弱。直肠指诊时 Douglas 窝饱满。有时因血液刺激左侧膈肌而有左肩牵涉痛,深呼吸时这种牵涉痛加重,此即 Kehr 征。

3. 延迟性脾破裂　脾脏被膜下破裂形成的血肿和少数脾真性破裂后被网膜等周围组织包裹而形成局限

性血肿,可在 36~48 小时冲破被膜和凝血块而出现典型的出血和腹膜刺激症状。再次破裂一般发生在 2 周内,少数病例可延迟至数月以后发生。

【诊断要点】

外伤性脾破裂诊断一般不难,根据外伤史、临床表现以及腹腔穿刺的结果,正确率高达 90%。

脾破裂分级:Ⅰ级:脾被膜下破裂或被膜及实质轻度损伤,手术所见脾裂伤长度 ≤5.0cm,深度 ≤1.0cm;Ⅱ级:脾裂伤总长度 >5.0cm,深度 >1.0cm,但脾门未累及,或脾段血管受累;Ⅲ级:脾破裂伤及脾门部或脾部分离断,或脾叶血管受损;Ⅳ级:脾广泛破裂,或脾蒂、脾动静脉主干受损。

【鉴别诊断】

1. 肝破裂 在各种腹部损伤中占 15%~20%,右肝破裂较左肝多见,B 超是诊断肝脾破裂的首选方法。

2. 左肾破裂 主要表现为左腰部疼痛,偶尔可以在左腰摸不到包块,腰肌紧张,常有血尿,X 线有助于鉴别,肾盂造影可以确定诊断。

3. 胰腺损伤 多发生在胰腺体、尾部损伤,血、尿淀粉酶升高可助于鉴别。

需要强调的是,上述的这些损伤有时可与脾损伤同时存在,因此证实有上述损伤存在时并不能排除合并脾损伤。此外,腹腔内恶性肿瘤破裂出血或异位妊娠(宫外孕)破裂出血也常需与脾破裂鉴别。

【治疗】

1. 保守治疗 绝对卧床休息 1 周,禁食、胃肠减压、输血补液、止血药及抗生素。适应证:①单纯性脾破裂;②伤后血流动力学稳定, 输血量不多于 2~4 单位;③非开放性损伤;④患者年龄<50 岁;⑤临床症状逐渐好转。

2. 不符合保守治疗条件的伤员需尽快剖腹探查。主要原则为"抢救生命第一,保留脾脏第二"。手术方式有:①局部黏合剂;②局部凝固止血;③脾动脉结扎;④脾破裂缝合修补术;⑤部分脾切除术;⑥全脾切除术;⑦全脾切除术+自体脾组织片网膜囊内移植术;⑧带血管蒂的自体脾组织移植。

【并发症与预后】

脾损伤的主要并发症为腹腔内出血、继发脾囊肿、脾脓肿以及手术相关的并发症,如术后出血、腹腔感染、肺感染、胰瘘、脾热和脾切除术后凶险性感染等(overwhelming postsplenectomy infection,OPSI)。脾损伤患者的预后取决于脾损伤的程度、诊断是否及时和出血速度、失血量的多少、合并伤的轻重等。脾破裂如不及时治疗,90%以上由于失血性休克死于心脏、肺、肾等重要器官的衰竭。国内脾损伤的死亡率为 5%,合并脏器损伤越多,死亡率越高。

二、肝损伤

肝损伤(liver injury)在腹部损伤中约占 20%~30%,右肝破裂较左肝多。

【临床特点】

临床表现与脾破裂相似,均表现为失血性休克。但是可合并胆汁性腹膜炎,所以腹膜刺激征可能较重,肝破裂时,血液有时通过胆道进入十二指肠引起消化道出血;中央型肝破裂可继发肝脓肿。

【诊断要点】

开放性肝损伤较易做出诊断,但需同时注意是否合并胸腹联合伤。闭合性损伤伴有典型的失血性休克及腹膜刺激征者结合外伤病史易做出诊断。

AAST 分级:

Ⅰ级——血肿:包膜下,不扩张,小于 10% 肝表面面积;裂伤:包膜撕裂,涉及实质深度小于 1cm。

Ⅱ级——血肿:包膜下,涉及 10%~50% 肝表面面积,实质内不扩张,小于 2cm 直径;裂伤:包膜撕裂,活动性出血,涉及实质深度 1~3cm,长度小于 10cm。

Ⅲ级——血肿:包膜下大于 50% 肝表面面积,扩张性;包膜下血肿破裂伴活动性出血;实质内大于 2cm 或扩张。

Ⅳ级——血肿:实质内血肿破裂伴活动性出血;裂伤:实质破裂,涉及小于 50% 肝叶。

Ⅴ级——裂伤:实质破裂,涉及大于 50% 肝叶;血管:近肝静脉损伤。

Ⅵ级——血管破裂:肝撕脱。

【治疗】

1. 保守治疗 患者应绝对卧床休息 2 周以上,镇静止痛,输血补液,预防感染,正确使用止血药物。适应证:①Ⅰ、Ⅱ级或Ⅲ级血肿(AAST 分型)无活动出血,血肿不进行性扩大的患者。②血流动力学稳定者,出血量不超过 600ml。③腹膜炎症状轻,患者神志清楚能配合体检者。④无腹内合并伤者。

2. 当肝脏外伤患者有明显的腹腔内出血、腹膜炎症状或伴有腹内脏器合并伤时,均应在纠正休克的同时行剖腹探查术。基本要求是确切止血、彻底清创、消除胆汁溢漏、处理其他脏器损伤和建立通畅引流。

三、胰腺损伤

胰腺损伤(pancreatic injury)在腹部损伤中约占 1%~2%,是暴力直接作用在脊柱所致,常发生在胰腺颈部及体部。

【临床特点】

胰腺损伤患者一般需经过 8~12 小时才出现症状，其主要的临床表现是胰液性腹膜炎及内出血，尤其见于严重胰腺损伤或主胰管破裂时。胰液外漏刺激腹膜出现腹上区疼痛是早期症状，随着病情发展，患者可出现进行性腹胀，上腹疼痛加剧，并放射至肩背部，可同时伴恶心、呕吐等。体征主要与腹膜炎相关，表现为腹部压痛、反跳痛和肌紧张等，肠鸣音减弱或消失。另外，患者可因内出血和体液大量丢失而出现休克。脐周皮肤变色。

【诊断要点】

胰腺损伤的早期诊断有赖于对胰腺损伤的高度重视和具备良好的外科解剖知识基础。胰腺损伤往往合并其他组织器官损伤，腹腔穿刺是诊断腹部损伤的简便、可靠的手段，腹腔穿刺抽出液进行淀粉酶测定，可确定诊断，其阳性率可达 80% 以上。超声可发现胰腺回声不均和周围积血积液；CT 可显示胰腺轮廓及周围积血积液情况。

【治疗】

1. 对浅表胰腺组织挫伤、裂伤以及不伴有胰管损伤者，可单纯修补和充分引流，最好的引流物是硅胶双套管。

2. 胰体、尾部横断伤以及伴胰管损伤的严重撕裂伤,可切除远段胰腺,其中胰管予以结扎,断面双层缝合,然后外用大网膜包绕,胰腺创面用双套管引流。切除胰腺组织80%以下者并不会引起胰腺内、外分泌功能不足。如胰腺中段严重损伤,需切除胰腺组织90%以上时,术后可发生胰腺功能不足。

3. 胰尾严重损伤的最简单处理方法是胰尾切除,如合并脾破裂,可同时切除脾脏。

【并发症与预后】

并发症:

1. 胰瘘 是胰腺损伤最常见的并发症,可高达20%~40%。胰头部损伤患者发生胰液外漏比胰体尾部损伤患者多见。

2. 胰腺脓肿 较少见,往往继发于较严重的胰腺挫伤区,挫伤的胰腺组织发生坏死,进一步形成脓肿。

3. 大出血 早期腹腔内出血多来自胰腺创面出血,晚期出血多由于腹腔内大血管被胰液腐蚀破裂所致,是胰腺损伤后十分凶险的并发症之一。

4. 胰腺假性囊肿 胰腺假性囊肿发生率为20%,大多由于未行手术治疗或术中未发现胰管损伤或胰液积聚于裂伤的胰腺实质中未得到充分引流所致。

5. 胰腺功能不全 由于患者胰腺损伤严重,可发生胰腺功能不全。外分泌不足主要表现为腹胀、脂肪泻;内分泌不足表现为高血糖、高尿糖。

预后:由于胰腺位置深而且隐蔽,早期不易发现,有漏诊可能,且胰液腐蚀性强,又影响消化功能,故胰腺损伤总死亡率高达 20% 左右。

四、胃损伤

胃损伤(gastric injury)在腹部损伤中约占 3.16%,饱腹时偶有发生。

【临床特点】

若损伤未波及全层,可无明显症状;如全层破裂,立即出现剧烈腹痛及腹膜刺激征。肝浊音界消失,膈下游离气体,胃管引流血性物。单纯胃后壁破裂有时不易诊断。

【治疗】

手术探查必须包括切开胃结肠韧带探查后壁。创面较小可修整后直接缝合;如损伤广泛可以行部分切除甚至全胃切除。

五、十二指肠损伤

十二指肠损伤(duodenal injury)在腹部损伤中约

占 1.16%,多见于二、三段。十二指肠损伤的诊断和处理存在不少困难,死亡率和并发症发生率均相当高,战伤的死亡率在 40% 左右,平时伤的死亡率约 12% ~ 30%,若同时合并胰腺与大血管损伤,死亡率更高。

【临床特点】

如发生在腹腔内,胰液和胆汁引起腹膜炎,可早期诊断和手术处理。腹膜后十二指肠破裂的早期症状体征多不明显。可表现为:右上腹或腰背部痛,放射至右肩部、大腿内侧;由于肠内溢出液刺激腹膜后睾丸神经和伴随精索动脉的交感神经,可伴有睾丸痛和阴茎勃起的症状;还可伴低血压、呕吐血性胃内容物,直肠窝触及捻发音。X 线片或者 CT 发现腹膜后及右肾前方气体或者消化道造影提示外溢等。

【治疗】

全身抗休克治疗和及时得当的手术处理。有怀疑十二指肠穿孔时需探查腹膜后的十二指肠降部和横部。在修补创面的同时需附加减压手术如胃管、十二指肠造口、T 形管引流等;并放置引流管充分引流,术后积极营养支持保证创面愈合。

六、小肠损伤

由于小肠分布广泛,小肠损伤(small intestine

injury)在腹部损伤中机会较大。

【临床特点】

小肠破裂早期可出现腹膜炎体征,诊断困难不大。如裂口不大可能局限,不出现弥漫性腹膜炎。

【治疗】

除非身体条件不允许,小肠损伤均应手术处理。术中应对整个小肠行细致探查避免遗漏病灶。

20

七、结肠损伤

结肠损伤(colon injury)发病率仅次于小肠。

【临床特点】

结肠内容物液体成分少但是细菌含量大,出现腹膜炎时间较晚但是严重,可合并严重的腹腔感染;如发生在腹膜后可能引起严重的腹膜后感染。

【治疗】

手术治疗:除少数裂口小、腹腔污染轻、全身情况良好的患者可以一期修补吻合外,大部分患者应该行肠造口术或者损伤结肠旷置术。待术后3~4周根据患者情况关闭造口。

八、直肠损伤

上段直肠位于腹腔内,中下段直肠位于腹膜外,因此,上段直肠损伤的处理原则同结肠损伤,而中下段直肠损伤的处理原则有所不同。以下仅讨论腹膜外直肠损伤。

【临床特点】

腹膜外直肠损伤不引起腹膜炎,但是可引起严重的直肠周围间隙感染,容易延误诊治。一般伴有便血与直肠周围疼痛;直肠指诊可能触及破口。

【处理】

处理原则为早期彻底清创,修补直肠破损,行转流性结肠造口和直肠周围间隙引流。待 2~3 个月后根据复查情况决定是否行造口关闭术。

(黄利军)

第二十一章　胃十二指肠疾病

第一节　胃十二指肠溃疡

胃十二指肠溃疡(gastroduodenal ulcer)与胃酸-蛋白酶消化作用相关,统称为消化性溃疡。近年来,其发病率逐渐下降,以内科治疗为主,外科治疗主要适用于内科治疗无效及合并各类并发症、癌变等情况。

【临床特点】

1. 胃与十二指肠溃疡虽然统称为消化性溃疡,但是临床特点有所区别,前者发病年龄高,病灶大,胃酸分泌水平低,内科治疗效果较差,有癌变可能。

2. 消化性溃疡好发于幽门前、胃窦及十二指肠球部。

3. 疾病可能合并大出血、急性穿孔、幽门梗阻及癌变等外科情况。

4. 反复复发的消化性溃疡,应警惕胃泌素瘤的可能性。

第二十一章　胃十二指肠疾病

【诊断要点】

1. 病史　上腹疼痛,部分有节律性(饥饿痛、夜间痛或餐后疼痛等),进食后可缓解,可能伴反酸、嗳气、黑便等不适。

2. 查体　剑突下或偏右侧局限性压痛。

3. 辅助检查　纤维胃镜检查发现溃疡病变,胃溃疡患者需取病理活检,同时检测幽门螺杆菌。

【鉴别诊断】

1. 胆囊结石、慢性胆囊炎　多位于右上腹,伴右肩背部疼痛、厌油等不适,肝胆超声可确诊。

2. 慢性胰腺炎　反复发作腹痛,疼痛较剧烈,多伴腹胀、消瘦、腹泻及营养不良等,血胰酶检测及超声检查可确诊。

【治疗】

胃十二指肠溃疡以内科治疗为主,如下情况应考虑外科手术:

1. 内科治疗无效的良性溃疡;

2. 溃疡合并穿孔、大出血、瘢痕性幽门梗阻;

3. 溃疡癌变;

4. 胰源性溃疡。

【预后与转归】

对溃疡合并的并发症,早期外科及时处理,预后良好,溃疡复发率较低。

【典型病例】

患者,男性,34岁,因"突发上腹部剧痛6小时"入院。患者6小时前饱食后突发上腹部剧烈疼痛伴恶心,呕吐少量酸性胃内容物。起病后腹痛呈持续性,性质剧烈如刀割样,疼痛范围很快扩展到右下腹和全腹部。活动时腹痛加剧,伴大汗淋漓和头晕眼花,无发热,无腰痛,无尿急尿频尿痛、无肉眼血尿,无咳嗽咳痰,无胸闷不适等。自服"胃药"(具体不详)无好转,即由家人送来医院。近期患者饮食睡眠良好,大小便正常,体重无明显变化。既往史:患者5年来反复出现上腹不适,反酸,易饥饿,过度饥饿或夜间腹部不适较明显,服"胃药"(具体不详)后或进食后症状缓解。体格检查:患者稍瘦,面色苍白,大汗淋漓,痛苦面容。呼吸急速,腹式呼吸消失,全腹肌紧张,呈板状腹,明显压痛和反跳痛,以上腹部最为明显,移动性浊音(+),肝浊音界缩小,肠鸣音消失。

处理原则:

1. 急诊完善术前相关检查及专科检查,包括三大常规、血肝功、生化、凝血、术前筛查、血型、胸片、心电图等;行腹部X线片明确诊断。

2. 禁食、胃肠减压,与患者家属沟通病情。

3. 拟急诊行剖腹探查术,根据术中情况,决定行穿孔修补术,或胃大部切除术。

第二节　胃十二指肠溃疡急性穿孔

急性穿孔是胃十二指肠溃疡的严重并发症,好发于十二指肠球部前壁,穿孔早期为化学性腹膜炎,6~8小时后转为化脓性腹膜炎。

【诊断要点】

1. 既往多有消化性溃疡病史,或长期口服激素、非甾体类药物史。

2. 突发上腹部疼痛,程度剧烈,迅速蔓延至全腹,可能伴发热、呕吐等。

3. 查体可有弥漫性腹膜炎体征:全腹压痛、反跳痛、板状腹。

4. 腹部 X 线片可见膈下新月形游离气体,血常规提示白细胞、中性粒细胞比值升高。

【鉴别诊断】

1. 急性胰腺炎　多腹胀、呕吐明显,压痛点多局限于左中上腹,腹 X 线片未见游离气体,血胰酶指标升高。

2. 急性阑尾炎合并穿孔　腹痛程度较轻,压痛、反跳痛以右下腹明显,气腹征较少见。

3. 急性胆囊炎合并穿孔　既往多有胆囊炎发作史,可伴发热、寒战,气腹征较少见。

【治疗】

1. 非手术治疗　保守治疗适用于症状轻,一般情况良好,发病时间较短,炎症已局限包裹的空腹穿孔患者,包括禁食、胃肠减压、广谱抗生素、质子泵抑制剂、维持水电解质平衡、营养支持等。

2. 手术治疗　对于多数患者,手术仍是首选方案。手术方式应根据患者的一般情况及术中探查所见进行选择。

(1)单纯穿孔修补术:适用于穿孔时间超过 12 小时,腹腔污染及炎症感染较重或患者一般情况差、无法耐受较长时间手术,或既往未接受规律溃疡治疗的年轻患者。

(2)胃大部切除术:适用于穿孔时间较短,腹腔感染轻,一般情况良好的患者;同样适用于穿孔病灶较大,合并出血或不全梗阻的患者。同时可在此基础上加行迷走神经选择性离断术。

(3)腹腔镜手术:随着目前微创外科的发展,腹腔镜手术在胃十二指肠溃疡急性穿孔中的应用越发广泛,具有创伤小、美容效果好、患者恢复快、术后粘连性肠梗阻发生概率低等优势。

第三节　胃十二指肠溃疡大出血

胃十二指肠溃疡基底的血管壁被侵蚀后可导致血管破裂出血,多数情况下需外科手术治疗。消化性溃疡大出血以胃小弯及十二指肠球部后壁多见。

【诊断要点】

1. 既往多有溃疡病史。

2. 突发排柏油样便,可伴有呕血及休克症状。

3. 查体　主要是休克相关体征,包括面色苍白、口渴、出冷汗、脉速等。

4. 纤维胃镜检查可发现出血病灶。

【鉴别诊断】

1. 门静脉高压食管-胃底静脉曲张破裂出血　出血量更大,多为呕血,既往可有乙肝或酒精性肝硬化病史,多伴有腹水、脾功能亢进等表现。

2. 应激性溃疡　亦为出血性胃炎,多发生于急性创伤或手术后,纤维胃镜检查可确诊。

3. 胆道出血　出血量较少,多伴有胆道症状,如发热、寒战、黄疸等。

【治疗】

1. 非手术治疗　包括留置胃管行胃肠减压,同时可观察出血情况及止血效果,并可经胃管注入去甲肾上腺素、冰生理盐水等药物治疗。全身治疗包括使用抗生素预防感染、输血、止血,使用质子泵抑制剂及生长抑素等;纤维胃镜检查可明确诊断,同时对于出血量不多的患者,胃镜下钳夹止血有时可以达到止血目的。

2. 手术治疗　当出现如下情况时,应考虑急诊手术治疗:

(1)出血量大,大量输血(800ml)6~8小时后血压、脉搏等生命体征仍不稳定者;

(2)既往有反复溃疡并出血病史;

(3)老年患者,机体功能难以耐受大出血,应在身体情况允许时行急诊手术。

3. 手术方式　一般应施行包括切除溃疡在内的胃大部切除术,病情危重且溃疡切除困难时,可行溃疡出血动脉缝扎及溃疡旷置术。

第四节　胃十二指肠溃疡瘢痕性幽门梗阻

幽门梗阻包括痉挛、水肿及瘢痕性三种,仅瘢痕性幽门梗阻需手术治疗。

【诊断要点】

1. 既往有长期溃疡病史。

2. 反复上腹饱胀感,进食加重,可伴呕吐胃内容物,不含胆汁。

3. 查体　上腹膨隆,可见胃蠕动波,振水音(+)。

4. 上消化道造影检查　胃扩张明显,造影剂在幽门处通过困难,在造影 6 小时后胃内仍有 25% 钡剂残留,则提示有胃潴留,24 小时后胃内仍有钡剂则为明显幽门梗阻。需要注意的是,在高度怀疑完全幽门梗阻时,应选择碘剂,而非钡剂检查,以避免钡剂排出困难。

【鉴别诊断】

1. 痉挛及水肿性幽门梗阻　多为暂时性梗阻,经洗胃、抑酸、解痉等药物治疗后可缓解。

2. 胃癌　胃窦癌或 Borrmann Ⅳ 型胃癌可有上消化道梗阻症状,胃镜下病理活检可明确诊断。

3. 肠系膜上动脉综合征　呕吐物含胆汁,改变体位后腹部症状可缓解,上消化道造影及肠系膜上动脉血管夹角的超声测量可协助诊断。

【治疗】

1. 一般治疗　包括胃肠减压,温生理盐水洗胃以减轻胃壁水肿,纠正水电解质紊乱,营养支持治疗等。

2. 手术治疗　切除包括胃窦梗阻部位在内的胃大部切除术是首选的术式。

第五节　胃　　癌

胃溃疡可并发癌变,好发于 50 岁以上男性,近年来发病有年轻化趋势。

【诊断要点】

1. 早期胃癌可无特异性症状,部分患者可有上腹隐痛、消瘦、乏力、食欲减退等表现。

2. 查体　上腹可有轻压痛,部分患者可扪及上腹包块。应注意触诊左锁骨上淋巴结有无肿大。

3. 纤维胃镜及病理活检可明确诊断,肿瘤标志物 CEA、CA19-9 等结果可能升高。

4. 应完善超声胃镜或腹部 CT、胸部 CT 等检查,明确肿瘤分期。

【鉴别诊断】

1. 胃溃疡　为良性病变,胃镜病理活检可协助诊断。有时病理活检结果与临床诊断不符,可多次活检。

2. 胃淋巴瘤　与胃癌较难鉴别,病理活检及免疫组织化学相关检查可协助诊断,有时活检病理亦无法明确诊断,需切除标本后进行病理检查方能确定。

【治疗】

1. 应进行术前肿瘤临床分期及身体状况评估,评估手术机会及排除手术禁忌证。

2. 部分早期胃癌患者,可行内镜下胃黏膜切除术。

3. 对进展期胃癌患者,D$_2$淋巴结清扫的根治性胃癌切除术是首选的方式。

4. 对无法根治但合并并发症(梗阻、出血、穿孔等)的晚期胃癌患者,可行姑息性手术,包括胃空肠吻合术、空肠造口术、穿孔修补术等。

5. 除部分早期胃癌患者外,胃癌术后需辅助化疗,常见的化疗方案包括 ECF、S1、FOLFOX 等。

【预后与转归】

早期胃癌治疗效果较好,5 年生存率可达到 80% 以上,中晚期胃癌预后较差,Ⅱ期 5 年生存率为 55%,Ⅲ期 5 年生存率为 15%~30%,Ⅳ期 5 年生存率仅 2%。

（方佳峰）

第二十二章 肠 疾 病

第一节 肠炎性疾病

一、肠结核

肠结核系结核分枝杆菌侵犯肠道引起的慢性特异性感染,好发于回盲部及末段回肠,当出现肠狭窄、炎性肿块或肠穿孔时,需手术治疗。

【临床特点】

1. 好发于 20~40 岁青年。

2. 多有消瘦、午后低热、盗汗、食欲减退等全身症状。

3. 消化道症状包括脐周隐痛、便秘与腹泻交替发生等。

4. 并发外科情况时,可有右下腹包块、发热、腹痛等症状。

【诊断要点】

1. 病史 青年,有结核全身症状及消化道症状。

2. 查体 右下腹及脐周压痛,合并慢性梗阻时可见肠型或扪及右下腹包块。

3. 辅助检查 X 线造影可见病变肠段痉挛收缩、肠管僵硬狭窄、黏膜紊乱;纤维结肠镜可见末段回肠病变,活检可协助诊断。

4. 结核相关检查 包括血沉、粪便找结核分枝杆菌、PPD 皮试、血 T-SPOT、抗结核抗体检测等。

【鉴别诊断】

1. 克罗恩病 病变可累及结肠,肺部检查无结核病灶,相关结核检查阴性。

2. 急性阑尾炎 肠结核急性穿孔时症状类似急性阑尾炎,应仔细询问病史,患者既往无结核基础疾病,无发热、腹泻等病史。

【治疗】

1. 肠结核以内科抗结核治疗及支持疗法为主。

2. 手术适应证 并发肠梗阻、急性肠穿孔、慢性肠穿孔形成局限性脓肿或肠外瘘、合并肠道大出血。

3. 除急诊情况外,一般建议抗结核治疗至少 2 周以上再行手术。

4. 手术原则

(1)小肠结核应切除病变肠段,行肠吻合术,应珍惜肠管,避免广泛切除小肠;

（2）回盲部结核可行右半结肠切除术；

（3）慢性肠穿孔并脓肿形成，应行脓肿切开引流术；

（4）肠外瘘治疗同一般肠瘘；

（5）术后应继续规律抗结核治疗。

【预后与转归】

本疾病的关键在于全身抗结核治疗，外科治疗主要是针对其并发症处理。若抗结核治疗效果满意，可获得良好预后。

【典型病例】

患者，男性，32岁，因"反复脐周隐痛2年，加重伴停止排气排便3天"入院。患者2年前无明显诱因出现脐周隐痛，阵发性，进食后可加重，可自行缓解，未予重视，症状反复发作。3天前患者出现脐周疼痛加重，为持续性绞痛，无放射至其余部位，伴腹胀，肛门停止排气排便，恶心，无呕吐，伴低热，体温38.2℃，至当地诊所就诊，查腹部X线片提示"小肠低位梗阻"，予禁食、抗炎、补液治疗，症状缓解不明显，遂至我院急诊就诊，急诊拟"急性完全性肠梗阻"收入我科。起病以来，患者未进食，未解大便，小便正常。既往史：半年前体检时发现"活动性肺结核"，未规律服药。体格检查：患者消瘦，急性病容。腹膨隆，可见肠型，全腹压痛，反跳痛可疑阳性,以脐周明显,移动性浊音(-),肝浊音界无缩小,肠鸣音亢进。

处理原则:

1. 完善相关检查,包括三大常规、血肝功、生化、凝血、术前筛查、血型、抗结核抗体、PPD 试验、血沉、血 T-SPOT 检测、胸片、心电图等。

2. 禁食、胃肠减压、抗感染、补液、营养支持治疗,与患者家属沟通病情。

3. 考虑患者存在急性完全性肠梗阻、肠结核可能,保守治疗无效,可行剖腹探查术,根据术中探查情况,决定具体手术方式。

二、克罗恩病

克罗恩病病因不明,欧美常见,我国发病率较低,可累及胃肠道任何部位,但以末段回肠多见。病变多呈节段性分布,受累肠壁水肿增厚,管腔狭窄,可发生溃疡,并形成内瘘及外瘘。克罗恩病以内科治疗为主,合并并发症时需外科处理。

【临床特点】

1. 起病多缓慢,病程长。

2. 平时可有腹痛、腹泻、低热、体重下降等。

3. 部分患者可出现不完全性肠梗阻症状。

【诊断要点】

1. 阵发性绞痛,多可耐受,以脐周或右下腹明显,可伴腹泻、便血等。

2. 可有全身症状,如食欲缺乏、乏力、低热等。

3. 合并内瘘或粘连时,可扪及腹部包块。

4. X 线钡餐检查提示末段回肠狭窄、管壁僵硬、黏膜皱襞消失,可有溃疡形成;纤维肠镜可见肠管呈炎症性改变。

【鉴别诊断】

1. 肠结核 病变很少累及结肠,可有肺结核病史、症状,相关结核检查阳性,鉴别困难时可经验性抗结核治疗以排除,必要时需剖腹探查方可明确。

2. 溃疡性结肠炎 可累及结直肠,肠镜检查可供鉴别。

3. 急性期应与急性阑尾炎鉴别,后者平素有慢性腹痛、腹泻、低热等症状,右下腹压痛固定且局限。

【治疗】

1. 非手术治疗 克罗恩病以内科治疗为主,抗炎药物可使用柳氮磺吡啶,肾上腺皮质激素可控制病情进展,同时予解痉、肠外营养支持等治疗。

2. 手术治疗 当合并肠梗阻、肠穿孔、肠道出血、肠内/外瘘或慢性穿孔脓肿形成时,需手术治疗。手术方式根据病变部位及病变合并症状决定,包括肠段切除吻合、脓肿引流、瘘管切除等。

【预后与转归】

该病可反复发作,即使手术切除病变肠管,复发率仍可高达50%以上,需规律长期内科治疗。

三、溃疡性结肠炎

溃疡性结肠炎可发生于结直肠任何部位,主要侵犯直肠、乙状结肠,较少累及小肠,病变多局限于黏膜及黏膜下层,呈慢性、间歇性发作,少数可急性发作。

【临床特点】

1. 主要呈慢性间歇性发作,病程长,起病缓慢。

2. 主要表现为血性腹泻,多为脓血便,可伴轻到中度痉挛性腹痛。

3. 可有发热、贫血、营养不良等全身症状。

【诊断要点】

1. 反复间歇性发作的下腹部疼痛,伴血性腹泻,可有脓血便。

2. 可有发热、贫血、营养不良等全身症状。

3. 辅助检查 X线造影可见病灶结肠袋消失,肠管僵直,管腔狭窄;结肠镜可见肠道黏膜充血水肿,并散在出血点及溃疡。

4. 急性发作期应尽量避免肠镜检查,以发生急性结肠穿孔。

【鉴别诊断】

1. 克罗恩病 病变以回肠末段为主,病变呈节段性分布。

2. 细菌性或阿米巴痢疾 多有急性感染表现,大便相关细菌培养可有阳性结果。

3. 肠结核 以侵犯小肠为主,结核相关检查结果阳性。

【治疗】

1. 溃疡性结肠炎以内科治疗为主,包括少渣饮食,必要时可行肠外营养支持治疗,口服柳氮磺吡啶及甲硝唑,重症者可使用激素治疗。

2. 手术适应证包括并发中毒性巨结肠、穿孔、出血、难以忍受的结肠外症状及癌变等。

3. 手术方式

(1)全结、直肠切除及回肠造口术:该术式切除了病变可能复发的部位,也解除了癌变的危险,是治疗溃疡性结肠炎的金标准术式。

(2)结肠切除、回直肠吻合术:该术式保留了部分直肠,避免了造口,适合年轻、对造口排斥的患者,但残留的直肠可能成为复发或癌变的部位。

（3）结直肠切除、回肠储袋肛管吻合术：该术式切除了全结肠及中上段直肠，同时剥除下段直肠黏膜，回肠经直肠肌鞘拖出与肛管吻合，在最大限度切除病变部位的同时，保留了肛门功能，避免了永久性回肠造口。

【预后与转归】

该病多迁延反复，轻症者预后较好，治疗缓解率可达 80%。全结肠、直肠切除可治愈多数伴有并发症的患者。

第二节　肠息肉及肠息肉病

肠息肉及肠息肉病是指从黏膜表面突出到肠腔内的隆起状病变。根据病理类型不同，可分为腺瘤性、炎性、错构瘤性及其他类型息肉。超过 2 个的息肉称为多发性息肉；超过 100 个息肉，并有特殊临床表现者，称为息肉病，如黑斑息肉病、家族性腺瘤性息肉病等。

【临床特点】

1. 肠息肉可发生于胃肠道任何部位，大肠息肉以乙状结肠及直肠多见。

2. 息肉性质以腺瘤性息肉多见。

3. 直径大于 2cm 者，癌变概率较高。

4. 黑斑息肉病较少癌变,家族性腺瘤性息肉病癌变概率极高。

【诊断要点】

1. 可无明显症状,有症状者多为间歇性便血,可有黏液,当息肉较大时,可有肠套叠、肠梗阻等症状。

2. 纤维结肠镜既是诊断息肉的方法,同时也可对息肉进行切除或活检等。

3. 息肉的病理类型需待病理结果证实。

【鉴别诊断】

主要是肠息肉病的鉴别诊断:

1. 黑斑息肉病 青少年多见,常有家族史,息肉可发生于全消化道,在口唇及其周围、口腔黏膜、手掌、足趾或手指上可有色素沉着,亦称为 Peutz-Jeghers 综合征。

2. 家族性息肉病 又称家族性腺瘤性息肉病(familial adenomatous polyposis,FAP),系 5 号染色体长臂上的 *APC* 基因突变导致。多于青少年起病,主要累及结直肠,几乎最终都会癌变,需手术切除。

3. Gardner 综合征 也和遗传因素有关,但发病年龄偏晚,多于 30~40 岁出现,癌变倾向明显,治疗原则同 FAP。

【治疗】

1. 炎性息肉及增生性息肉可定期纤维内镜随诊，无需手术治疗，但因需病理以明确性质，多仍主张肠镜下切除。

2. 对直径不超过 2cm，带蒂的腺瘤样及绒毛状息肉，可行肠镜下圈套器切除或电灼切除并送病理检测。对直径超过 2cm，癌变概率高，或基底宽的无蒂息肉，可行病理活检后，行部分肠段切除或根治性肠段切除。

3. 对 FAP 及 Gardner 综合征，可行手术治疗。手术方式包括：全结、直肠切除及回肠造口术；结肠切除、回直肠吻合术；结直肠切除、回肠储袋肛管吻合术等。

【预后与转归】

1. 炎性息肉的预后与原发疾病的疗效有关，癌变概率极低，随访即可。

2. 腺瘤性息肉切除 1 年后应复查结肠镜。

3. FAP 患者应终身随诊，定期复查结肠镜，明确有无复发。

第三节　结　肠　癌

既往将结肠癌与直肠癌统称为大肠癌，近年来的研究发现，结肠癌与直肠癌在生物学行为、治疗方法上存在一定的差异,现已将其分开叙述。结肠癌(colon cancer)发病率高,以腺癌最为常见,预后较好,其次为黏液腺癌,预后较差;其主要通过淋巴转移,远处转移以肝转移最为常见,其次为肺、骨等转移。

【临床特点】

1. 右半结肠癌与左半结肠癌的临床特点有所区别,前者以腹部包块、消瘦、贫血、低白蛋白血症等全身症状明显,后者以排便习惯及大便性状改变为主。

2. 早期症状可能不明显,可能有腹痛、腹胀、大便带血、黏液便等。

3. 中晚期结肠癌可并发肠梗阻症状。

【诊断要点】

1. 结肠癌早期症状不明显,易被忽视。若有排便习惯及大便性状改变、腹部隐痛、消瘦、乏力等症状,应进一步检查。

2. 对有便秘、慢性阑尾炎、结肠息肉、结肠癌家族史等高危因素患者,应适当建议进行结肠镜检查。

3. 纤维结肠镜能明确有无肠道肿物及部位,病理活检能明确肿物性质。

4. 胸腹部 CT 检查可利于肿瘤的临床分期,并进一步指导治疗。

【鉴别诊断】

1. 结肠良性肿瘤　最常见的是没有癌变的结肠息肉。肿瘤一般较小、质软、活动度可，可带蒂，结肠镜及病理活检可明确诊断。

2. 溃疡性结肠炎　可有便血、腹痛、腹泻症状，但全身中毒症状更为明显，结肠镜可见结肠多发溃疡病灶，病理活检为炎症改变。

【治疗】

结肠癌的治疗强调手术为主，化疗、靶向治疗为辅的治疗模式。

1. 对没有远处转移及局部侵犯的结肠癌，应争取行根治性手术切除，范围包括肠段切除及相应区域淋巴结的清扫。

2. 对无法行根治手术的患者，在出现外科并发症，包括梗阻、穿孔、大出血等情况时，仍应考虑姑息切除手术或造口手术。

3. 化疗强调以氟尿嘧啶为基础的方案，常见的方案包括 mFOLFOX-6、XELOX 等，疗程为 24 周。

4. 靶向药物治疗包括抗 EGFR、抗 VEGF 等药物，前者需要进行 *k-ras* 等基因的检测，仅野生型患者可考虑使用。

【预后与转归】

结肠癌整体治疗效果较好。TNM 分期为I期的患者术后 5 年生存率可达 90% 以上,Ⅱ期为 80% 左右,Ⅲ期 60% 左右,但黏液腺癌的预后较差。近年来,随着大便潜血检查及结肠镜检查的普及,早中期结肠癌检出率增加。同时,低脂、高纤维饮食有利于结肠癌的预防。

第四节　直　肠　癌

直肠癌(rectal cancer)的定义是距齿状线以内 12~15cm 的肠管发生的恶性肿瘤,根据距齿状线距离,可分为高位、中位及低位直肠癌。直肠肿瘤的发生部位对治疗方式的选择有重要影响。

【临床特点】

直肠癌的发生部位距肛门口近,主要症状为便血、大便次数增多、里急后重感等。因中低位直肠癌更为常见,直肠指检多可触及肿物,应重视直肠指检的筛查作用。

【诊断要点】

1. 便血、黏液血便、里急后重感,肿瘤较大时可有大便变细,甚至排便困难。

2. 直肠指检可扪及中低位直肠肿物,应记录肿物距齿状线距离、位置(胸膝位或左侧卧位几点钟方向)、质地、活动度、大小、退指指套有无血染等。

3. 纤维结肠镜及病理活检可明确诊断,同时了解近端肠管有无合并息肉或多原发癌的可能。

4. 胸腹部 CT、盆腔 MRI 可对肿瘤进行临床分期。

【鉴别诊断】

1. 痔、肛裂等良性直肠肛门疾病 前者为无痛性便血,血液滴至大便表面,多有进食辛辣食物史;后者可伴疼痛、大便干结等情况。

2. 直肠息肉 可有便血症状,但肿物多带蒂,活动度好,质地偏软,对直径超过 2cm 的直肠息肉,应完整切除送病理检查,同时应标记息肉根部,明确根部有无癌变。

3. 盆腔肿瘤 盆腔肿瘤可压迫直肠,导致里急后重、大便变细等症状。直肠指检可扪及肠壁外压肿物,直肠黏膜光滑。

【治疗】

根据直肠癌的部位及临床分期,治疗方式的选择有所不同;直肠指检、胸腹部 CT、盆腔 MRI 对直肠癌的肿瘤定位及临床分期有重要作用。

1. 局部切除术 包括经肛局部切除术、经肛门内镜微创手术(transanal minimally invasive surgery, TAMIS)等,适用于肿瘤部位低而病变小,浸润黏膜及黏膜下层,病理分化类型较好者。

2. 根治性切除术 主要包括直肠前切除术及经腹会阴直肠癌根治术(abdominal perineal resection,APR),一般以距齿状线 5cm 为界,超过 5cm 可选择前者,但亦应结合术中游离情况、肿瘤大小、分化类型等综合考虑;对身体情况较差,不宜行 Miles 术或一期切除吻合的患者,可行 Hartmann 手术(远端直肠封闭,近端结肠造口)。

3. 姑息手术 对于急性梗阻、全身情况较差不能耐受大型手术的患者,可行乙状结肠造口术,解除梗阻,提高生活质量。

4. 腹腔镜手术 目前已证实腹腔镜直肠癌手术与开放直肠癌手术在肿瘤根治度及安全性方面没有统计学差异,但前者创伤更小、术后恢复更快,目前已成为直肠癌手术的首选方法。

5. 化疗及放疗 对 TNM 分期为Ⅲ、Ⅳ期及部分Ⅱ期的患者,应予以化疗和/或放疗,化疗同样以氟尿嘧啶为基础,常见的方案包括 mFOLFOX-6、XELOX 等,疗程为 24 周。

6. 新辅助治疗 目前推荐对局部中晚期的中低位直肠癌(cT3-4N1-2),应在术前进行新辅助治疗+手术+术后辅助治疗的"三明治"式方案。

【预后与转归】

直肠癌治疗效果与结肠癌相似。TNM 分期为Ⅰ期的患者术后 5 年生存率可达 90%左右,Ⅱ期为 75%左右,Ⅲ期 55%左右。

第五节 其他良性直肠肛管疾病

一、痔

痔为曲张的静脉团,以齿状线为界,痔可分为内痔(齿状线上直肠黏膜下)、外痔(齿状线下肛管皮下)及混合痔(两者交通汇合形成),是成人最常见的良性肛门直肠疾病。

【临床特点】

1. 痔发病率高,与饮食、生活习惯有密切关系,包括辛辣饮食、久坐、饮酒、熬夜、排便时间长、妊娠等。

2. 男女发病比例均高,容易反复发作。

【诊断要点】

1. 内痔主要表现为无痛性便血,鲜红色,无与大便混匀,多于便秘、排便困难后出现,可伴或不伴痔脱出。

2. 外痔多无症状,继发血栓形成时,可伴明显疼痛,可触及质韧暗紫色肿块。

3. 对无脱出的内痔,经肛门镜检查可发现直肠下段黏膜充血肿胀、曲张的痔静脉团。

【鉴别诊断】

1. 肛裂　表现为便血,但伴有剧烈疼痛,多有大便干结或腹泻情况。

2. 直肠肿瘤　包括直肠息肉及直肠癌等,直肠指检多可触及肿物,便血可与大便混匀。

3. 直肠脱垂　需与内痔脱出相鉴别,前者脱出物为肠管,可呈同心圆结构。

【治疗】

1. 保守治疗　无症状的痔无需治疗,有症状的痔以缓解症状为主,对便血的内痔患者可予通便、消肿等处理,同时予高锰酸钾温水坐浴,消炎止痛栓剂纳肛等。

2. 手术治疗　在保守治疗无效的情况下,考虑手术治疗,手术方式包括血栓外痔剥除、硬化剂注射、痔核胶圈套扎、吻合器痔上黏膜环切术(procedure for prolapse and haemorrhoids,PPH)等。其中 PPH 是相对最彻底的手术方式,适应证包括Ⅲ、Ⅳ度内痔,保守治疗无效的Ⅱ度内痔及混合痔患者。

【预后与转归】

痔容易反复发作,手术后若不注意保持良好的生活饮食习惯,容易复发。

二、肛裂

因便秘、损伤等原因导致的肛管皮肤溃疡称为肛裂,多位于胸膝位 6 点及 12 点方向。

【诊断要点】

1. 表现为剧烈疼痛后的便血,多于排便困难、大便干结后出现。

2. 查体　肛门口处可见放射状皮肤溃疡破损,急性期可有渗血,慢性期可合并前哨痔。

【治疗】

1. 保守治疗　通便药物,高锰酸钾温水坐浴等。

2. 肛裂切除术　适用于经久不愈的慢性肛裂患者。

【预防】

最主要的是保持大便通畅,避免干结,多进食粗纤维食物,保持局部干洁。

三、肛周脓肿及肛瘘

肛窦处感染,形成脓液后,可向深部形成肛周脓肿、坐骨直肠间隙脓肿,穿过肛提肌可形成骨盆直肠间隙脓肿。当脓肿向表面及直肠壁破溃或经切开引流术后,可形成肛瘘。因此,肛周脓肿及肛瘘可认为是同一疾病的不同阶段表现。

【诊断要点】

1. 肛周脓肿主要表现为肛周疼痛,呈波动性,严重者可有全身感染症状,包括发热、畏寒、乏力等;肛瘘可表现为肛周渗液、流脓。

2. 查体　肛周脓肿患者可见肛周皮肤明显红肿，波动感存在，压痛明显，细针穿刺可抽出脓液；对深部的脓肿，表面压痛及波动感可不明显，直肠指检可触及直肠壁处包块，可有波动感；肛瘘可于肛周表面触及外口，挤压可有脓液流出，直肠指检可触及条索状结构，系窦道，有时可扪及直肠壁上的内口。

【鉴别诊断】

肛周感染及肛瘘诊断并不困难，但对反复发作的肛周感染，应警惕有无合并炎症性肠病的可能。

【治疗】

1. 保护治疗　对肛周感染，尚未形成脓肿者，可予高锰酸钾温水坐浴、抗感染等治疗。

2. 手术治疗　肛周脓肿一旦形成，应切开引流；肛瘘一旦形成，亦应手术治疗，手术方法包括瘘管切开、肛瘘挂线、肛瘘切除术等。

【预后与转归】

肛周脓肿切开引流后容易形成肛瘘，肛瘘术后亦容易复发，寻找正确的窦道是降低复发概率的关键。

（方佳峰）

第二十三章　肝脏疾病

第一节　细菌性肝脓肿

细菌性肝脓肿(bacterial liver abscess)是肝发生细菌感染发展形成的脓肿。最常继发于胆道感染,其次为炎症经肝动脉、门静脉或淋巴系统侵及肝脏,也可因开放性肝损伤导致细菌直接侵入。

细菌性肝脓肿最常见的致病菌为肠源性革兰氏阴性杆菌,也可由肠球菌、微需氧菌或厌氧链球菌等引起。血源性播散引起的肝脓肿则多由金黄色葡萄球菌引起。

【临床特点】

多继发于其他感染性前驱疾病。

1. 一般起病较急,伴寒战、高热,发热多呈弛张型,体温在39~40℃之间,为最常见症状。

2. 肝区持续性钝痛或胀痛;早期为持续性钝痛,晚期多为锐性剧痛,若炎症刺激横膈肌或扩散至胸部,可伴右肩牵涉痛或胸痛。

3. 全身症状以恶心、呕吐，食欲减退或乏力为主，严重者短期可出现重病消耗面容。

4. 肝大并有压痛为最常见体征；右下胸及肝区有叩击痛；肝脏边缘表浅处脓肿可有明显压痛及腹肌紧张；肝脓肿较大时可出现右季肋部饱满或隆起。

【诊断要点】

1. 病史及临床表现（寒战、高热、肝区疼痛或肝大等）。

2. 化验检查　血常规提示白细胞计数及中性粒细胞比例明显增高。

3. 影像学检查　B超及CT作为首选的检查方法，其阳性诊断率高。必要时可在B超引导下或在肝区压痛最明显处，进行诊断性穿刺，以确定诊断。

【鉴别诊断】

1. 胆囊及胆道疾患　胆囊和胆道疾病常有急性发作史。如为单纯胆石症，则全身反应不显著而恶心、呕吐常为突出表现。急性胆囊炎常有明显局部疼痛和压痛，且常能扪及肿大胆囊。

2. 阿米巴性肝脓肿　见本章第二节。

3. 右膈下脓肿　多继发于化脓性腹膜炎及腹部手术后。B超可作鉴别。

4. 肝癌 起病相对较缓,肝大质地较硬,血清甲胎蛋白(AFP)多呈阳性。B 超及 CT 可作鉴别。

【治疗】

1. 非手术治疗 适用于急性期肝局限性炎症、尚未形成脓肿或者多发性小脓肿。

(1)抗生素治疗:在未确定致病菌时,可参考常见肝脓肿致病菌选用广谱抗生素,之后再根据细菌培养或药敏试验调整抗生素。

(2)积极治疗原发病灶、加强全身支持治疗:营养支持、纠正水电解质紊乱等。

(3)B 超引导下经皮肝穿刺脓肿置管引流术:单个肝脓肿较大者(>4~5cm)可选用该疗法。

(4)手术脓肿切开引流:适用于原发疾病(如肝内胆管结石并发化脓性胆管炎)需接受手术治疗,或者位于肝脏表浅部位单个体积较大脓肿易于手术引流者。

2. 手术治疗 慢性局限性厚壁肝脓肿等患者可选用肝叶、段切除术。

【预后与转归】

1. 正确及时地处理治疗,患者一般预后较好。

2. 若合并严重原发疾病,如重症化脓性胆管炎,也可造成患者死亡。

【典型病例】

患者,女性,76 岁,因"间断发热 15 天"入院,患者于 15 天前吃隔夜锅包肉后出现腹痛、发热,体温最高可达 39℃,伴寒战,就诊于当地医院诊断为"胆囊炎",行抗感染治疗(具体药物及方案不详),病情未见明显好转。8 天前就诊于吉林市医院,行肺 CT 检查示:双肺多发团块状阴影,其间可见空洞,先后给予"亚胺培南""头孢吡肟"抗感染治疗,患者发热症状好转,但肺部 CT 可见病情进展。今为求进一步明确诊治来我院就诊。既往有糖尿病史 2 年;高血压史 1 年,血压最高达 180/110mmHg。体格检查:体温 37.1℃,心率 90 次/min,血压 110/70mmHg。胸廓对称,双肺叩诊呈清音,双肺可闻及散在湿啰音,未闻及胸膜摩擦音。心音正常,节律规整,各瓣膜听诊区未闻及病理性杂音及额外心音及杂音,未闻及心包摩擦音。

处理原则:

1. 急诊完善术前相关检查及专科检查,包括三大常规、血肝功、生化、凝血、术前筛查、血型、胸片、心电图等;行腹部彩超明确诊断,必要时可行肝胆脾增强 CT。

2. 抗感染、营养支持等对症处理,与患者家属沟通病情。

3. 若脓肿较大,抗生素治疗无效,可行 B 超引导下经皮肝穿刺脓肿置管引流术、手术脓肿切开引流、手术切除等治疗。

第二节 阿米巴肝脓肿

阿米巴肝脓肿(amebic liver abscess)是肠道阿米巴感染的并发症,脓肿常较大,多单发,常见于肝右叶。

【临床特点】

1. 病程与脓肿大小及部位、有无并发症有关。大多缓慢起病,有不规则发热、盗汗等症状。

2. 食欲减退、腹胀、恶心、呕吐、腹泻、痢疾等症状,肝区痛为本病之重要症状,呈持续性钝痛,深呼吸及体位变更时加剧,夜间疼痛常更明显。

3. 体征 患者有中上腹或左上腹痛,向左肩放射,剑突下肝脓肿或中、左上腹饱满、压痛、肌肉紧张及肝区叩痛;肝脏往往呈弥漫性肿大,病变所在部位有明显的局限性压痛及叩击痛,肝脏下缘钝圆,有充实感,质中坚。部分患者肝区有局限性波动感。黄疸少见且多轻微,多发性脓肿中黄疸的发生率较高。可伴慢性病呈衰竭状态,消瘦、贫血、营养性水肿,发热反而不明显。

【诊断要点】

1. 阿米巴痢疾病史,但起病较缓慢,病程较长。

2. 以长期发热、右上腹或右下胸痛、全身消耗及肝大压痛、血白细胞增多等为主要临床表现,且易引起胸部并发症;但也有病例起病、发展较隐匿。

3. 查体　脓肿较大,可出现局限性隆起。

【鉴别诊断】

与细菌性肝脓肿相鉴别可参考以下几点:

1. 阿米巴痢疾病史,病史较长;

2. 血象改变以嗜酸性粒细胞计数增加为主;血细菌培养常阴性;

3. 粪便检查可发现阿米巴滋养体;

4. 脓肿穿刺脓液常为巧克力色,无臭味,且可找到阿米巴滋养体;

5. 抗阿米巴药物治疗有效。

【治疗】

1. 非手术治疗　药物治疗是主要治疗手段,以甲硝唑为主。

2. 手术治疗

(1)经皮肝穿刺脓肿置管引流术;

(2)手术切开引流:适用于阿米巴治疗及穿刺引流

后高热仍不退,或脓肿破溃入胸腹腔引起脓胸或腹膜炎者;

（3）肝切除术:适用于慢性厚壁阿米巴肝脓肿等。

【预后与转归】

正确及时的处理治疗,患者一般预后较好。

【典型病例】

患者,女性,22 岁,××省卫校教师,由××省医院急症转进××医院传染科,患者几年前常有痢疾史,近年来伴发热咳嗽,X 线胸片见右肋夹角模糊,当地医院诊断为肺结核,治疗半年余,症状未见改善。近两个月来,经常发热、乏力、消瘦、黄疸进行性加重,右上腹出现压痛,经查肝脏有较大的占位性病变,遂诊断为肝癌,转××医院诊治。个人史:患者长期居住西藏拉萨地区,平素喜食生的牛羊肉类。两年前曾往亲戚家做客,当地有喝生水的习惯。体格检查:精神萎靡,皮肤黄染,体温 38.7℃,脉搏 90 次/min:右上腹有明显压痛,肝肋下 2 指可触及。

处理原则:

1. 急诊完善术前相关检查及专科检查,包括三大常规、血肝功、生化、凝血、术前筛查、血型、胸片、心电图等;行粪便寄生虫及腹部彩超明确诊断。

2. 甲硝唑、营养支持等对症治疗,与患者家属沟通病情。

3. 保守治疗无效或脓肿较大,可行经皮肝穿刺脓肿置管引流术、手术切开引流、肝切除术等治疗。

第三节 原发性肝癌

原发性肝癌(primary liver cancer)是最常见的肝恶性肿瘤,在东亚、东南亚、中非及西非等地区高发。原发性肝癌以肝细胞癌最为常见,其次为胆管细胞癌及混合型肝癌。原发性肝癌的发病与肝硬化、病毒性肝炎、黄曲霉素、亚硝胺等有关;大体病理以结节型多见,其次为巨块型,弥漫型较少见。肝细胞癌易发生肝内转移。

【临床特点】

1. 肝区疼痛　以右上腹或中上腹持续性隐痛、胀痛或刺痛为主。

2. 消化道表现　恶心、呕吐,腹胀、腹泻、食欲减退等非特异性表现;晚期患者可出现恶病质。

3. 发热　以弛张热为主,抗生素往往无效。

4. 癌旁表现　以低血糖、红细胞增多症、高钙血症及高胆固醇血症为主;也可伴有类癌综合征、高血压等表现。

【诊断要点】

1. 早期肝癌多无临床症状,临床期可出现肝区疼痛及消化道表现,晚期肝癌患者可出现肝外转移、黄疸、出血倾向等。

2. 查体　早期肝癌常无明显体征,后可出现肝大、黄疸、腹水等。

3. 辅助检查

(1)血清 AFP 检测:AFP≥400ng/ml,排除慢性肝炎、肝硬化、生殖腺胚胎源性肿瘤、怀孕等。AFP 轻度升高患者,需行动态观测,且与肝功能检测变化对比分析;检测甲胎蛋白异质体有助于提高诊断率。

(2)B 超:诊断率达 90%左右,可显示肿瘤大小、形态、部位、肝静脉或门静脉癌栓等,是目前肝癌诊断的首选方法。

(3)CT:肝癌诊断符合率在 90%以上,可检测出 1cm 左右的微小肝癌。CT 可以显示肿瘤数目、大小、位置及与周围血管或脏器的关系。

(4)MRI:对良恶性肝肿瘤的鉴别优于 CT,对小肝癌价值较高。

(5)肝动脉造影:诊断准确率高,可检测直径约 1cm 的病变。

(6)肝穿刺组织活检,必要时可行腹腔镜检查。

【鉴别诊断】

1. 转移性肝癌　AFP 检测多呈阴性,发展较慢,多无肝炎或肝硬化病史。

2. 肝硬化　肝硬化结节较大时,可出现 AFP 阳性或轻度升高,需仔细鉴别。

3. 肝良性肿瘤　全身情况较好,病程长,AFP、B 超、CT 可作鉴别。

【治疗】

治疗原则:以手术切除为主的个体化综合治疗。

1. 肝切除　仍然是肝癌治疗首选及最有效的方法。切除范围需根据肿瘤大小、部位、有无门静脉癌栓,以及肝硬化、肝功能状况而定。

(1)患者一般情况:①无明显心、肺、肾等重要脏器器质性病变;②肝功能分级为 A 级或 B 级,经短期护肝治疗后,肝功能可以恢复到 A 级;③无广泛肝外转移。

(2)根治性切除术适应证:①单发的微小肝癌;②单发的小肝癌;③单发、向肝外生长的大肝癌或巨大肝癌,与周围界限清楚,受肿瘤破坏的组织少于 30%;④多发肿瘤,但肿瘤结节少于 3 个,且局限于一段或一叶肝内。

2. 不能切除肝癌　可选择肝动脉栓塞、肝动脉化疗栓塞、冷冻、射频或微波治疗等。

3. 肝移植 手术适应证:①肝功能 C 级或长期为 B 级,且护肝治疗不能改善;②肿瘤≤5cm,数目少于 3 个;③未侵犯血管或远处转移。

4. B 超引导下经皮穿刺行射频、微波或无水酒精注射等消融治疗:适用于肿瘤较小且不宜手术切除者,尤其是接受手术切除后早期复发患者。

5. 介入治疗:可经股动脉插管至肝动脉,注入栓塞剂或抗癌药,原则上肝癌不做全身化疗。

6. 免疫治疗及基因治疗:较常见的有免疫核糖核酸、胸腺素、干扰素等。

7. 放射治疗:肿瘤局限、无远处转移且不能接受手术切除患者,可行放射治疗。

8. 肝癌并发症的处理:肝癌破裂且无法自行止血患者,需手术治疗。

【预后与转归】

1. 早期诊断、早期治疗和肝外科手术技术的进步,使原发性肝癌的总体疗效有所提高。

2. 多数患者明确诊断时已进入晚期,预后较差。

3. 肝癌即使获得根治性切除,5 年内转移复发率仍较高。

【典型病例】

患者,男性,55 岁,主因右上腹疼痛 40 余天,于 2007 年 3 月 10 日入院。患者 20 天前无明显诱因出现右上腹疼痛,呈持续性钝痛,夜间明显,疼痛不向肩背部放射,不伴有发热及恶心、呕吐等表现。在当地医院检查 B 超发现肝脏有占位性病变,考虑"肝癌",患者为进一步治疗而来我院。门诊拟"肝脏占位"收入院。患者自发病以来疼痛逐渐加重,且出现乏力、腹胀、食欲下降,体重下降约 3kg。患者既往有 30 余年的乙型肝炎病史,未行规律抗病毒治疗。体格检查:体温 36.7℃,脉搏 90 次/min。精神萎靡,面色灰暗,巩膜轻度黄染,未见肝掌,右上胸见一枚直径约 0.8cm 的蜘蛛痣,颈静脉不怒张。双肺呼吸音清,未闻及干湿啰音。腹平软,无压痛,肝肋下未触及,脾肋下 2cm,质软,无触痛,移动性浊音(+),双下肢无水肿。

处理原则:

1. 急诊完善术前相关检查及专科检查,包括三大常规、血肝功、生化、凝血、术前筛查、血型、胸片、心电图等;行腹部彩超及肝胆胰脾增强 CT 明确诊断。

2. 排除手术禁忌行肝切除术治疗,与患者家属沟通病情。

3. 无法手术的中、晚期肝癌,应采取综合治疗措施,根据病情采用中医中药治疗、化疗、冷冻、肝动脉栓塞化疗等。

第四节　肝棘球蚴病

肝棘球蚴病(hepatic echinococcosis)又称为肝包虫病(hepatic hydatidosis),属于人畜共患性寄生虫病,由细粒棘球绦虫虫卵感染引起的肝囊型棘球蚴病。

【临床要点】

1. 早期多无明显症状,病情发展可出现压迫综合征,出现肝区受压、胀痛不适;抬高膈肌,影响呼吸;压迫胆道及门静脉,出现梗阻性黄疸、脾大、腹水等;压迫胃可影响食欲。

2. 右上腹或上腹部与肝相连的包块,多呈球形,叩诊实音。

【诊断要点】

1. 流行病史或过敏反应史;

2. 包虫压迫综合征;

3. 查体触及右上腹肿块,表面光滑,压之有弹性;

4. B超检查可显示囊肿部位、大小及形态;

5. 免疫学检测　酶联免疫吸附试验、间接血凝法等。

【鉴别诊断】

1. 先天性肝囊肿　无流行病史，B 超检查可作鉴别。

2. 细菌性肝脓肿　见本章第一节。

【治疗】

手术摘除是主要疗法，药物治疗是手术的重要辅助手段。

1. 肝包虫囊肿内囊摘除术　最常用的手术方法；

2. 肝包虫囊肿外囊完整剥除术　适用于原发性包虫囊肿部分突出肝表面者；

3. 肝部分切除术　适用于包虫囊肿局限在肝脏边缘或复发的厚壁及合并感染或血性肉芽肿的包虫囊肿。

【预后与转归】

及时正确地处理，预后一般较好。

【典型病例】

患者，女性，56 岁，因"腹胀伴发热 20 余天，胸痛 2 周"于 2006 年 1 月 28 日入院。20 天前发热，最高 38.9℃，下午为著。自服退热药（不详）无缓解，伴流涕、头痛、腹胀，于当地医院行腹部 CT 检查发现肝右叶

囊性占位,诊断性腹腔穿刺:黄色混浊,细胞数 1.88×
10^{10}/L,白细胞为主,多核 50%,单核 50%;乳酸脱氢酶
(lactate dehydrogenase,LDH)619U/L,胆固醇 94mg/dl,
总蛋白 32g/L,腹水 ADA31.2U/L。考虑腹腔感染,右
肝占位,入我院行抗感染治疗。体格检查:体温
38.8℃,脉搏 102 次/min,呼吸 19 次/min,血压 135/
80mmHg,神志清楚,皮肤巩膜无黄染,双肺呼吸音清,
未闻及干湿啰音,心界不大,心率 102 次/min,律齐,腹
部膨隆,肝脾触及不满意,腹部无压痛,无反跳痛及肌
紧张,移动性浊音(+),双下肢无水肿。

处理原则:

1. 急诊完善术前相关检查及专科检查,包括三大
常规、血肝功、生化、凝血、术前筛查、血型、胸片、心电
图等;行腹部彩超及免疫学检查明确诊断。

2. 首选手术治疗,如肝包虫囊肿内囊摘除术、肝包
虫囊肿外囊完整剥除术、肝部分切除术。

第五节 门静脉高压症

门静脉高压症(portal hypertension)是一组由不同
病因所致的门静脉血流受阻、压力持续增高的症候群。
门静脉血流阻力增加是常见的门静脉高压症的始动因

素。按门静脉血流受阻部位不同,可分为肝前型、肝内型和肝后型。

【临床特点】

1. 患者多有肝炎、血吸虫病史或长期饮酒史。

2. 脾大、脾功能亢进,交通支扩张,腹水等。

3. 呕血、黑便。

【诊断要点】

1. 病史及临床表现。

2. 脾功能亢进时,白细胞、血小板或红细胞数减少;肝功能检查可见肝功能受损;肝功能损害分级标准见表23-1。

23

表23-1　肝脏储备功能 Child-PughK 评分的评判标准

临床与检测项目	肝功能评分		
	1	2	3
脑病(分级)	无	1或2	3或4
腹水	无	轻度	中度
胆红素/(mg/dl)	1~2	2.1~3	≥3.1
白蛋白/(g/dl)	≥3.5	2.8~3.4	≤2.7
凝血酶原延长时间/s	1~4	4.1~6	≥6.1

A级:5~6分;B级:7~9分;C级:≥10分。

3. X线钡餐或胃镜检查,可见食管静脉曲张情况。

4. B超、CT可明确肝硬化、脾大小、腹水等情况。

【鉴别诊断】

发生食管胃底静脉曲张破裂出血时,需与胃十二指肠溃疡、出血性胃炎等急性大出血等相鉴别。

【治疗】

1. 急性大出血的救治

(1)非手术治疗:适用于黄疸、大量腹水、肝功能严重受损(C级)发生大出血者。

1)输血,补充血容量;

2)注射升压素;

3)应用生长抑素;

4)护肝、降酶、退黄等对症治疗,必要时静脉输液治疗,如促肝细胞生长素,还原型谷胱甘肽、甘草酸类制剂等;

5)口服降门静脉压力药物:①普萘洛尔,应从小量开始,递增给药;②硝酸酯类,如硝酸异山梨酯;③钙通道阻滞剂,如硝苯地平,急症给药可舌下含服;④补充B族维生素和消化酶,如多维片(6)、复方消化酶胶囊等;⑤脾功能亢进的治疗,可服用升白细胞和血小板的药物(如利可君、鲨肝醇、氨肽素等),必要时可行脾切除术或脾动脉栓塞术治疗。

6)腹水治疗:①一般治疗包括卧床休息,限制水、钠摄入。②利尿剂治疗,如螺内酯和呋塞米。利尿效果不明显时,可逐渐加量。利尿治疗以每天减轻体重不超过 0.5kg 为宜,以免诱发肝性脑病、肝肾综合征。腹水渐消退者,可将利尿剂逐渐减量。③反复大量放腹腔积液加静脉输注白蛋白,用于难治性腹腔积液。④提高血浆胶体渗透压,每周定期少量、多次静脉输注血浆或白蛋白。⑤腹腔积液浓缩回输用于治疗难治性腹腔积液,或伴有低血容量状态、低钠血症、低蛋白血症和肝肾综合征患者,以及各种原因所致大量腹腔积液急需缓解症状患者。⑥腹腔-颈静脉引流术:即 PVS 术,是有效的处理肝硬化、腹腔积液的方法。但由于其有较多的并发症,如发热、细菌感染、肺水肿等,故应用受到很大限制。⑦TIPS,能有效降低门静脉压力,创伤小,安全性高,适用于食管静脉曲张大出血和难治性腹腔积液,但易诱发肝性脑病。

7)三腔二囊管压迫止血。

8)内镜治疗。

(2)手术治疗:非手术治疗失败的患者,肝功能为 A、B 级患者,需及时行贲门周围血管离断术等断流手术。

2. 门静脉高压症择期手术治疗

（1）分流术：

1）脾肾静脉分流术；

2）"限制性"侧侧门腔静脉分流术；

3）肠系膜上-下腔静脉"桥式"分流术。

（2）断流术：多为贲门周围血管离断术。

（3）单纯脾切除术。

【预后与转归】

肝硬化预后与病因、肝功能代偿程度以及并发症有关。酒精性肝硬化、胆汁性肝硬化、肝淤血等引起的肝硬化，病因如能在肝硬化未进展至失代偿期前予以消除，则预后较好。Child-Pugh 分级与预后密切相关，A 级最好，C 级最差。死亡原因多为肝性脑病、肝肾综合征、食管-胃底静脉曲张破裂出血等并发症。肝移植已明显改善了肝硬化患者的预后。

【典型病例】

患者，男性，45 岁，反复黑便三周，呕血一天。三周前，自觉上腹部不适，偶有嗳气，反酸，口服西咪替丁有好转，但发现大便色黑，次数大致同前，1～2 次/d，仍成形，未予注意，一天前，进食辣椒及烤馒头后，自觉上腹不适，伴恶心，并有便意如厕，排出柏油便约 600ml，并呕鲜血约 500ml，当即晕倒，家人急送我院，查血红蛋白 48g/L，收入我院进一步治疗。发病以来乏力明显，睡眠、体重大致正常，无发热。既往有乙型肝炎表面抗原(hepatitis B surface antigen,HBsAg)(+)二十余年，未行规律抗病毒治疗，有胃溃疡病史10年，常用制酸剂。查体：体温37℃，脉搏120次/min，血压90/70mmHg，重病容，皮肤苍白，无出血点，面颊可见蜘蛛痣2个，浅表淋巴结不大，结膜苍白，巩膜可疑黄染，心界正常，心率120次/min，律齐，未闻杂音，肺无异常，腹饱满，未见腹壁静脉曲张，全腹无压痛、肌紧张，肝脏未及，脾肋下10cm，并过正中线2cm，质硬，肝浊音界第Ⅶ肋间，移动性浊音(+)，肠鸣音3~5次/min。

处理原则：

1. 急诊完善术前相关检查及专科检查，包括三大常规、血肝功、生化、凝血、术前筛查、血型、胸片、心电图等；行腹部彩超明确腹水、胃镜等明确诊断。

2. 禁食、输血、输液，护肝，降酶，退黄等治疗。口服降低门静脉压力的药物，如普萘洛尔，硝酸酯类，钙通道阻滞剂，补充B族维生素和消化酶，如多维片(6)、复方消化酶胶囊等。必要时三腔二囊管压迫、经内镜硬化剂注射及血管套扎术止血。

3. 脾功能亢进的治疗　可服用升白细胞和血小板的药物(如利可君、鲨肝醇、氨肽素等)，必要时可行脾切除术或脾动脉栓塞术治疗。

4. 非手术治疗无效，可考虑行贲门周围血管离断术。

（张　译）

第二十四章 胆道疾病

第一节 胆 石 症

胆道系统发生结石称为胆石症（cholelithiasis）。根据结石成分不同分为胆固醇性、胆色素性、混合性及黑色素结石四类，可分布于胆囊及肝内外胆管。其临床表现取决于结石的部位，以及是否造成胆道梗阻和感染等因素。

【临床特点】

（一）胆囊结石

1. 患者一般无明显症状，或仅表现为厌油腻、进食后上腹饱胀不适等轻微的消化道症状，常被误诊为胃病而未及时确诊。

2. 当结石嵌顿在胆囊管颈部时可发生胆绞痛，典型的胆绞痛表现为右上腹阵发性剧烈绞痛，可向右肩背部放射，伴恶心、呕吐。临床症状可在数小时后自行缓解。如果结石嵌顿持续时间较长，合并感染时可继续发展为化脓性胆囊炎或胆囊坏疽。

3. 体征　早期仅有右上腹轻压痛,当病情进展,炎症波及腹膜时可出现右上腹压痛、反跳痛、肌紧张,Murphy 征阳性,有时可触及肿大的胆囊。结石长期嵌顿而不伴继发感染时,可导致胆囊积液,可于右上腹扪及肿大的胆囊。

(二) 肝总管、胆总管结石

1. 结石不堵塞胆管、不伴感染时可无症状。

2. 当结石阻塞胆管并继发感染时,出现右上腹及剑突下阵发性绞痛、恶心、呕吐,以及寒战、高热、黄疸,即 Charcot 三联征。当病情进展时,还可出现休克、中枢神经系统抑制症状,称为 Reynolds 五联征。

3. 体征　右上腹及剑突下压痛,甚至肌紧张、反跳痛,或触及肿大的胆囊。皮肤、巩膜黄染。

(三) 肝内胆管结石

1. 结石较小,近端胆管无梗阻时可无症状。

2. 当结石较大阻塞胆管并出现继发性感染时可表现为急性胆管炎的症状,包括寒战、高热、肝区胀痛。体征可出现肝大,肝区压痛、叩击痛。

【诊断要点】

1. 除上述临床表现及体征外,尚需影像学检查进一步明确诊断。

2. 胆石症继发感染时可表现为白细胞及中性粒细

胞增高,肝功能提示转氨酶、碱性磷酸酶及血清胆红素增高,以直接胆红素增高为主,尿常规提示尿胆原阳性。

3. B超检查　为首选,能检出2mm以上的结石。其对胆囊结石、肝内胆管结石、胆总管结石的诊断准确率分别约为90%以上、90%和70%。

4. 上腹部CT和磁共振成像(MRI)　CT可判断有无结石、结石性质、大小及分布,能清楚地显示肝内外胆管扩张的范围和程度,对胆总管结石的诊断较B超好,但价格昂贵。

5. 其他　包括内镜逆行胰胆管造影(endoscopic retrograde cholangiopancreatography,ERCP)、经皮肝穿刺胆管造影(percutaneous transhepatic cholangiography,PTC),属于有创操作,逐渐被B超、CT及磁共振检查取代,目前应用较少。

【鉴别诊断】

1. 胆囊结石常常需与胃病鉴别,二者均可表现为剑突下疼痛、饱胀不适等,除B超等影像学检查外,必要时做无痛胃镜检查,排除胃部疾病。

2. 肝内外胆管结石应排除肿瘤性疾病,主要是与胆管癌或壶腹部周围癌相鉴别,二者均可表现为梗阻性黄疸的症状,主要依靠上腹部MRI或CT等影像学检

24

查以明确病变性质和梗阻部位。

【治疗】

（一）胆囊结石

1. 对于有症状或合并并发症的胆囊结石，建议手术切除胆囊，首选腹腔镜下胆囊切除术，病情复杂或腹腔镜操作困难者，可行开腹胆囊切除术。

2. 原则上无症状的胆囊结石可观察和随诊，但如出现下列情况，建议手术切除胆囊：结石数量多且直径大于 2cm；胆囊壁钙化或瓷性胆囊；伴有胆囊息肉大于 1cm；伴有慢性胆囊炎（胆囊壁增厚大于 3mm）。

3. 由于胆囊结石患者随时可能发生胆绞痛、急性胆囊炎，甚至胆囊坏疽穿孔等并发症，又由于胆囊结石与胆囊癌发病关系密切，因此，对无症状性胆囊结石，除定期随访观察外，还应择期手术治疗。

（二）肝外胆管结石

1. 原则上，肝外胆管结石应积极手术治疗。治疗原则包括：解除胆道梗阻、取净结石、通畅胆道引流、预防结石复发、合理应用抗生素。

2. 主要的手术方式包括：胆总管切开取石、T 管引流术，为首选，随着微创技术的开展，现多采用腹腔镜手术，根据术中结石及胆总管扩展情况决定是否留置 T 管；Oddi 括约肌切开成形及胆管空肠 Roux-en-Y 吻合术,由于彻底废除了 Oddi 括约肌的功能,较少使用,仅用于胆总管下端严重狭窄或梗阻的患者。

(三)肝内胆管结石

1. 原则上对于无症状、无局限性胆管扩张的三级胆管以上的结石,无需手术,可定期观察随访。

2. 对于反复发作胆管炎的肝内胆管结石,主要采取手术治疗。手术原则是:取净结石、去除病灶、通畅引流、防止复发。

3. 肝内胆管结石的手术方式主要依据结石分布的部位及是否合并胆道狭窄等因素决定,主要包括肝切除术、胆肠吻合术、胆管切开取石术,肝移植通常用于终末期无法手术患者。

【预后与转归】

1. 对于肝外胆管结石,包括胆囊结石及胆总管结石,手术均能取得良好效果,预后好。

2. 对于肝内胆管结石,情况复杂者,手术常常无法取净结石,或术后结石复发,由于结石长期滞留以及反复发作的胆管炎,可导致胆汁性肝硬化、门静脉高压症,最终引起肝功能衰竭,甚至引起胆管癌。

【典型病例】

男性,患者,67 岁,68kg,因右上腹痛反复发作 3 年,绞痛伴发热、寒战、皮肤黄染 1 天入院。患者 3 年前开始出现右上腹绞痛,多于进食油腻食物后引起,无发热及黄疸。近 2 年腹痛发作频繁,偶有寒战、发热,无黄疸。半年前右上腹绞痛,伴轻度皮肤黄染,尿色深,经输液治疗后缓解。1 天前突感右上腹绞痛,伴寒战、高热,体温 39℃,且皮肤巩膜黄染,急诊入院。既往史:6 年前因"胆囊结石、胆囊炎"行胆囊造瘘术,3 个月后切除胆囊,术后胆绞痛症状消失。体格检查:体温 39℃,脉搏 108 次/min,血压 100/70mmHg,神清合作,皮肤巩膜黄染,腹平坦,可见右肋缘下及上腹旁正中切口瘢痕,未见肠型及蠕动波,右上腹压痛,伴肌紧张及反跳痛,未扪及肿物或肝脾,可闻及肠鸣音。

处理原则:

1. 急诊完善术前相关检查及专科检查,包括三大常规、血肝功、生化、凝血、术前筛查、血型、胸片、心电图等;行肝胆彩超及上腹部 CT 明确诊断。

2. 禁食、抗感染、抗休克治疗,与患者家属沟通病情。

3. 拟急诊剖腹探查,解除胆道梗阻,根据术中情况,决定行胆总管切开取石术,并留置 T 管引流胆汁。

第二节　慢性胆囊炎

慢性胆囊炎(chronic cholecystitis)常是急性胆囊炎反复多次发作或胆囊结石长期存在的后果,致使胆囊萎缩,囊壁增厚,内含结石,胆囊收缩功能不良。

【临床特点】

1. 临床症状常不典型,多数患者既往有胆绞痛的病史。可有嗳气、上腹饱胀不适、厌油腻等消化不良的症状。也可伴有右上腹隐痛,很少有发热。

2. 体征　可发现右上腹胆囊区有轻压痛或不适。

【诊断要点】

诊断常无困难,借助 B 超检查可发现胆囊体积缩小、胆囊壁边缘粗糙且增厚(大于 3mm),腔内常见结石。CT 表现与彩超相似。

【鉴别诊断】

1. 胆囊腺肌增生症　彩超可明确诊断,常表现为胆囊壁局部增厚。

2. 慢性胃炎或胃十二指肠溃疡　胃镜可明确诊断。

【治疗与预后】

无临床症状且不伴有胆囊结石者,可定期复查随访;有临床症状伴或不伴有胆囊结石者,应行胆囊切除术。

【典型病例】

患者,女性,50 岁,52kg,因反复右上腹痛 8 年,再发 1 天入院。患者 8 年前无明显诱因出现右上腹痛,呈阵发性绞痛,伴恶心、呕吐,无畏寒、发热,无身目黄染,就诊于当地医院,诊断考虑"胃病",予对症处理后腹痛可缓解。此后腹痛反复发作,性质同前,未予重视。1 天前进食油腻食物后再次出现右上腹痛,向右肩部放射,性质同前。门诊 B 超提示胆囊结石合并慢性胆囊炎,拟"胆囊结石、慢性胆囊炎"收入院。体格检查:体温 37.1℃,脉搏 90 次/min,血压 110/70mmHg,发育营养正常,全身皮肤无黄染,无出血点及皮疹,巩膜无黄染,心肺查体无特殊,腹平,右上腹压痛明显,无反跳痛,Murphy 征可疑阳性,无明显肌紧张,余腹部无压痛,未触及包块,肠鸣音正常。

处理原则:

1. 完善术前相关检查及专科检查,包括三大常规、血肝功、生化、凝血、术前筛查、血型、胸片、心电图等;行上腹部 CT 检查,进一步明确诊断。

2. 暂予利胆、解痉处理,与患者家属沟通病情。

3. 择期行腹腔镜下胆囊切除术。

第三节　胆道肿瘤

胆道肿瘤包括胆囊和胆管的肿瘤,恶性多见。常见的肿瘤包括胆囊癌,约占胆道恶性肿瘤的1/2;胆管癌约占1/3;其他少见的包括壶腹癌。

(一) 胆囊息肉样病变

【临床特点】

胆囊息肉样病变是一个影像学和形态学的统称,包括胆囊息肉、胆囊腺肌增生症、胆囊腺瘤三种,均为良性病变。其中,胆囊息肉最常见,常多发;胆囊腺瘤属于肿瘤性息肉,可恶变;胆囊腺肌增生症属于胆囊局部黏膜增生增厚,病因不明,有发展为胆囊癌可能。

【诊断要点】

胆囊息肉样病变通常无临床症状,常在体检时发现,或仅有右上腹饱胀不适等非特异性消化道症状。B超或CT即可诊断。

【鉴别诊断】

须与胆囊癌鉴别,可借助于B超或CT等影像学检查。

【治疗与预后】

胆囊息肉样病变的外科手术指征:胆固醇性息肉

合并症状者;胆囊腺瘤单发、蒂短或直径大于 1cm,有癌变可能者;胆囊颈部息肉,影响胆囊排空者;胆囊息肉伴胆囊结石者,癌变概率增大;年龄大于 60 岁的患者。

【典型病例】

患者,男性,40 岁,63kg,因体检发现胆囊占位 1 周入院。患者 1 周前单位体检,B 超发现胆囊占位,考虑胆囊腺瘤,单发,直径 1.2cm,无腹痛、畏寒、发热,无身目黄染,为进一步治疗就诊于我院,门诊拟"胆囊腺瘤"收入院。体格检查:体温 36.8℃,脉搏 72 次/min,血压 120/70mmHg,发育、营养正常,全身皮肤无黄染,无出血点及皮疹,巩膜无黄染,心肺查体无特殊,腹平,全腹无压痛、反跳痛,Murphy 征阴性,未触及包块,肠鸣音正常。

处理原则:

1. 完善术前相关检查及专科检查,包括三大常规、血肝功、生化、凝血、术前筛查、血型、胸片、心电图等;行肝胆彩超、上腹部 CT 检查,进一步明确诊断。

2. 与患者家属沟通病情,签署手术同意书。

3. 择期行腹腔镜下胆囊切除术。

（二）胆囊癌

胆囊癌是胆道系统最常见的恶性肿瘤,女性多见,胆囊癌合并胆囊结石者占 80% 以上。早期无明显症状,患者就诊时多属于晚期,手术切除率低,预后差。

【临床特点】

临床上缺乏特异的临床症状,右上腹痛、消瘦、黄疸是常见的临床表现,合并胆囊结石者早期多表现为胆囊结石和胆囊炎的症状。

【诊断要点】

1. 早期诊断较困难,长期慢性胆囊疾病患者,短期内病情明显加重者,应高度警惕胆囊癌可能。

2. B 超、上腹部 CT 及 MRI 均有助于诊断。

【鉴别诊断】

1. 应与胆囊结石、慢性胆囊炎、胆囊良性肿瘤鉴别,可借助于 B 超或 CT 等影像学检查。另外,因胆囊良性病变手术切下胆囊后,检查胆囊如怀疑恶变,须术中送冷冻病理检查,以免漏诊。

2. 原发性肝癌　结合患者乙肝病史、血清 AFP 增高、上腹部 CT/MRI 等检查,可明确诊断。

【治疗】

原则包括早期发现早期诊断,及时行根治性手术切除治疗。手术方式包括单纯胆囊切除术,仅限于肿瘤位于黏膜及黏膜下层,未突破肌层者,可达到根治效果;胆囊癌根治术用于局部可切除且无远处转移患者;

24

姑息性治疗用于晚期患者减轻黄疸。

【预后】

胆囊癌由于早期诊断困难,发现时多属晚期,因此预后较差,术后5年生存率小于5%。

【典型病例】

患者,男性,58岁,67kg,因右上腹隐痛不适2周,发现胆囊占位2天入院。患者2周前无明显诱因出现右上腹隐痛不适,无畏寒、发热,无身目黄染,为进一步治疗就诊于我院,彩超提示胆囊多发结石,胆囊占位,大小约2cm,考虑胆囊癌,门诊拟"胆囊癌"收入院。近期体重下降2kg。既往史:胆囊结石20年。体格检查:体温36.3℃,脉搏82次/min,血压130/70mmHg,发育营养正常,全身皮肤无黄染,无出血点及皮疹,巩膜无黄染,心肺查体无特殊,腹平,右上腹轻压痛,余腹无压痛、反跳痛,Murphy征阴性,未触及包块,肠鸣音正常。

处理原则:

1. 完善术前相关检查及专科检查,包括三大常规、血肝功、生化、凝血、术前筛查、血型、胸片、心电图等;行肝胆彩超、上腹部CT检查,进一步明确诊断。

2. 与患者家属沟通病情,签署手术同意书。

3. 根据影像学检查,如果肿瘤仅侵犯黏膜层或黏膜下层,可仅行胆囊切除术;如肿瘤侵及肌层,则需行根治术；如肿瘤广泛转移则无法手术。

(三) 胆管癌

胆管癌包括肝门部胆管癌、中段胆管癌及下段胆管癌。发病率低于胆囊癌，其中肝门部胆管癌较多见，占胆管癌的 60%~80%。发病原因不明，与胆囊癌病因相似。先天性胆总管囊肿的恶变率较高，达 17%，肝胆管结石、硬化性胆管炎也被认为是危险因素。

【临床特点】

临床主要表现为进行性无痛性黄疸，也可伴有厌食、恶心等消化道症状。体检有时可触及肿大的胆囊。

【诊断要点】

明确诊断常需借助于 B 超、上腹部 MRI/CT，应与胆石症、胰头癌、壶腹癌相鉴别。

【治疗与预后】

手术切除是治愈本病的唯一机会和主要的治疗手段。根据肿瘤的不同部位和分期采取不同的治疗方法。手术方法包括肿瘤局部切除术、肿瘤扩大根治术、胰十二指肠根治术，各种胆肠吻合、置管或支架引流术。本病预后差。

【典型病例】

患者，男性，55 岁，63kg，因身目黄染 2 周入院。患者 2 周前无明显诱因出现皮肤巩膜黄染，伴尿黄，无畏寒、发热,为进一步治疗就诊于我院,彩超提示肝门部占位,考虑肿瘤,门诊拟"肝门部胆管癌"收入院。近期体重下降 3kg。查体:体温 36.3℃,脉搏 82 次/min,血压 117/70mmHg,发育营养正常,全身皮肤巩膜中度黄染,无出血点及皮疹,心肺查体无特殊,全腹无压痛、反跳痛,Murphy 征阴性,未触及包块,肠鸣音正常。

处理原则:

1. 完善术前相关检查及专科检查,包括三大常规、血肝功、生化、凝血、术前筛查、血型、胸片、心电图等;行肝胆彩超、上腹部 MRI 检查,进一步明确诊断。

2. 与患者家属沟通病情,签署手术同意书。

3. 根据术前影像学评估,决定行肝门部胆管癌根治术或姑息性胆肠吻合术,或行 PTCD 术、介入下行胆管支架植入术等姑息性减黄治疗。

（李彦杰）

第二十五章 胰腺疾病

第一节 胰腺假性囊肿

胰腺假性囊肿(pancreatic pseudocyst)多继发于急、慢性胰腺炎或胰腺损伤,是由血液、胰液外渗以及胰腺自身消化所致局部组织坏死、崩解物等聚积且不能吸收而形成,囊壁由炎性纤维结缔组织构成,囊内无胰腺上皮层衬垫,因此称为胰腺假性囊肿。

【临床特点】

1. 胰腺假性囊肿的临床特点主要是根据急性或慢性胰腺炎所处的阶段。

(1)急性囊肿时表现为发热、上腹部胀痛和压痛、肿块、腹胀、胃肠道功能障碍等;严重的可出现多种并发症,如囊内出血、囊肿破裂、囊内感染和囊肿对周围的压迫等。

(2)慢性胰腺假性囊肿多发生在慢性复发性胰腺炎的基础上,当囊肿体积不大时,主要表现为慢性胰腺炎的症状,如上腹部及腰背部痛、脂肪消化功能障碍、糖尿病等,特征为脾大、上消化道出血。

2. 为便于把握治疗时机和选择合适的治疗方法,可将胰腺假性囊肿分为 3 型。

(1)坏死后 I 型:继发于急性胰腺炎,囊壁成熟或不成熟,囊肿与胆管很少交通,ERCP 显示胰管无异常。

(2)坏死后 II 型:见于慢性胰腺炎急性发作,囊壁成熟或不成熟,常与胰管相通,ERCP 提示有慢性胰腺炎征象,但无胰管梗阻。

(3)潴留性 III 型:伴慢性胰腺炎,囊壁成熟与胰管交通,ERCP 见胰管有明显的狭窄。

【诊断要点】

1. 依据既往病史及临床表现并结合辅助检查,一般可确诊。

2. 辅助检查

(1)实验室检查:多数患者有血淀粉酶升高及白细胞计数升高,少数患者可伴有血胆红素升高。

(2)X 线检查:可排除胃肠腔内病变,显示胃和十二指肠可能存在的受压、移位或变形征象,但缺乏特异性,难以与胰腺脓肿相鉴别。

(3)B 超检查:可明确肿物的囊实性。

(4)CT 或 MRI 检查:可获得清晰的假性囊肿的图

像,有助于鉴别脓肿、真性囊肿以及肿瘤性囊肿。磁共振胰胆管成像(magnetic resonance cholangiopancreatography,MRCP)可协助分型并观察胆道和胰管。

(5)ERCP 检查:金标准,可确定囊肿的存在和位置以及与胰管的关系。

(6)数字减影血管造影(digital subtraction angiography,DSA)检查:选择性动脉造影,可显示病变部位的血管受侵情况,可协助诊断有无出血及追溯来源,同时可明确囊壁内有无假性动脉瘤存在。

【鉴别诊断】

1. 胰腺脓肿或急性胰腺蜂窝织炎　可有严重的中毒症状,高热 39~40℃,血白细胞计数升高(大于 $15 \times 10^9/L$)。X 线检查存在"肥皂泡征"。CT 或 MRI 检查可见腹膜后区存在气泡或气-液平面。必要时可经皮穿刺留取囊液行微生物学检查明确诊断。

2. 胰腺囊性肿瘤　主要分囊性腺瘤和囊性癌两种,约占全部胰腺囊性病变的 5%。CT 或 MRI 检查有助于鉴别,术中快速冷冻病理结果有助于明确诊断。

3. 肠系膜囊肿　多见于儿童,活动度较大。CT 或 MRI 检查可明确其与胰腺有无关系。

25

【治疗】

一般主张胰腺假性囊肿直径>5cm者,经6周非手术治疗无效或出现并发症时应行手术治疗。

1. 手术切除,指征仅限于:

(1) 慢性胰腺炎诱发的交通性且伴胰管梗阻的慢性胰腺假性囊肿。此类囊肿外引流术常无效,内引流术复发率高。

(2) 胰尾部多房性胰腺假性囊肿,内、外引流术效果均不佳。

(3) 胰头部的囊肿,仅在不能排除恶变或需同时治疗慢性胰腺炎时,方可行胰十二指肠切除术;胰尾部胰腺假性囊肿可行胰尾部切除,必要时可考虑将囊肿、胰尾、脾一并切除。

2. 外引流术　适用于囊肿壁未成熟、不能与其他器官吻合的患者,以及囊肿已感染和病情危重、不能耐受切除者。手术简单、安全,但术后可出现水电解质紊乱、蛋白丢失和胰瘘等并发症且复发率及再手术率较高。

3. 内引流术　为保持有效引流,先行囊壁活检以排除肿瘤,再进行吻合,注意吻合口径足够大、位置足够低,必要时可切除部分囊肿壁。具体方式有:

(1)囊肿十二指肠吻合术:囊肿十二指肠吻合易出

现出血、胆瘘、胰瘘等严重并发症,因此选择要慎重,操作需仔细。

(2)囊肿胃吻合术:优点是胃强有力的蠕动,有助于囊肿排空,加速囊壁的塌陷,同时胃内容物进入囊腔可抑制胰腺各种酶的活动,防止酶对囊壁的腐蚀;缺点是未经消化的胃内容物进入囊腔,造成囊腔继发感染,碱性胰酶进入胃内,刺激胃窦导致促胃液素大量分泌,可诱发溃疡病的发生。

4. 囊肿胃内外一期引流术和囊肿空肠 Roux-en-Y内外一期引流术 取得了较满意的疗效。此法既有内引流术和外引流术各自的优点又可摒弃两者的缺点。

5. 并发症的手术治疗 囊肿破裂须急诊手术,并充分冲洗腹腔,通畅引流。囊肿并发出血时,患者生命体征稳定的情况下均须行血管造影检查,为介入治疗或后续的手术治疗提供指导。

【预后与转归】

部分胰腺假性囊肿可自行吸收消失;绝大多数胰腺假性囊肿的外科治疗效果肯定,手术复发率 10% 左右。许多患者后期出现慢性疼痛多为慢性胰腺炎的表现。

【典型病例】

患者,男性,44 岁,因"左上腹部胀痛 2 小时"入院。患者 2 小时前饮酒后左上腹部胀痛,呈持续性,性质剧烈,疼痛范围较为局限,疼痛程度与体位无明显关系,无发热,无腰痛,无尿急尿频尿痛、无肉眼血尿,无咳嗽咳痰,无胸闷不适等。未予特殊处理,症状无缓解,遂至我院就诊。体格检查:患者肥胖,面色苍白,痛苦面容。腹膨隆,左上腹明显压痛和反跳痛,移动性浊音(-),肝浊音界正常,肠鸣音正常。

处理原则:

1. 急诊完善术前相关检查及专科检查,包括三大常规、肝肾功能、血淀粉酶与脂肪酶、生化、凝血、术前筛查、血型、胸片、心电图等;行腹部 X 线片、彩超,必要时行 CT 检查明确诊断。

2. 与患者家属沟通病情。

3. 根据检验检查结果,进一步制订治疗方案(胰腺假性囊肿的治疗)。

第二节　胰　腺　癌

胰腺癌(pancreatic carcinoma)分原发和继发两种。原发性胰腺癌是胰腺常见的一种恶性肿瘤,病因尚不明确,可起源于胰管、腺泡或胰岛,其中约 90% 为起源于腺管上皮的导管腺癌。最常见发病于胰头部,胰体部次之,胰尾部最少见。按病理学可分为:导管细胞腺癌、腺泡细胞癌、胰岛细胞癌和未分化癌等。转移方式多为淋巴结转移、直接浸润,胰内可呈跳跃式、多灶性转移。

【临床特点】

（一）症状

1. 腹痛　疼痛是胰腺癌的主要症状,不管肿瘤位于胰腺头部或体尾部均可有疼痛,部位可游移,易与其他疾病相混淆。前倾、抱膝坐位可缓解。

2. 黄疸　黄疸是胰腺癌,特别是胰头癌的重要症状。胰体尾癌在波及胰头时才出现黄疸。有些胰腺癌患者晚期出现黄疸是由于肝转移所致。约25%的患者合并顽固性的皮肤瘙痒,往往为进行性。

3. 消化道症状　最多见的为食欲减退,其次有恶心、呕吐,可有腹泻或便秘甚至黑便,腹泻常常为脂肪泻。胰腺癌也可发生上消化道出血,表现为呕血、黑便。

4. 消瘦、乏力　胰腺癌和其他癌不同,常在初期即有消瘦、乏力。

5. 腹部包块　如已摸到肿块,多属进行期或晚期。慢性胰腺炎也可摸到包块,与胰腺癌不易鉴别。

6. 症状性糖尿病　少数患者起病的最初表现为糖

尿病的症状;也可表现为糖尿病患者近来病情加重,或原来能长期控制病情的治疗措施变为无效。

7. 血栓性静脉炎 晚期胰腺癌患者出现游走性血栓性静脉炎或动脉栓塞。

8. 精神症状 部分胰腺癌患者可表现焦虑、急躁、抑郁、个性改变等精神症状。

9. 腹水 一般出现在胰腺癌的晚期,多为癌的腹膜浸润、扩散所致。腹水可能为血性或浆液性,晚期恶病质的低蛋白血症也可引起腹水。

10. 其他 可有高热甚至寒战等类似胆管炎的症状。有胆道梗阻合并感染时,亦可有寒战、高热。部分患者尚可有小关节红、肿、痛、热,关节周围皮下脂肪坏死及原因不明的睾丸痛等。锁骨上、腋下或腹股沟淋巴结也可因胰腺癌转移而肿大发硬。

(二)体格检查

患者可出现消瘦、巩膜及全身皮肤黄染、肝大、胆囊肿大(Courvoisier 征)。晚期腹部可扪及肿块,少数患者也可出现脾大、腹水、血栓性静脉炎或左锁骨上淋巴结肿大等体征。

【诊断要点】

(一)临床表现

中年以上患者原因不明的上腹隐痛、消瘦,尤其是伴有黄疸及腰背痛时,应考虑到胰腺癌的可能。

(二)实验室检查

1. 有梗阻性黄疸者,血清胆红素、血清碱性磷酸酶、γ-谷氨酰转肽酶、乳酸脱氢酶均可升高。尿胆红素阳性、尿胆原阴性,大便可呈陶土色。

2. 癌胚抗原、胰癌胚抗原、胰癌相关抗原等虽无早期特异性诊断价值,但动态检测可作为预后指标参考。

(三)影像学检查

1. B超检查　可了解胰腺外形、大小、有无异常回声,胰管有无扩张,胆总管的情况。

2. CT或MRI检查　可清晰显示胰腺肿物的位置、大小、密度,有无胰管扩张、腹水、扩散情况,有无血管受侵、淋巴结及器官远处转移情况,尤其可评价胰头癌能否手术切除。

3. X线胃肠道钡餐检查　可显示胃十二指肠等处受压、移位或变形等晚期表现。

4. ERCP检查　可以直接显示壶腹区病变,并可通过活检或刷洗取得标本进行病理学检查,明确诊断。还可显示胰管有无阻塞、狭窄或扩张。

5. 选择性肝动脉、脾动脉造影　观察胰腺肿物的位置和大小,评估手术切除可行性。

25

6. PTC 检查　显示胆总管梗阻的部位和病变的形态,必要时可行 PTBD(percutaneous transhepatic biliary drainage,经皮肝胆管穿刺引流术)退黄治疗。

7. B 超或 CT 引导下细针穿刺细胞学检查　阳性率90%左右,但阴性不代表可排除肿瘤。

【鉴别诊断】

胰腺癌应与胃部疾病、黄疸型肝炎、胆石症、胆囊炎、原发性肝癌、急慢性性胰腺炎、胆总管肿瘤及 Vater 壶腹癌、胆囊癌、非功能性胰岛细胞肿瘤、后腹膜肿瘤、腹主动脉瘤等进行鉴别。

【治疗】

目前根本的治疗原则仍然是以外科手术治疗为主,结合放化疗等综合治疗。

1. 根治性手术治疗　手术是唯一可能根治的方法。手术方式包括胰头十二指肠切除术、扩大胰头十二指肠切除术、保留幽门的胰十二指肠切除术、远端胰腺切除术(可含脾切除术)、全胰腺切除术等。

2. 姑息性手术治疗　用于肿瘤不能切除的患者。包括:胆囊十二指肠、胆囊胃、胆总管十二指肠或胆总管空肠吻合术,缓解胆总管梗阻;胃空肠吻合术,缓解十二指肠梗阻;术中化学性内脏神经切除术;术中放射治疗或瘤体内置入放射活性物;术中经胃十二指肠动脉方向置入化疗泵,术后进行肿瘤区域性化疗。

3. 综合治疗 由于胰腺癌常常因为发现较晚而丧失根治的机会,因此需要综合治疗。

(1)放射治疗。

(2)化学治疗:期望能降低术后复发与转移的发生率或降低肿瘤负荷。

(3)生物治疗:包括免疫与分子治疗。

(4)其他疗法:胰腺癌属于对放化疗敏感性低的低氧性肿瘤,但对热敏感性增高。近年来由于技术上的改进,使得温热疗法得到了应用。常用温度是 44℃。但还需对加温和测温方法加以改进。

4. 对症支持治疗 胰腺癌晚期,因胰腺外分泌功能不全、出现脂肪泻者,可于餐中服用胰酶制剂以帮助消化。对顽固性腹痛,给予镇痛药,包括阿片类镇痛剂;必要时用 50%~75% 酒精行腹腔神经丛注射或交感神经切除术。放疗可使部分患者疼痛缓解。还应加强营养支持,改善营养状况。

【预后与转归】

胰腺癌是一种高度恶性的肿瘤,预后极差。未接受治疗的胰腺癌患者的生存期约为 4 个月,胰头癌行

Whipple(胰十二指肠切除术)术后 5 年生存率一般仍在 5%以下,胰体尾癌切除率更低,大部分患者在 1 年左右死亡;不能行手术切除的患者平均生存期 6 个月,切除手术后患者一般能生存 16 个月,接受旁路姑息性手术治疗的患者生存期约 7 个月。早期诊断和早期治疗是提高和改善胰腺癌预后的关键,术后放化疗等辅助治疗可提高生存率。对手术辅助化疗并加用放疗的患者,其 2 年生存率可达 40%。

【典型病例】

患者,男性,64 岁,因"皮肤、巩膜黄染半月余"入院。患者半月余前无明显诱因出现巩膜、全身皮肤黄染,无发热,无腹胀、腹痛,无腰痛,无尿急尿频尿痛、无肉眼血尿,无咳嗽咳痰,无胸闷不适等。未予特殊处理,症状无缓解,遂至我院就诊。近期患者一般情况较差,精神较差,胃纳较差,睡眠欠佳,小便黄,大便正常,体重近 1 个月来下降 8kg。体格检查:患者消瘦,巩膜、全身皮肤重度黄染。腹平软,全腹无明显压痛、反跳痛,Courvoisier 征(+),Murphy 征(-),移动性浊音(-),肝肾区叩击痛(-),肠鸣音正常。

处理原则:

1. 完善术前相关检查及专科检查,包括三大常规、肝肾功能、生化、凝血、术前筛查、肿瘤标志物、血型、胸片、心电图等;行 CT、MRI 检查明确诊断。

2. 根据检验检查结果进一步制订治疗方案(胰腺癌的治疗)。

(姚 嘉)

25

第二十六章 腹 外 疝

第一节 腹 股 沟 疝

腹腔内脏器在腹腔沟区经薄弱区域突出,称为腹股沟疝(inguinal hernia),可分为斜疝及直疝。鉴别两者的金标准,是疝囊颈与腹壁下动脉的位置关系。

【临床特点】

1. 可分为先天性及后天性,表现为腹股沟区可复性肿物,多于腹压增加时出现,若为斜疝,则肿物可进入阴囊。

2. 男性发病率显著高于女性,约 15∶1,右侧比左侧多见。

3. 除 2 岁以内腹股沟疝,其他腹股沟疝多需手术治疗。

【诊断要点】

1. 腹股沟区可复性肿块,多于咳嗽、憋气、负重或剧烈活动等出现,平卧可回纳。

2. 可有慢性咳嗽、前列腺增生症、便秘等基础疾病。

3. 当病程较长时,肿块可难以完全回纳;急性嵌顿时,肿物无法回纳,伴肠梗阻症状。

4. 查体可见腹股沟区肿物,若为斜疝,则将肿物回纳后,按住腹股沟管深环,嘱患者咳嗽,可感受到冲击感,肿物不再突出,外环可较健侧增大,肿物可进入阴囊。

【鉴别诊断】

1. 腹股沟斜疝与直疝的鉴别 因斜疝经腹股沟管突出,故肿物多呈梨形,可进入阴囊,以年轻人多见,回纳后按压腹股沟管深环,肿物不再突出;直疝经直疝三角突出,故呈半圆形,不进入阴囊,以老年人多见。术中探查疝囊颈与腹壁下动脉的位置关系,是鉴别的关键,若为斜疝,则疝囊颈位于腹壁下动脉外侧。

2. 精索/睾丸鞘膜积液 肿物呈囊性,透光试验阳性。

3. 隐睾 同侧阴囊内空虚,未触及睾丸。

【治疗】

1. 保守治疗 对 1 岁以内婴幼儿,因腹股沟疝有自愈的可能,可予局部压迫方法,观察;对年老体弱,不能耐受手术者,可使用疝气带,防止疝内容物突出。

26

2. 手术治疗　是治愈腹股沟疝的基本方法,但应注意,对合并腹压增加的患者(慢性咳嗽、严重便秘、腹水、排尿困难等),除非为急诊手术,否则应先纠正基础疾病,再行手术治疗。手术方式可分为传统疝修补术、无张力修补术、腔镜无张力修补术等。

(1)传统疝修补术——疝囊高位结扎术:对小儿疝气,因腹壁肌肉尚可继续发育,则行单纯疝囊高位结扎即可;此外,对于嵌顿疝,疝内容物坏死的患者,因放置补片会有感染风险,亦应采取该式式。

(2)传统疝修补术——各种类型的疝修补术:包括 Ferguson、Bassini、Halsted、McVay、Shouldice 等多种方法,但目前已基本被无张力修补术取代。

(3)无张力修补术:选用人工合成材料,加强腹股沟区强度的方法,目前应用最为广泛,显著降低腹股沟疝术后复发概率。

(4)腔镜无张力修补术:包括经腹膜前法(TAPA)、完全经腹膜外法(TEP)、经腹腔内法(IPOM)等方法,近年来有取代传统开放无张力修补术的趋势,具有疼痛轻、恢复快、创伤小、术后局部无牵扯感等优点,但价格更为昂贵。

【预后与转归】

行开放或腔镜无张力修补术后,腹股沟疝复发概率很低,但应注意避免增加腹压的因素,治疗相应的基础疾病。

【典型病例】

患者,男性,69 岁,因"反复右腹股沟区肿物突出 10 余年"入院。患者 10 余年前无意间发现右腹股沟区可复性肿物,多于久立、行走、咳嗽后出现,平卧可消失,间中有腹胀及疼痛,可耐受,肿物未进入阴囊,无恶心、呕吐,无慢性咳嗽、便秘等不适。肿物反复突出,为进一步诊治,门诊拟"右腹股沟疝:直疝?"收入我科。起病以来,患者排尿较困难,尿线分叉,夜尿多。既往有"前列腺增生症"20 余年,未规律治疗。体格检查:患者站立位,可见右腹股沟区半圆形肿物突出,约 5cm×5cm 大小,可手法回纳,回纳后按压腹股沟管深环,嘱患者咳嗽,肿物仍可突出。阴囊内可扪及双侧睾丸在位,双侧外环口无增大。患者平卧位,肿物消失。

26

处理原则:

1. 完善术前常规检查,评估有无手术禁忌证。

2. 予口服盐酸坦索罗辛缓释胶囊、非那雄胺等治疗前列腺增生药物。

3. 待排尿困难症状缓解后,择期行右腹股沟疝无张力修补术(开放或腔镜)。

第二节　股　疝

腹腔内容物经股环、股管突出，称为股疝，以中老年经产妇女常见。

【临床特点】

1. 因股环较小，股疝一般较小，呈半球形，位于腹股沟韧带下方卵圆窝处。

2. 股环狭窄，易导致股疝嵌顿，表现为肠梗阻及局部疼痛症状。

【诊断要点】

1. 腹股沟韧带下方卵圆窝处可复性肿物，突发嵌顿时可有局部疼痛感及肠梗阻症状。

2. 查体可于腹股沟韧带下方扪及半圆形肿物。

【鉴别诊断】

1. 腹股沟疝　两者肿物突出位置不同。但对部分肥胖患者，在合并嵌顿情况下，肿物边界不清，难以与腹股沟疝鉴别，必要时需术中探查以明确。

2. 淋巴结炎　腹股沟区淋巴结炎并肿大时，可表现为局部疼痛性肿物，但多有尿路感染、结核等基础病史。

【治疗】

股疝无法自愈,且容易嵌顿,故需手术治疗,最常用的手术方式是 McVay 修补法。

第三节 切 口 疝

切口疝系发生于腹部切口部位的疝,占腹外疝的第三位,最常见的切口疝是经腹直肌切口。腹部纵行切口、切口感染、切口缝合不严密、术后腹胀、剧烈咳嗽等,均是切口疝形成的原因。

【临床特点】

1. 有腹部手术史,于切口处出现肿块突出,久立或咳嗽时明显,平卧可消失。

2. 查体可见突出的疝内容物,回纳后可扪及腹壁薄弱区域及疝环边界。

【治疗】

手术是唯一治愈的方法,对小的疝囊,可单纯缝合修补,缺损较大的疝囊,应放置人工材料的补片,补片应超过疝囊颈边界 3~5cm。

(方佳峰)

第二十七章　周围血管疾病

第一节　下肢动脉硬化闭塞症

下肢动脉硬化闭塞症(peripheral arterial occlusive disease,PAD)是由于粥样硬化斑块引起下肢动脉狭窄、闭塞,进而引起下肢慢性缺血性症状,是截肢的主要原因之一。动脉硬化是全身性退行性疾病,往往伴有心脑血管的动脉硬化性病变,发病率有增高趋势。

【临床特点】

按肢体缺血发生的程度和临床特点,可将患者分为四个临床时期(Fontaine 法):

Ⅰ期:患肢无明显临床症状,或仅有麻木、发凉。

Ⅱ期:活动后出现间歇性跛行,是本疾病的特征性症状。

Ⅲ期:以静息痛为主要症状,以夜间明显。

Ⅳ期:除静息痛外,出现趾端发黑、坏疽或缺血性溃疡。

【诊断要点】

1. 询问症状发生的时间与性质、发展过程、是否有溃疡与坏死及其诱因。

2. 详细检查肢体血供的情况,如各节段动脉搏动情况;注意肢端色泽、毛细血管反应、温度、溃疡或坏死情况,以及是否伴有浅静脉炎。

3. 多普勒彩超或计算机体层摄影血管造影(computer tomographic angiography, CTA)提示下肢动脉硬化狭窄或闭塞,无创性动脉检测踝肱指数(ABI)明显降低。

【鉴别诊断】

需与急性下肢动脉栓塞、血栓闭塞性脉管炎、糖尿病足、多发性大动脉炎、白塞病等下肢缺血性疾病进行鉴别。

【治疗】

1. 非手术治疗　戒烟、降压、降糖、降脂、抗血小板聚集、扩张血管与促进侧支循环。重视功能锻炼:对于 Fontaine Ⅱ期以前或手术后的患者,应高度重视肢体功能锻炼,以尽量促进侧支循环的建立,改善血供及降低截肢率。

2. 手术治疗　有动脉流出道时可行旁路转流术;局限性病变可行内膜剥脱术;经皮腔内血管成形术

27

（percutaneous transluminal angioplasty，PTA）、支架植入术；对趾（肢）端已坏死者，待坏死界限清楚后可行坏死组织清除或截肢/趾术。

【预后与转归】

不同分期的治疗目标：Fontaine Ⅰ期药物治疗目的是延缓疾病的进展；Ⅱ期需加强锻炼增加跛行距离；Ⅲ期、Ⅳ期手术治疗能有效降低患者的截肢率和死亡率。

【典型病例】

患者，男性，69 岁。主因"左下肢足趾坏疽 3 月余"入院。患者 3 个月前无明显诱因出现左足踇趾红肿、破溃，无头晕头痛、胸闷气促、恶心、呕吐，后左足足趾溃疡逐渐加重至踇趾完全坏疽及骨质暴露。3 天前患者遂至我院就诊，查彩超提示下肢动脉硬化闭塞。现患者为求进一步诊治来我院就诊。门诊以"下肢动脉闭塞"收入我科。既往有糖尿病、高血压史 20 余年；2012 及 2013 年"脑梗死"史，遗留右下肢轻度活动障碍；"蛋白尿"史 3 年。吸烟史 40 余年，戒烟半年。饮酒史 40 余年，戒酒 5 年余。自诉 3 兄妹患有"脑梗死"。体格检查：血压 147/82mmHg，心率 75 次/min，SpO_2 100%。脊柱无畸形，未见异常。双侧股动脉搏动较弱，双侧胫前及胫后动脉搏动未及。双下肢膝

27

关节以下稍凉,皮肤色素沉着,左足踇趾末端坏疽,余足趾毛细血管反应差。生理反射存在,病理反射未引出。

处理原则:

1. 完善术前相关检查及专科检查。

2. 扩张血管　应用前列腺素 E1 制剂改善微循环;抗血小板凝聚治疗:阿司匹林,盐酸沙格雷酯,硫酸氢氯吡格雷等;抗感染:应选用广谱抗生素;止痛:适当选用止痛剂。

3. 明确诊断后限期手术治疗,首选腔内手术治疗(图 27-1)。

4. 择期行足趾末端清创缝合术(图 27-2)。

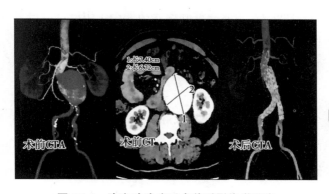

图 27-1　腹主动脉瘤手术前后影像学图像
CTA. computer tomographic angiography,
计算机体层摄影血管造影。

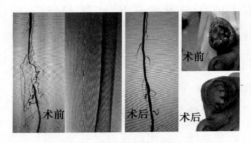

图 27-2　左下肢动脉支架植入术+足趾
末端清创缝合术

第二节　原发性下肢静脉曲张

原发性下肢静脉曲张（primary lower extremity vari-cose veins）是指股隐静脉瓣膜功能不全引起浅静脉迂曲、扩张的改变。以左下肢多见，以大隐静脉曲张多见，常见于长期站立、体力劳动、慢性咳嗽等人群。

【临床特点】

1. 一侧或双侧下肢浅静脉扩张、隆起或迂曲，大隐静脉系统以小腿内侧为主，小隐静脉病变主要位于小腿外侧。

2. 可伴有小腿酸胀不适、沉重乏力或轻度水肿。

3. 病程长者多伴有皮肤营养性改变（色素沉着、脱屑、湿疹性皮炎、溃疡等）。

【诊断要点】

1. 了解下肢静脉功能　大隐静脉瓣功能试验（Trendelenburg 试验）、深静脉通畅试验（Perthes 试验）和交通静脉瓣膜功能试验（Pratt 试验）。

2. 下肢静脉多普勒超声血管检查可明确诊断，而下肢静脉造影术是诊断的金标准。

【鉴别诊断】

原发性下肢深静脉瓣膜功能不全、下肢深静脉血栓形成后综合征、先天性动静脉瘘、静脉畸形骨肥大综合征（Klippel-Trenaunay syndrome）以及巴德-吉亚利综合征（布-加综合征）也可引起下肢静脉曲张，要加以鉴别。

【治疗】

1. 压迫治疗　症状较轻或曲张不明显可穿弹力袜，以减轻症状和预防静脉曲张进展。

2. 药物治疗　目前许多药物对下肢静脉性水肿或皮肤营养不良改变有缓解作用，如舒洛地特、地奥司明等。但药物对已发生曲张的静脉无逆转作用。

3. 手术治疗

（1）大隐静脉主干：

1）传统手术：大隐或小隐静脉高位结扎及主干打剥；

27

2)微创手术：静脉腔内激光、腔内射频消融或泡沫硬化剂注射治疗。

（2）属支曲张静脉：

1）皮下曲张静脉切除或点状抽剥术；

2）皮下曲张静脉环形缝扎术；

3）TriVex 微创旋切术；

4）泡沫硬化剂注射治疗；

5）激光、微波、射频消融等。

【预后与转归】

早期患者经手术治疗后静脉曲张症状都会消失，合适的手术、药物及加压治疗可以促进溃疡愈合，皮肤色素沉着、湿疹样皮炎的症状也可缓解。

【典型病例】

患者，女性，64 岁。主因"左下肢静脉蚓状突起 40 年，伴皮肤色素沉着、瘙痒"入院。患者自诉 40 余年前无明显诱因，出现左下肢内侧浅表静脉蚓状突起，呈进行性加重，伴有色素沉着、皮肤瘙痒，无皮肤湿疹、浅表皮肤溃疡、轻度红肿不适。久站可加重上述症状，自行贴敷"膏药"后可缓解，未行其他治疗。今为求进一步治疗遂就诊我院，门诊拟以"左下肢静脉曲张"收住入院。体格检查：左侧下肢表面可见蚓状静脉扩张、迂曲，表面皮肤色素沉着，无脱屑、破溃、坏死，未触及皮下结节形成,疼痛感觉存在,皮温稍升高,未触及搏动感,双下肢活动无明显受限。左侧 Trendelenburg 试验(+)、Perthes 试验(-)和 Pratt 试验(-)。

处理原则:

1. 完善术前相关检查及彩超检查。

2. 排除手术禁忌证后行左侧大隐静脉高位结扎+主干及曲张静脉泡沫硬化注射治疗(图 27-3)。术后予以加压治疗。

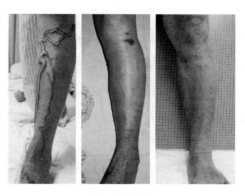

图 27-3　左下肢大隐静脉曲张手术效果图

27

第三节　下肢深静脉血栓形成

下肢深静脉血栓形成(deep venous thrombosis,DVT)是指血液在下肢深静脉腔内凝结形成血栓导致静脉回流障碍,根据解剖部位可分为:中央型(髂股静脉)、周围型(股腘和小腿静脉)、混合型(全下肢)。下肢深静脉血栓急性期可并发肺栓塞,而严重肺栓塞是猝死常见原因之一。

【临床特点】

1. 患肢肿胀　是下肢深静脉血栓形成后最常见的症状,特别是突发性单侧肢体肿胀,以左侧肢体多见。

2. 肢体疼痛和发热　引起疼痛的原因可分为血栓引起的静脉炎及肢体回流障碍两种,前者为静脉走向的持续性酸痛,后者为肢体胀痛,直立时疼痛加剧;急性期因肢体静脉淤滞和炎症会发热。

3. 体格检查　可见肢体凹陷性/非凹陷性水肿,浅静脉扩张,Homans 征阳性。

4. 股青肿　是最严重的情况,表现为剧烈疼痛、皮肤发亮发紫、皮温冷、肢体动脉搏动消失,可伴有张力性水疱。

【诊断要点】

1. 突发性肢体肿胀。

2. 多普勒彩超或静脉造影提示下肢静脉闭塞。

3. D-二聚体明显升高对诊断也有提示作用。

4. 注意排查肿瘤、风湿、手术等常见诱因。

【鉴别诊断】

下肢深静脉血栓形成需与下肢淋巴性水肿、局部血肿、巴德-吉亚利综合征（布-加综合征）、内科源性下肢水肿进行鉴别。

【治疗】

1. 非手术治疗

（1）一般处理：卧床休息，抬高患肢，严禁按摩肢体。

（2）抗凝治疗：低分子量肝素、华法林或新型口服抗凝剂。

（3）如出现肺栓塞应尽早予以吸氧、机械辅助通气、重组组织型纤溶酶原激活剂（recombinant tissue type plasminogen activator，rt-PA）溶栓治疗或手术取栓。

2. 手术治疗

（1）导管接触溶栓或机械除栓术：发病 10~14 天内，可考虑行清除血栓手术治疗。

（2）如近心端存在不稳定血栓或曾出现过肺栓塞的患者，应植入下腔静脉滤器防止新的血栓脱落引起肺栓塞，在此前提下可积极进行置管溶栓或机械取栓治疗。

【预后与转归】

下肢深静脉血栓形成最严重的并发症是肺栓塞，

27

是住院患者猝死的常见病因之一,临床中需重视和积极预防。股青肿可能会引起肢体坏死继而导致截肢,一旦发现应紧急行取栓手术。慢性期需穿戴弹力袜以预防下肢深静脉血栓形成后遗症的发生。

【典型病例】

患者,女性,72 岁。主因"左下肢肿胀 3 天"入院。患者 3 天前无明显诱因出现左下肢肿胀,无咳痰、咳嗽、发热、寒战,无胸闷、气促,无恶心、呕吐,病情呈逐渐加重趋势,伴局部张力性水疱。2017 年 12 月 25 日就诊于某大学附属医院,超声检查示左侧下肢深静脉血栓形成。现为进一步治疗到我院就诊,门诊拟"下肢深静脉血栓形成"收入我院。既往曾于 2017 年 9 月 6 日在全身麻醉下行"腰椎内固定术"。体格检查:脊柱无畸形,未见异常。后腰部可见 10cm 愈合切口瘢痕,四肢、关节活动无受限。左侧下肢水肿,呈凹陷性,表面皮肤无色素沉着,无脱屑、破溃、坏死,未触及皮下结节形成,疼痛感觉存在,皮温稍升高,未触及搏动感。双侧足背动脉搏动较弱。

处理原则:

1. 患者高龄,未发现不稳定血栓,未出现肺动脉栓塞及股青肿(图 27-4),故先行保守治疗。

2. 予卧床、抬高患肢、抗凝治疗。

3.注意观察体征和生命体征变化,如有胸痛、咳嗽、咯血等情况及时行肺部增强 CT 检查。

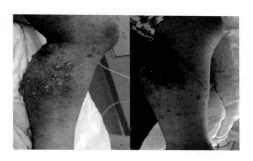

图 27-4 左侧下肢深静脉血栓,左下肢明显肿胀

(殷恒讳 贺海朋)

第二十八章 泌尿、男生殖系统疾病

第一节 泌尿系统损伤

一、肾损伤

外部创伤引起的肾损伤,是所有泌尿生殖道损伤中最常见的,肾损伤约占腹部外伤的10%。最常见原因是钝器伤,如交通事故、跌落伤、运动性外伤。另外还可由枪弹或刀刺伤引起贯通性肾损伤。根据损伤的开放性,可分为开放性损伤和闭合性损伤,闭合性损伤较为多见。病理类型则可分为:肾挫伤、肾部分裂伤、肾全层裂伤和肾蒂损伤。医源性肾损伤常见于经皮肾穿刺活检、肾造瘘、体外冲击波碎石等医疗操作。

【临床特点】

1. 休克 多发生于严重的肾裂伤、肾蒂损伤,特别是肾蒂血管损伤,大量失血容易引起休克、死亡,必须干预处理,立即抢救。创伤性休克是由于创伤后腹腔神经丛受到创伤引起的强烈刺激,导致血管张力下降、心排血量下降出现的暂时性血压下降,一般情况下经过抗休克扩容治疗后可恢复。失血性休克是由于肾损伤伴随大量出血和血容量下降引起血压下降,需要及时输血补充血容量,并且需要采用各种方法止血。

2. 血尿　镜下血尿或肉眼血尿,血尿程度与损伤程度不成正比,如肾蒂血管断裂或肾损伤伴有输尿管断裂可无血尿。

3. 疼痛　患侧腰痛为主要表现,甚至向患侧腹部放射,血液及尿液渗入腹腔,或合并腹腔内脏器损伤时,可表现为全腹疼痛和腹膜刺激征。

4. 肿块　局部血肿包裹,可出现患侧腰腹部肿块,伴有明显触痛和肌强直。

5. 发热　若发生尿外渗继发感染,可引起肾周围脓肿或化脓性腹膜炎,有全身中毒症状。

【诊断要点】

结合病史、临床特点及体格检查,一般可确定肾损伤。

1. 化验检查　尿常规中出现大量红细胞,血常规中血红蛋白和血细胞比容持续性降低,均提示有活动性出血。

2. 特殊检查　B超、排泄性尿路造影、CT均能提示肾损伤的部位和程度,有无包膜下或肾周血肿、尿外渗、其他脏器损伤等情况,其中CT为首选检查。如病

28

情危急或需行紧急手术,可依实际情况先抢救处理。

美国创伤外科协会肾损伤分级

分级类型表现

Ⅰ级　挫伤　镜下或肉眼血尿,泌尿系统检查正常

　　　血肿　包膜下血肿,无实质损伤

Ⅱ级　血肿　局限于腹膜后肾区的肾周血肿

　　　裂伤　肾实质裂伤深度不超过 1cm,无尿外渗

Ⅲ级　裂伤　肾实质裂伤深度超过 1cm,无集合系统破裂或尿外渗

Ⅳ级　裂伤　肾损伤贯穿肾皮质、髓质和集合系统

　　　血管损伤　肾动脉、静脉主要分支损伤伴出血

Ⅴ级　裂伤　肾脏碎裂,肾盂输尿管连接部损伤

　　　血管损伤　肾门血管撕裂、离断伴肾脏无血供

注:对于Ⅲ级损伤,如双侧肾损伤,应评为Ⅳ级。

【治疗】

多数肾挫裂伤可保守治疗,少数病情危重需抗休克治疗,甚至紧急手术抢救。

1. 保守治疗

(1)绝对卧床休息 2~4 周,待病情稳定,尿常规复

28

查结果正常才能下床活动；

（2）密切观察生命体征的变化；

（3）补充血容量和能量，维持水电解质平衡，保持足够尿量；

（4）观察血尿情况，定期检测血红蛋白和血细胞比容，了解出血情况；

（5）每日检查患侧局部情况，如触及肿块，应准确测量并记录其大小，以便比较；

（6）应用抗生素预防感染；

（7）应用止血、镇静、镇痛药物治疗。

2. **手术治疗**　开放性肾损伤、严重肾裂伤、肾蒂血管损伤都需要尽早手术治疗。

肾脏探查的指征：

（1）严重的血流动力学不稳定，危及伤者生命，为绝对手术探查指征。

（2）因其他原因行剖腹探查时，发现肾周血肿进行性增大或肾周血肿具有波动性；术前或术中造影发现肾不显影，或伴有其他异常时；如果肾显影良好，且损伤分级明确，可暂缓肾探查术。

（3）Ⅲ级及以上肾损伤预后判断较为困难，保守治疗常伴有较高的并发症发生率。

（4）Ⅳ级肾损伤如血流动力学不稳定应探查；Ⅴ级

28

肾损伤推荐行肾探查术;开放性肾损伤多需行肾探查术。

（5）肾脏有其他异常、肾显影不良或怀疑有肾肿瘤时,肾损伤较轻也推荐行肾探查术。

【预后及转归】

轻微肾损伤预后良好,如伴有多脏器损伤,预后较差。

肾损伤并发症:

（1）尿外渗:肾损伤最常见的并发症。早期有效抗感染治疗,如不合并输尿管梗阻或感染,大部分可自愈。持续性尿外渗需行输尿管内支架引流或经皮肾穿刺引流。

（2）迟发型出血:常发生于受伤后 2~3 周内,处理方法为绝对卧床和补液,如持续性出血,则需要行血管造影确定出血部位,栓塞相应血管。

（3）肾周脓肿:肾损伤后持续性的尿外渗或尿液囊肿是肾囊肿发生的因素,早期可经皮穿刺引流,必要时需要切开引流。

（4）尿液囊肿:多数为伤后近期发生,也可以发生于伤后 3 周到数年时间内。首选 CT 扫描明确诊断。大部分尿液囊肿可自行吸收,无需处理。但巨大的、持续存在的尿液囊肿,合并发热或败血症,或尿液囊肿伴

28

有肾脏碎片等,需通过经皮囊肿穿刺引流和/或输尿管内支架管引流处理。

(5)损伤后高血压:多由肾实质受压、肾动脉及其分支损伤、动静脉瘘导致肾脏缺血、肾素-血管紧张素活性增加引起。内科降压治疗效果不佳时,可行血管成形术、肾部分切除术或患肾切除术。

(6)损伤后肾积水:原因可能为肾周或输尿管周围粘连压迫所致,根据梗阻程度和对肾功能影响程度,决定处理方案。

(7)动静脉瘘:通常出现在锐性损伤后,表现为迟发性的间断肉眼血尿,发现后可行血管造影明确位置后行选择性血管栓塞术。

(8)假性动脉瘤:钝性肾损伤后较为少见的并发症,选择性血管栓塞术是首选治疗方法。

【典型病例】

患者,男性,32岁,因"高处坠落,左侧腰部撞击硬物1小时"入院。查体:心率98次/min,血压100/70mmHg,脸色苍白,痛苦面容,神志清楚,头部、心肺部体格检查未见异常。腹部稍膨隆,左上腹压痛、反跳痛,未扪及包块,移动性浊音(-),肠鸣音减弱。左侧腰部大片皮下瘀斑,局部肿胀,左侧腰部触痛明显。既往史、个人史、婚育史等未见明显异常。

28

处理原则：

1. 尽快完善血常规、尿常规、生化、凝血功能等检查，腹部彩超、CT 明确诊断。

2. 心电监护，扩容补液，抗休克治疗，必要时输血补充血容量。

3. 如确认肾损伤较重，马上行肾脏探查术。

二、膀胱损伤

膀胱损伤可分为开放性损伤和闭合性损伤。开放性损伤可形成腹壁尿瘘、膀胱直肠瘘或膀胱阴道瘘，闭合性损伤可引起膀胱挫伤或破裂。膀胱破裂可分为腹膜外型和腹膜内型。医源性膀胱损伤常见于盆腔手术或器械检查时，如膀胱镜检。

【临床特点】

1. 休克　骨盆骨折合并大出血，膀胱破裂引起尿外渗及尿源性腹膜炎，可出现休克。

2. 排尿困难和血尿　膀胱破裂时，尿液渗入膀胱周围或腹腔，患者有尿意但不能排尿，或仅可排出少量血尿。

3. 腹痛　尿外渗或血肿可引起腹部剧痛；尿液渗入腹腔引起尿源性腹膜炎，可出现明显的腹膜刺激征。

4. 尿瘘。

28

【诊断要点】

1. 下腹部或骨盆暴力损伤病史及相关临床表现，基本可诊断。体格检查时可发现耻骨上压痛，直肠指检直肠前壁饱满，提示腹膜外膀胱破裂；腹膜刺激征，并有腹部移动性浊音，提示腹膜内膀胱破裂。

2. 导尿仅流出少量血尿，注入灭菌生理盐水 200ml，抽出量明显少于注入量，可明确膀胱破裂。

3. 膀胱造影检查见造影剂外渗。

【鉴别诊断】

结合病史、临床特点及体格检查，一般可确定膀胱损伤。

【治疗】

1. 保守治疗　患者症状较轻，可先留置导尿管，保持尿液通畅，予抗生素预防感染。

2. 紧急处理　抗休克治疗，为手术创造条件。

3. 手术治疗　膀胱破裂伴有出血和明显尿外渗，病情严重时须尽快行手术治疗。手术目的是清除血块，引流尿液和外渗液，控制出血，修补膀胱破损。

28

【预后及转归】

及时、正确处理膀胱损伤，一般预后较好。

【典型病例】

患者，男性，28 岁，因"被汽车撞击下腹部致疼痛伴无法排尿 3 小时"入院。查体:心率 130 次/min,血压 160/100mmHg,脸色苍白,痛苦面容,神志清楚,体格检查:下腹部膨隆,压痛明显,移动性浊音(+),肠鸣音减弱。既往史、个人史、婚育史等未见明显异常。

处理原则:

1. 尽快予以导尿,膀胱造影检查,明确诊断。X 线片排除是否存在盆骨骨折情况。

2. 抗休克扩容对症治疗,抗生素预防感染。

3. 如明确膀胱破裂伴出血、尿外渗,尽快手术治疗。

三、尿道损伤

男性尿道损伤是泌尿系统最常见的损伤。男性尿道由尿生殖膈分为前后两部分,前尿道损伤多见于会阴部骑跨伤所致的尿道球部损伤,伤情较轻,处理也较容易。后尿道(前列腺部和膜部尿道)损伤多并发于骨盆骨折,伤情较重,处理复杂,后遗症多。

【临床特点】

前尿道损伤:①尿道流血;②排尿困难或不能排尿;③会阴部血肿;④尿外渗。

后尿道损伤:①严重创伤后,常合并失血性休克;②尿道无流血或仅有少量流血;③完全不能排尿;④下

28

腹部疼痛,压痛伴腹肌紧张;⑤会阴、阴囊血肿,尿外渗。

【诊断要点】

前尿道损伤:①骑跨伤病史,尿道器械检查损伤病史;②尿道造影可显示造影剂外渗,明确尿道损伤部位。

后尿道损伤:①骨盆挤压伤病史;②骨盆X线检查提示骨盆骨折;③尿道造影可见造影剂外渗,提示尿道损伤部位。

【鉴别诊断】

前尿道损伤一般诊断明确,但需注意分辨损伤部位。

尿道球部:鲜血经尿道口滴出。

后尿道损伤需与膀胱损伤鉴别,尿道造影是鉴别的重要方式。

【治疗】

抗休克治疗,做好术前准备。

前尿道损伤患者如尿道挫伤或轻度裂伤,尿道连续性存在者仅需要导尿充分引流,抗生素预防感染即可;尿道撕裂伤不能插入导尿管时,应行膀胱造瘘术,二期再探查尿道;尿道完全断裂者,立即行尿道修补术,恢复尿道连续性。

后尿道损伤需立即行高位膀胱造瘘术,3个月后行二期尿道重建、成形术。

28

【预后及转归】

前尿道损伤处理及时,一般预后良好。

后尿道损伤一般伤势较重,常并发尿道狭窄,需行尿道扩张或尿道成形术。

【典型病例】

患者,男性,31岁,工人。因"骑跨伤后会阴部疼痛伴尿道口滴血5小时"入院。患者5小时前翻越马路护栏时,不慎骑跨于护栏上方,立即出现会阴部肿痛,尿道口滴血,排尿困难。无发热、腰腹部疼痛等不适,精神状态尚可,肛门排气正常。既往病史、个人史等无特殊。

处理原则:

1. 尽快予以尿道造影明确损伤部位。

2. 予以留置导尿管,如导尿失败可考虑行尿道镜检查,原则是恢复尿道连续性。

3. 抗生素预防感染。

（李名钊）

第二节 泌尿系统梗阻

一、良性前列腺增生症

良性前列腺增生（benign prostatic hyperplasia,

BPH)是引起中老年男性排尿障碍最为常见的一种良性疾病,其发病率随年龄而递增。主要表现为组织学上前列腺间质和腺体成分的增生,解剖学上前列腺的增大,尿流动力学上膀胱出口梗阻。梗阻症状与前列腺体积大小不完全成比例,而取决于梗阻的程度、病变发展的速度或是否合并感染。

【临床特点】

下尿路症状(lower urinary tract symptoms,LUTS)是一系列排尿障碍的总称,包括储尿期症状、排尿期症状以及排尿后症状。储尿期症状包括尿频、尿急、尿失禁以及夜尿增多;排尿期症状包括排尿前踌躇、尿线变细、排尿无力,以及间断排尿等;排尿后症状包括排尿不尽,尿后滴沥等。

梗阻持续加重,膀胱内尿液不能排尽,出现进行性增加的膀胱残余尿,膀胱收缩力逐渐失去,引起尿潴留,常引起充盈性尿失禁,此时患者有遗尿现象。常因疾病进展,患者伴随血尿、反复感染、腹股沟疝、痔疮甚至脱肛,晚期可出现双肾积水和肾功能不全。

【诊断要点】

首先需考虑患者年龄,一般超过 50 岁中老年男性,出现 LUTS,应考虑 BPH 的可能。

1. 直肠指检 检查前需排空膀胱尿液,可触及前

28

列腺体积增大,表面光滑,质韧,中央沟变浅、消失或隆起。

2. **影像学检查**　B超能测量前列腺体积,了解其内部结构,并可观察是否存在膀胱壁增厚、肾积水等情况,也能通过测量膀胱残余尿量了解梗阻程度。膀胱造影、排泄性尿路造影可显示膀胱底部抬高,呈弧形向上凸出。膀胱内可见小梁、小室或憩室存在。CT、MRI能测量前列腺各径线,并能鉴别是否存在异常结节。

3. **尿流率检查**　可以确定排尿的梗阻程度,一般认为最大尿流率在 25ml/s 以上为正常,低于 15ml/s 有排尿不畅,10ml/s 以下则提示梗阻严重,常是手术指征之一。

4. **膀胱镜检查**　膀胱镜检可最直观地观察前列腺增生的程度,同时能观察膀胱是否合并结石、小梁、小室等情况。

【鉴别诊断】

1. **前列腺癌**　两者的临床症状非常相似,血清前列腺特异性抗原(prostate specific antigen,PSA)是鉴别的重要手段,前列腺癌往往有 PSA 的异常升高,直肠指检可触及质硬结节,盆腔 MRI 等影像学检查能提供鉴别依据,前列腺穿刺活检是必要而最重要的鉴别手段。

2. **膀胱颈挛缩**　发病年龄 40~50 岁,LUTS 症状与 BPH 类似,但检查可发现前列腺无增大。

3. 膀胱癌 膀胱颈部附近膀胱癌,常表现为膀胱出口梗阻,伴血尿,影像学检查、膀胱镜检查可鉴别。

4. 神经源性膀胱功能障碍 临床表现与良性前列腺增生症相似,但常有明确的神经系统损害病史和相应的体征,有下肢运动、感觉功能的障碍,体格检查需注意肛门括约肌松弛,反射消失。尿流动力学检查是鉴别的最佳选择。

5. 尿道狭窄 常有明确的尿道损伤、炎症病史。

【治疗】

1. 观察等待 一种非药物、非手术的治疗措施,包括患者教育、生活方式指导、定期检测等。轻度下尿路症状[国际前列腺症状评分(international prostate symptom score,IPSS)≤7)]或中度以上症状(IPSS≥8)但生活质量尚未受到明显影响的患者,可采用观察等待处理。

2. 药物治疗 中-重度下尿路症状并对生活质量造成影响时,可采用药物治疗。常选用 5α 还原酶抑制剂与 α 受体阻滞剂联合的药物治疗。

3. 手术治疗 当患者膀胱残余尿量超过 50ml,尿流率检查提示梗阻明显,存在反复的尿潴留、泌尿系感染,双肾积水伴肾功能不全,膀胱结石和反复血尿,合

28

并腹股沟疝、痔疮脱肛等情况时,不建议药物治疗,需要行手术治疗。目前临床主要采取经尿道前列腺切除术(transurethral resection of prostate,TURP),适用于大多数良性前列腺增生患者;近年来激光手术亦被大量应用于良性前列腺增生患者。年老体衰不适合手术者还可选择前列腺尿道球囊扩张、前列腺尿道金属支架等处理方法。

【预后及转归】

良性前列腺增生经治疗,预后一般较好,偶有尿失禁等并发症,但往往是术后短暂的。

【典型病例】

患者,男性,76岁,因"进行性排尿困难5年,加重2周"入院。8年前出现尿频、尿急、夜尿增多,夜尿2~3次/晚,排尿踌躇,感觉尿线进行性变细,排尿费力,无尿痛,无血尿,无发热、腰背部疼痛等不适。3年前开始口服5α还原酶抑制剂、α受体阻滞剂治疗,排尿症状稍有改善,但逐渐效果不佳,近2周来,排尿困难加重,夜尿增加至5~7次/晚,影响睡眠。既往有高血压史,无手术外伤史、药物过敏史。

处理原则:

1. PSA检查排除前列腺癌。

2. 影像学检查、肛门指诊明确前列腺大小及膀胱残余尿量,尿流率检查了解梗阻程度。

3. 排除手术禁忌证,予以行 TURP,解除 BPH 引起的膀胱出口梗阻及相关的 LUTS 症状。

二、急性尿潴留

急性尿潴留可由多种因素造成,主要分为机械性梗阻和动力性梗阻。机械性梗阻多见于膀胱颈梗阻或尿道任意部位的梗阻性病变,如尿道狭窄、尿道损伤、尿道结石、肿物或异物等情况;动力性梗阻由排尿功能障碍引起,如麻醉、手术后,中枢和周围神经损伤、炎症、肿瘤以及各种平滑肌松弛药物等,低钾血症、高热、昏迷和卧床患者也可以发生急性尿潴留。

【临床特点】

突发性排尿困难或完全不能排尿,尿液潴留在膀胱内,引起下腹部疼痛及充盈性尿失禁。

【诊断要点】

有诱因或无诱因下,突发排尿困难,下腹部疼痛,膀胱区可见隆起,叩诊浊音。

【鉴别诊断】

下腹部肿块如肠道肿瘤、子宫肌瘤、淋巴囊肿等。

【治疗】

病因明确的,应尽快解除梗阻,恢复排尿通畅;如

28

由药物及低钾血症引起的尿潴留,停药或补钾后可恢复正常,如病情需要可先行导尿。导尿是最为常用有效的治疗方法,需注意在膀胱高度充盈时,过快降低膀胱内压力可引起膀胱出血,一般先引流不超过 500ml 尿量,然后暂时夹闭导尿管,再定期开放,逐步排空膀胱。在导尿困难或失败时,可行膀胱穿刺或膀胱造瘘术。

【预后及转归】

应重视与急性尿潴留相关的病因治疗,去除病因是关键。

【典型病例】

患者,男性,32 岁,因"突发排尿困难 5 小时"入院。无明显诱因突然 5 小时前出现排尿困难,下腹部胀痛,生命体征平稳,痛苦面容,下腹部膨隆,压痛明显,无反跳痛。盆腔 X 线片检查提示尿道结石。既往有泌尿系结石病史,余病史无特殊。

处理原则:

1. 局部麻醉下可尝试在润滑情况下将结石挤出。

2. 如失败则推回膀胱,留置导尿管,择期行膀胱镜下碎石取石术。

3. 留置导尿管后抗生素预防感染。

(李名钊)

28

第三节　尿　石　症

尿石症是泌尿外科最常见的疾病之一,我国泌尿系结石发病率为 1%~5%,南方地区高达 5%~10%,年发病率为 150/10 万至 200/10 万,约 25% 患者需要住院治疗。尿石症包括肾、输尿管、膀胱和尿道结石。影响结石形成的因素众多,而身体代谢异常、尿路梗阻、感染、异物和药物使用是结石形成的常见病因。

【临床特点】

1. 疼痛

(1)肾结石:常伴有患侧腰部钝痛或活动后绞痛,疼痛程度与结石大小往往呈负相关。

(2)输尿管结石:典型的疼痛为肾绞痛,疼痛剧烈难忍,阵发性,伴发热、恶心、呕吐等。疼痛常向周围放射,上段结石疼痛位于腰部或上腹部,沿输尿管放射至同侧睾丸或大腿内侧;下段结石常伴有膀胱刺激征,尿道和阴茎放射痛。

(3)膀胱结石:排尿突然中断,下腹部疼痛,常放射至阴茎头部,伴排尿困难和膀胱刺激症状。

(4)尿道结石:急性尿潴留伴会阴部疼痛,排尿困难、点滴状排尿伴尿痛。

28

2. 血尿 常有肉眼血尿或镜下血尿，但如结石导致完全梗阻或没有发生移动，尿液中可无红细胞。

3. 恶心、呕吐、畏寒发热。

【诊断要点】

1. 病史和体格检查 疼痛及血尿病史，肾结石及输尿管结石往往有典型的肾绞痛病史和肾区叩击痛。

2. 实验室检查 尿常规提示血尿，如合并感染常有脓尿。尿细菌培养对存在梗阻的患者意义更大。血钙、磷、尿酸或 24 小时尿的尿钙、尿酸等含量测定，可了解代谢状态，判断有无内分泌紊乱情况。肾功能测定能了解结石梗阻对肾功能的影响。

3. 影像学检查 尿路 X 线片可发现 95% 以上的尿路结石，排泄性尿路造影可显示结石引起的肾脏结构和功能改变，有无先天性异常梗阻等引起结石的因素。B 超可发现 X 线片不能发现的阴性结石，CT 能发现 X 线片不能显示的结石，同时显示肾脏结构及结石三维分布。

4. 肾镜、输尿管镜和膀胱尿道镜检查 能明确诊断并进行相应的取石治疗。

【鉴别诊断】

右侧输尿管上段结石或肾结石，需要与胆囊炎、胆石症相鉴别;右侧输尿管下段结石需要与急性阑尾炎鉴别;其他部位的结石还要与卵巢囊肿扭转、异位妊娠等情况鉴别。腹部正侧位 X 线片有助于鉴别腹腔内或钙化阴影,位于椎体之前一般是胆囊结石、肠系膜淋巴结钙化或静脉石。尿路造影或计算机体层摄影尿路造影(computed tomography urography,CTU)检查等可见结石梗阻上方扩张积水,能提供进一步的鉴别依据。

【治疗】

1. 保守治疗 一般结石直径<5mm,光滑的结石,大多数能通过大量饮水辅助盐酸坦索罗辛等扩张输尿管药物自行排出,同时辅以口服药物镇痛。

2. 体外冲击波碎石术(extracorporeal shock wave lithotripsy,ESWL) 输尿管上段结石及肾结石,直径小于 2cm 者可以选择 ESWL。但需要注意禁忌证:①结石以下有尿路梗阻存在者;②存在无法纠正的出血性疾病者;③定位困难者;④心肺或肝肾存在严重疾病者;⑤妊娠妇女;⑥肥胖体型者;⑦肾动脉硬化者;⑧肾脏位置过高者。术后常见血尿、继发感染等情况,严重时可出现输尿管"石街"的情况。如需重复碎石,宜在 7 天后进行,一般不建议同侧行体外冲击波碎石超过3 次。

28

3. 手术治疗　手术前需评估双肾功能,如存在感染,需先行抗感染治疗。

(1)开放手术:目前仅有少数病例适合选择开放手术,但结石情况复杂或合并明显出血或感染因素,可考虑开放手术。

(2)微创手术:①输尿管镜:适用于输尿管中、下段结石;②经皮肾镜:适用于直径超过 2cm 的肾结石及输尿管上段结石处理,尤其适用于复杂的鹿角型结石;③腹腔镜:适用于输尿管上段及肾盂结石;④输尿管软镜:适用于肾脏及输尿管上段直径 2cm 以下结石,但处理肾下盏结石可能有困难。

双侧上尿路结石手术原则:①双侧输尿管结石,先处理梗阻严重的一侧;②一侧输尿管结石、对侧肾结石,先处理输尿管结石;③双侧肾结石,先处理容易取出而安全的一侧;④孤立肾或双侧上尿路结石致急性梗阻无尿,应及时外科处理,如不能耐受手术,应试行输尿管逆行置管或经皮肾穿刺造瘘术引流尿液,待患者一般情况好转后选择合适的治疗方法;⑤对于肾功能处于尿毒症期,有水电解质紊乱的情况,建议先行血液透析,尽快纠正内环境紊乱,并同时行输尿管逆行置管或经皮肾穿刺造瘘术引流尿液,待病情稳定后再处理结石。

【预后及转归】

尿路结石复发率很高,需注意患者是否存在引起结石的尿路异常、高尿酸血症、高尿钙等情况,可行结石成分分析,给予预防措施,减少复发概率,如草酸盐结石患者可补充维生素 B_6 或氧化镁,高尿酸血症患者需药物控制尿酸。甲状旁腺功能亢进合并结石患者,应摘除甲状旁腺腺瘤或增生组织。

【典型病例】

患者,女性,40 岁,教师。因"左侧腰痛伴肉眼血尿 2 周"入院。患者 2 周前间断出现左侧腰痛,疼痛时伴肉眼血尿,自行口服止痛药后疼痛和血尿可缓解。既往病史无特殊。体格检查:左侧肾区叩击痛,右肾区无叩击痛,双侧输尿管行程无压痛,余体格检查未见异常。尿常规提示:白细胞 300 个/μl,红细胞 1 200 个/μl;彩超提示:左侧肾盂强回声,直径约 2cm×3cm,伴左肾中度积液。

处理原则:

1. 诊断考虑左侧肾盂结石,完善术前常规检查。

2. 镇痛、抗感染治疗。

3. 择期予以行经皮肾镜下碎石取石术。

（李名钊）

28

第四节　泌尿、男生殖系统感染

一、上尿路感染

急性肾盂肾炎

急性肾盂肾炎,是致病菌侵入肾实质和肾盂引起的急性感染,可发生于任何年龄,女性发病率较高。女性患者发病多见于儿童期、新婚和妊娠期。常见致病菌为革兰氏阴性杆菌如大肠埃希菌、变形杆菌等。多由尿道进入,逆行感染至肾脏,也可经血行感染波及肾脏。尿路梗阻、膀胱输尿管反流及尿潴留等是最常见的继发性肾盂肾炎的病因。

【临床特点】

1. 发热　急性起病,体温可高达 39℃ 以上,伴畏寒、头痛、恶心、呕吐等。

2. 腰痛　腰部肋脊角压痛,肾区叩击痛明显。

3. 膀胱刺激征　尿频、尿急、尿痛、血尿;但血行感染时膀胱刺激征不明显。

【诊断要点】

1. 典型的临床表现。

2. 尿液检查　尿白细胞明显升高,伴红细胞、蛋白及管型,可找到闪光细胞。尿细菌培养阳性,菌落计数大于 $10^5/ml$。

3. 血液检查　白细胞升高,中性粒细胞比例升高。

【鉴别诊断】

需要与膀胱炎鉴别,膀胱炎常有尿频、尿急、尿痛、血尿症状,但往往无全身症状,没有腰痛及肾区叩击痛。

【治疗】

1. 卧床休息,由于常伴高热,需要注意补充体液,维持水电解质平衡。

2. 选择敏感有效的抗生素,适量、正确使用,需要达到有效的组织和血清浓度。常用喹诺酮类药物、一代或二代头孢,治疗可选用其中一种或两类药物联合应用,一般建议使用 2 周。根据尿细菌培养及药敏结果选用敏感的抗生素。

3. 应用碱性药物可降低尿液酸性,减少膀胱刺激症状。

28

【预防】

尿路结石、梗阻和感染三者常常互为因果,急性肾盂肾炎消退后应进一步检查是否存在泌尿系梗阻的情况,并治疗其他感染性病灶。

【预后及转归】

急性肾盂肾炎的治愈标准为每两周尿培养 1 次,3 个月后,每月尿培养 1 次,连续 3 次培养阴性者为治愈。超过 6 个月的患者,为慢性肾盂肾炎。

【典型病例】

患者,女性,26 岁,"突发高热伴恶心,腰部疼痛 6 小时"入院,患者无明显诱因 6 小时前出现左侧腰部胀痛,伴恶心、呕吐,体温升高至 39.5℃,尿频尿痛,伴肉眼血尿。查体:生命体征平稳,急性病容,对答正常,左肾区叩击痛,腹部平软,无压痛及反跳痛。尿常规:白细胞+++,红细胞++;血常规:白细胞 $12.5×10^9$/L,中性粒细胞百分比 82%。既往 1 年前体检有左肾小结石,未予特殊诊治,未婚未育,余病史无特殊。

处理原则:

1. 卧床补液,维持水电解质平衡,降体温、止痛等对症治疗。

2. 尿培养检查了解敏感抗生素,选用喹诺酮或一、二代头孢抗感染治疗。

3. 泌尿系 B 超了解是否存在左侧输尿管梗阻情况,必要时行左侧输尿管内支架管置入术。

28

二、下尿路感染

（一）膀胱炎

膀胱炎多数由大肠埃希菌感染引起，女性发病率明显高于男性。可分为急性和慢性膀胱炎，急性细菌性膀胱炎是逆行感染引起的，慢性细菌性膀胱炎为上尿路慢性感染继发所致，或者由某些膀胱出口梗阻性病变引起。长期慢性感染可造成膀胱纤维化，影响膀胱顺应性。原发疾病不治愈，膀胱炎症状也不会消失。

【临床特点】

1. 急性细菌性膀胱炎

（1）急性发作，典型尿频、尿急、尿痛症状，尿道烧灼感；

（2）血尿及脓尿；

（3）合并急性肾盂肾炎、前列腺炎、附睾炎时可出现高热。

2. 慢性细菌性膀胱炎

（1）尿频、尿急、尿痛症状反复发作，但症状较轻；

（2）膀胱出口梗阻患者可出现排尿困难。

【诊断要点】

急性细菌性膀胱炎往往存在下腹部膀胱压痛，但无腰背部疼痛。女性患者需要检查是否存在盆腔炎情

28

况,男性患者要了解生殖系统是否存在感染。急性膀胱炎患者禁忌行膀胱镜检查。慢性细菌性膀胱炎需注意原发病的诊治。

尿常规可见白细胞明显增多,伴红细胞增多,尿细菌培养可找到致病菌,菌落计数$>10^5/ml$,最常见的致病菌是大肠埃希菌和变形杆菌。慢性膀胱炎合并肾盂肾炎时有肾功能改变。

【鉴别诊断】

需要与急性细菌性前列腺炎、急性尿道炎等可造成急性细菌性膀胱炎的相关疾病鉴别。

【治疗】

1. 多饮水 一般维持每日尿量 1.5L 以上。

2. 药物治疗 根据尿培养药敏结果选择有效的抗生素治疗。

3. 病因处理 存在尿路梗阻的情况,需消除原发病灶,保持尿流通畅。

【预后及转归】

一般情况下急性膀胱炎可自愈,治愈后无症状遗留,若治疗不彻底或引起上尿路感染,有残余尿或异物存在的情况下,炎症常转为慢性。

(二) 急性尿道炎

急性尿道炎常见有淋菌性尿道炎和非淋菌性尿

28

道炎。

【临床特点】

淋菌性尿道炎潜伏期 3~7 天,尿道口红肿热痛,尿道口脓性分泌物,排尿疼痛,甚至出现腹股沟淋巴结肿大。非淋菌性尿道炎潜伏期 1~5 周,尿频尿急,尿道口瘙痒,尿道口有少量黏性分泌物。

【诊断要点】

不洁性交史,典型临床表现,尿道分泌物检查可明确诊断。

【治疗】

头孢类抗生素、喹诺酮类、米诺环素、红霉素、氧氟沙星等。

【预后及转归】

部分患者可继发急性后尿道炎、前列腺炎、精囊炎或附睾炎,反复感染可导致尿道狭窄。

【典型病例】

患者,女性,26 岁,婚后 1 周,因"尿频、尿急、尿痛伴下腹部疼痛 3 天"就诊,偶见肉眼血尿,淡红色,偶有血丝,无血块,无发热寒战、腰痛、恶心等不适。查体:双肾区无叩击痛,耻骨上膀胱区压痛,既往病史无特殊。

治疗原则:

1. 尿常规检查,尿细菌培养及药敏检查明确感染

28

情况。

2. 嘱多饮水,注意性生活及个人卫生。

3. 抗生素抗感染治疗,并注意复查尿常规了解病情变化。

三、男生殖系统感染

(一) 慢性前列腺炎

前列腺炎常见于青壮年男性,常与尿道炎、精囊炎及附睾炎等同时发生。临床上分为急性前列腺炎、慢性前列腺炎,后者更为多见。又可分为慢性细菌性前列腺炎和非细菌性前列腺炎。还有慢性骨盆疼痛综合征、无症状性前列腺炎等。

【临床特点】

1. 慢性细菌性前列腺炎　排尿不适,尿频、尿急、尿痛,尿道口"滴白",常出现在排尿终末或排大便时。常伴有腰背部酸痛,全身乏力,会阴部不适或疼痛,会阴及睾丸放射痛,部分患者甚至出现性功能障碍、神经官能症。

2. 慢性非细菌性前列腺炎　症状与细菌性前列腺炎大致一致,但没有反复的尿路感染和尿道口"滴白"。

【诊断要点】

1. 慢性细菌性前列腺炎　前列腺炎的局部和全身

症状,伴反复的尿路感染,前列腺液白细胞>10个/高倍视野,卵磷脂小体明显减少;B超显示前列腺结构紊乱,界限不清。

2. 慢性非细菌性前列腺炎　直肠指检前列腺饱满,质软,轻度压痛,前列腺液白细胞>10个/高倍视野,前列腺液细菌涂片及培养阴性,病原体可为衣原体、支原体、滴虫。

【鉴别诊断】

根据前列腺炎细菌涂片检查可以鉴别,对治疗有指导意义。非细菌性前列腺炎和慢性骨盆疼痛综合征是前列腺炎中最常见的类型。

【治疗】

首选药物为红霉素、复方磺胺甲噁唑、多西环素,临床上也常用喹诺酮类、米诺环素等药物;前列腺按摩,每周1次;理疗或热水坐浴,每日1次,每次20分钟;戒酒及辛辣刺激食物,规律性生活,避免久坐,注意适当运动。

【预后及转归】

药物治疗效果往往不理想,易反复发作,宜采取综合性治疗。

【典型病例】

患者,男性,28岁,已婚,出租车司机。因"会阴部隐痛不适3月,伴尿频尿急,尿道口滴白"就诊。3个月来反复出现会阴部隐痛不适,有时向下腹部、腰骶部、双侧腹股沟区放射,疼痛间断出现。尿频尿急,尿不尽感,间断出现尿道灼热感,偶尔会有尿道口白色分泌物。性生活时自觉勃起较困难,偶尔早泄。无发热、头晕头痛等不适,但情绪低落,失眠疲倦,饮食一般。既往病史无特殊。患者尿常规未见异常,彩超提示前列腺轻度增大。

治疗原则:

1. 前列腺指检及前列腺液检查明确诊断。

2. 予以多西环素、喹诺酮类药物抗感染治疗。

3. 嘱患者规律性生活,戒酒及辛辣刺激食物。

（二）急性附睾炎

附睾炎在中青年男性中较为常见,有时见于小儿,常与尿道炎、前列腺炎、睾丸炎等同时出现。最常见的致病菌为大肠埃希菌和葡萄球菌,经输精管侵入附睾。临床操作或导尿常为诱发因素。临床上可分为急性附睾炎和慢性附睾炎,急性更为多见,累及睾丸造成附睾-睾丸炎。

【临床特点】

急性起病,阴囊内疼痛,向腹股沟区放射,局部压痛明显;体格检查可触及附睾肿胀,发病初期在附睾

28

尾部,逐步向附睾头部发展,甚至可引起睾丸肿胀;伴有发热寒战,合并膀胱炎可出现尿频、尿急、尿痛症状。

【诊断要点】

根据病史及症状,基本可以诊断,必要时可行阴囊彩超检查。

【鉴别诊断】

1. 睾丸扭转　青春期多见,左侧多见,突发性一侧阴囊内剧烈持续性疼痛,睾丸局部肿胀,触痛,不伴有发热。阴囊彩超提示睾丸肿胀,睾丸血流减少或消失。

2. 附睾结核　病情发展缓慢,症状轻微,附睾逐渐肿大,伴有下坠感或隐痛。常在附睾尾部摸到质硬结节,输精管增粗如串珠状,前列腺小而有结节性改变,常合并泌尿系结核。

【治疗】

绝对卧床休息,将阴囊托起;选用有效的广谱抗生素治疗;止痛对症处理;附睾脓肿形成可做切开引流。

【预后及转归】

治疗及时有效,一般可以痊愈。如果未彻底治愈,可转变为慢性附睾炎,两侧附睾同时感染,可影响生育。

28

（吴杰英）

第五节　泌尿、男生殖系统结核

泌尿生殖系统结核是最常见的肺外结核病之一，其中肾结核最为多见。在发展中国家，肺结核患者的尿结核分枝杆菌阳性率高达15%~20%。糖尿病、血液透析、肾移植患者的肾结核患病率明显高于正常人群。不典型临床肺结核数量增多，致使早期诊治困难，误诊、漏诊常有发生。

一、肾结核

肾结核在泌尿系结核中最为常见，最早发生，可由肾结核通过尿液一直蔓延至整个泌尿及男生殖系统。肾结核多发生于20~40岁，男性发病率高于女性。结核病变开始时，在肾皮质发生微脓肿，逐渐形成典型的粟粒性结核灶，此后大多数病灶静止。当机体免疫力下降时，进一步发展，病灶扩大，形成典型的结核结节。结核结节由淋巴细胞、浆细胞、上皮样细胞和Langhans巨细胞组成，中央常可见干酪样坏死，边缘为增生的纤维组织。病变进行性发展，结核病灶可融合，形成干酪样脓肿，可累及肾髓质及肾盂。累及肾盂时，干酪样坏死物可破溃进入肾盂形成空洞。一旦形成肾内空洞，多不能自行愈合,常常会进行性扩大,病变可经直接蔓延、淋巴、血行等途径扩散到肾脏其余部分,形成更多的空洞和肾积脓。病灶后期常发生纤维化及钙化,纤维化是机体对损害的修复性反应。但严重的纤维化会导致梗阻,钙化可导致结构破坏,引起"肾自截"。钙化物中结核分枝杆菌可继续存在数年,如有机会仍会继续发展。

【临床特点】

1. 尿频、尿急、尿痛　最早出现的症状,大部分患者因此到医院就诊。后期因结核性膀胱炎导致膀胱挛缩,尿频症状更加明显。

2. 血尿和脓尿　血尿可为肉眼或镜下血尿,多数为终末血尿,少数为全程血尿,可伴有血块。脓尿表现为尿液混浊,米汤样,镜下可见大量脓细胞。

3. 肾区疼痛和肿块　通常无明显腰痛,可发生钝痛或绞痛。输尿管病变使管腔堵塞,造成肾积水或肾积脓时,腰部可触及肿块。

4. 全身症状　可出现午后潮热、盗汗、消瘦乏力等症状。晚期可出现肾功能不全。

【诊断要点】

1. 病史和症状　有慢性的膀胱刺激症状,经常规抗菌药物治疗无效。有肾外其他结核病灶或附睾、输

28

精管、前列腺或精囊结核结节,阴囊甚至出现结核脓肿窦道。

2. 尿检查　呈酸性,可见红细胞及脓细胞;尿沉渣找抗酸杆菌,一般需连查 3 次,阳性率为 50%~70%,尿结核菌培养阳性率达 80%~90%。

3. 影像学检查　B 超可显示患肾结构紊乱,可发现钙化及对侧肾有无积水,膀胱有无挛缩。排泄性或逆行肾盂造影可显示病变破坏程度及范围。病变严重者,肾功能丧失,则肾盏肾盂完全不显影。尿路 X 线片可见肾区结核性钙化斑,如钙化遍及结核肾的全部,即形成"自截肾"。CT 对中晚期肾结核能显示扩大的肾盏肾盂、皮质空洞及钙化灶。

4. 膀胱镜　检查早期可见膀胱黏膜充血、水肿、结核结节,晚期有溃疡和瘢痕等病变。膀胱三角区和患侧输尿管开口附近,往往膀胱黏膜病变较明显,需注意在此处取活检。膀胱挛缩使容量小于 50ml 或有急性膀胱炎时不宜做膀胱镜检查。

5. 分子生物学技术　用特异性 DNA 片段作为 DNA 探针,与标本内的结核菌进行 DNA 杂交,能迅速、准确地诊断肾结核。

【鉴别诊断】

1. 非特异性膀胱炎　尿普通细菌培养有革兰氏阳

性或阴性细菌生长,起病突然,反复发作,血尿常与膀胱刺激症状同时发生,抗菌药物治疗一般可以治愈。

2. 肾积水　其他原因如先天性肾盏病变、结石梗阻或压迫引起的尿路梗阻、肾积水,CT 或 MRI 检查可明确梗阻部位。

【治疗】

1. 全身治疗　注意休息,适当活动,营养支持,抗结核药物治疗。

抗结核药物使用指征:①病理型肾结核;②病灶局限在一组肾盏以内;③由于身体其他部位有活动性结核或严重疾病不宜行肾结核手术;④晚期或双侧肾结核不宜手术;⑤孤立肾肾结核;⑥肾结核手术前后用药,控制结核菌播散。选择应用异烟肼+利福平+吡嗪酰胺+乙胺丁醇联合,坚持早期、联合、足量、足期和规律用药原则。一般 3 个月为一个疗程,3 个月后复查,如需要可继续治疗 2~4 个疗程。症状好转,尿结核菌素阴性,考虑病变痊愈可停用。

2. 局部治疗　如排除泌尿、男生殖系统以外的活动性结核病灶,术前足量、足疗程使用抗结核药物,术前至少进行 2 周以上抗结核治疗,可行手术治疗;手术去除局部病灶后仍需进行抗结核治疗 3~6 个月,此后随访 1~2 年,观察结核病灶情况,预防复发。

28

手术方法:结核肾切除术,肾部分切除术或肾结核病灶清除术。

【预后及转归】

自抗结核药物问世以后,此病的死亡率已低于4%。影响肾结核预后的因素有:①全身情况和泌尿系外的结核病灶情况;②膀胱结核的有无和结核病变的严重程度;③对侧肾有无结核病变和肾功能情况;④治疗的选择和治疗的正确性。

【典型病例】

患者,女性,50 岁,农民。反复尿频、尿急、尿痛6 年,间断右腰痛 2 年。患者 6 年前开始,无明显诱因间断出现尿频、尿急、尿痛,无肉眼血尿,无发热,当地医院检查尿常规提示尿路感染,给予青霉素静脉滴注治疗,效果不佳。近 6 年症状反复出现,静脉用抗生素治疗疗效不佳。2 年前开始间断右腰部钝痛,与活动无关。20 天前在门诊行 B 超检查提示右肾积水。

处理原则:

1. 尽快行尿液抗酸杆菌、尿结核分枝杆菌培养明确是否存在泌尿系结核情况。

2. CT 或 MRI 检查了解肾积水情况。

3. 明确诊断后予以抗结核治疗。

4. 2 周后可考虑手术切除结核肾。

二、男生殖系统结核

男生殖系统结核大多数继发于肾结核,大约占肾结核病例的 50%~75%,前列腺结核和精囊结核没有明显的症状,睾丸结核少见,附睾结核最常见,症状最为明显,附睾呈串珠样结节状改变。

【临床特点】

1. 疼痛　早期前列腺与精囊结核的症状常不明显,偶有会阴和直肠内不适。附睾结核表现为阴囊肿胀,偶有急性发作者,阴囊局部红肿、疼痛。

2. 硬结　直肠指检发现前列腺、精囊表面高低不平的结节感,一般无压痛。附睾触及的硬结,大多局限于附睾尾部,输精管变粗,可触及串珠状小结节,无触痛。

3. 血精　多见于精囊结核。

4. 膀胱刺激症状和血尿　常见于结核累及膀胱颈部或后尿道时。

5. 寒性脓肿　见于附睾结核,发生阴囊皮肤粘连或溃破流脓,形成经久不愈或时愈时发的窦道小阵。

【诊断要点】

1. 病史和症状　如同时发现肾结核,有助于男生殖系统结核的诊断。

28

2. 实验室检查　尿液、前列腺液及精液检查,寻找结核分枝杆菌。

3. 膀胱尿道镜检查　可能发现后尿道及膀胱内有结核性病灶。

4. X线检查　尿路X线片及排泄性尿路造影可以明确有无肾结核病灶同时存在。盆腔部位 CT 有助于了解前列腺、精囊有无结核病变。

【鉴别诊断】

前列腺结核与慢性前列腺炎、前列腺癌鉴别。附睾结核与慢性附睾炎、阴囊内丝虫病、附睾肿瘤或睾丸肿瘤鉴别。

【治疗】

治疗原则与肾结核相同,前列腺及精囊结核一般采取全身及药物治疗。生殖系统结核的药物治疗效果较好,早期附睾结核通过药物治疗即可治愈,如果局部干酪样坏死严重,侵犯了睾丸,病变较大并有脓肿形成时,往往药物治疗效果不佳,则需要行附睾切除。若睾丸有病变,病变靠近附睾,则可连同附睾将睾丸部分切除,但术中应尽量保留睾丸。附睾切除后,精囊结核和前列腺结核多能逐渐愈合。如果手术前精液检查提示无精子,说明对侧输精管远端已有病变并有蔓延到附睾的可能,应予以结扎,防止对侧附睾、睾丸发生病变。

28

【预后及转归】

早期或单纯的男生殖系统结核通过抗结核药物治疗或切除病灶可获得治愈,如果存在复杂而严重的泌尿系统结核,治疗难度比较大。

（吴杰英）

第六节 泌尿、男生殖系统肿瘤

一、肾癌

肾细胞癌（renal cell carcinoma，RCC）是起源于肾实质泌尿小管上皮系统的恶性肿瘤,简称肾癌,占成人恶性肿瘤的 2%～3%,男女比例为 2∶1,高发年龄为 41～70 岁。肾癌早期往往缺乏临床表现,超过一半的患者在体检或做其他疾病检查时被发现,称为无症状肾癌。但血尿、腰痛和腹部肿块仍然是其主要临床表现。外科手术是治疗肾癌的主要方法,包括根治性肾切除术和肾部分切除术。术后病理分期是影响预后的主要因素,其次是组织学类型。

【临床特点】

多数患者早期无明显症状,有时出现腰背部不适、发热、高血压等非特异性的临床症状。随着病情发展,

28

腰痛为最常见的症状，大多数腰痛表现为钝痛或隐痛，主要是由于肿瘤生长牵拉肾包膜、侵犯腰大肌或邻近脏器引起的。间歇无痛肉眼血尿表明肿瘤已侵入肾盏肾盂。出血量较多时，可因血块通过输尿管而出现肾绞痛。肿瘤较大时可在上腹部扪及光滑、质硬和无压痛肿块。大多数仅出现上述症状的一项或两项，三项都出现者仅占6%~10%，出现上述症状任意一项，提示病变发展到较晚期。

副瘤综合征可出现在10%~40%的肾癌患者中，主要是指发生于肿瘤原发病灶和转移病灶以外，由肿瘤引起的综合征，常表现为发热、高血压、红细胞沉降率增快等。因肿瘤坏死、出血、毒性物质吸收等引起发热。此外，肿瘤能异位分泌白细胞介素-6，为内生致热原。因瘤体内动静脉瘘或肿瘤压迫肾血管，肾素分泌过多可能是高血压的原因。其他的肾外表现有贫血、体重减轻、恶病质、肝功能异常（Stauffer综合征）、高钙血症、红细胞增多症、高血糖等。阴囊内可发现精索静脉曲张，平卧位不消失，提示肾静脉或下腔静脉内癌栓形成。临床上约有1/3的肾癌患者在初次就诊时就已发现有转移，表现为病理性骨折、咳嗽、咯血、神经麻痹及转移部位出现疼痛等。另有20%~40%初次诊断为局限性肾癌的患者最终发展为远处转移。副瘤综合征

28

容易与其他全身性疾病症状相混淆,必须注意鉴别。

Stauffer 综合征又称为肾源性肝功能异常综合征(nephrogenic heptic dysfunction syndrome),1961 年由 Stauffer 首次报道,指肾肿瘤引起的肝功能异常,但肝内无转移瘤。

【诊断要点】

1. 肾癌的三个常见症状是血尿、腰痛和肿块,当其中一个症状出现时需引起足够的重视,两者以上同时出现时已经是肾癌晚期。

2. 早期尿常规检查往往无异常,如肿瘤增大进入集合系统,可出现肉眼血尿或镜下血尿,尿脱落细胞学检查找到癌细胞提示肿瘤分期较晚。

3. 影像学检查

(1)超声检查:是最简单而无创伤的检查方法,敏感性高,在常规体检中经常通过超声检查发现临床无症状的早期肿瘤。超声影像常表现为不均质的中低回声实性肿块,但体积小的肾癌有时表现为高回声肿块,需结合 CT 或 MRI 诊断。

(2)X 线检查:泌尿系 X 线片可观察肾脏外形异常及钙化性改变。静脉尿流造影或逆行肾盂造影可见因肿瘤生长导致其周围的肾小盏破坏、压迫,或牵拉变长、变形、变细、扭曲,甚至数个小盏破坏、闭锁或分离

28

等，较大肿瘤可以使肾盂及输尿管异位。当肿瘤侵犯肾盂后，肾盂内可出现充盈缺损，甚至引起积水。

（3）CT 扫描：CT 对肾癌的确诊率高，能显示肿瘤大小、邻近器官有无受累，是目前诊断肾癌最可靠的影像学方法。影像学表现为肾实质内密度不均的肿块，平扫密度略低于肾实质，或与肾实质相似，增强扫描后，肿瘤整体密度仍较肾实质低，这主要是因为肾癌组织内没有正常的肾小管结构，因而肿瘤部分增强的程度没有正常肾组织高。CT 显示肾蒂或腹膜后淋巴结直径等于或大于 1.5cm 者应考虑转移的可能性。

（4）MRI 检查：MRI 对肾癌诊断的准确性与 CT 相仿。MRI 检查主要适用于局部进展期肿瘤、静脉可能受累、肾功能不全，以及对血管造影剂过敏的患者。

【鉴别诊断】

1. 尿路上皮肿瘤　间断的无痛性肉眼全程血尿为最常见的症状，尿脱落细胞学检查及相应影像学检查可帮助鉴别，目前还可以通过尿液荧光原位杂交（fluorescence in situ hybridization，FISH）检查协助进一步鉴别。

2. 肾母细胞瘤　多发生于 5 岁以下儿童，偶见于成年人，主要症状为腹部触及无痛性肿块，通过影像学检查可鉴别。

3. 肾错构瘤 良性肿瘤,体积较小时常无症状,肿瘤增大时可发生血尿、腰痛和肿块。

4. 单纯性肾囊肿 一般无症状,体检发现,囊肿体积较大时,患者出现腰部钝痛或胀痛。

5. 多囊肾 双肾增大,多发囊性病变,有血尿及腰痛症状,常伴有高血压、肾功能不全情况,往往能在询问病史时发现相关家族史。

【治疗】

1. 手术治疗 根治性肾切除术仍是最好的疗法。若肿瘤位于肾上极和肿瘤已累及肾上腺,应同时做患侧肾上腺切除。若肿瘤位于肾上极或肾下极,直径<3cm,可做保留肾单位的肾部分切除术。

2. 放射及化学治疗 效果不确定,仅适用于不宜手术或手术后有少量肿瘤残留、转移的患者。常用药物有环磷酰胺、放线菌素 D、长春新碱、洛莫司汀等,亦可用以放射介入治疗。

3. 免疫治疗 可使用卡介苗、干扰素、白细胞介素-2、转移因子、肿瘤浸润淋巴细胞(tumor infiltrating lymphocyte,TIL)等,均为术后辅助治疗,对预防和治疗转移癌有一定疗效。

28

【预后及转归】

如肿瘤体积小并局限于肾,手术切除后效果良好。

晚期肿瘤体积增大,常合并肺部、淋巴结、肝脏、骨骼、肾上腺、脑和对侧肾等处转移,预后较差。

【典型病例】

患者,男性,53 岁。主因"体检发现左肾占位 1 个月"来院门诊就诊。患者 1 个月前于外院体检行超声提示:左肾上极探及一直径 3.5cm 近似球形低回声肿物,内部回声欠均匀,其内可见血流信号。无尿频、尿急、尿痛,无肉眼血尿,无腰背部不适,无发热,无恶心、呕吐。患者自发病以来精神饮食可,睡眠可,大小便正常,体重无明显变化。既往吸烟史 20 余年,10 支/日;无嗜酒。无手术外伤史。其父母健在,家族史无特殊。

治疗原则:

1. 进一步影像学检查明确肾肿瘤部位和性质,完善术前常规检查。

2. 尽快予以肾部分切除术,如手术难度较大可选择行根治性肾切除术。

二、肾盂癌和输尿管肿瘤

肾盂癌、输尿管肿瘤可定义为累及肾盏至远端输尿管之间尿路的任何肿瘤新生物。肾盂癌、输尿管肿瘤相对少见,占全部肾脏肿瘤的 5%~7%,占全部尿路上皮肿瘤的 5%~10%,双侧很少同时发生。我国肾盂、输尿管肿瘤报道多于国外,女性发病率相对较高,而男性预后相对较差。随着生活方式的改变、人们寿命的延长及医疗保健和诊断水平的提高,近年来我国肾盂输尿管肿瘤的发病率呈显著增长趋势。肾盂、输尿管肿瘤平均发病年龄为 65 岁,肾盂肿瘤比输尿管肿瘤的发病率高,输尿管肿瘤发生在输尿管下段者占 70%,中段占 25%,上段占 5%。其常见发病危险因素包括吸烟、镇痛药物使用、马兜铃酸相关中草药服用等。病理类型以尿路上皮癌为主,占绝大多数,非尿路上皮肿瘤少见。血尿为最常见的初发症状,肉眼可见,间歇性无痛,如有血块通过输尿管时可引起肾绞痛,有虫样血条,有时患者表现为腰部钝痛。

【临床特点】

70%~80%的尿路上皮肿瘤患者最初的临床表现是血尿,通常表现为间歇性、无痛性、全程肉眼血尿,部分患者仅为镜下血尿。血尿可能只出现 1 次或持续 1 天至数天,部分患者血尿症状可自行消失。有些患者可能在相隔若干时间后再次出现血尿。血尿的染色由浅红色至深褐色不等,常为暗红色,部分呈洗肉水样或浓茶样改变。出血量与血尿持续时间的长短,与肿瘤的恶性程度、范围和数目不成正比。有 20%~40%的患者可出现腰痛,10%~20%的患者可出现腰部肿块。

28

【诊断要点】

1. 尿常规检查 呈肉眼血尿或镜下血尿。部分患者尿脱落细胞学检查可找到癌细胞,FISH 检查可协助诊治。

2. X 线检查 静脉肾盂造影、逆行肾盂造影及 CT 检查可显示病变。

3. 膀胱镜检查 膀胱镜下可观察到病变侧输尿管口有喷血,有时可以观察到输尿管下端肿瘤经输尿管口突向膀胱。经膀胱镜可插管收集肾盂尿做细胞学检查或刷取局部肿瘤组织检查,可提高诊断准确性并明确肿瘤位置。

4. B 超、磁共振尿路成像(magnetic resonance urography,MRU)检查 B 超及 MRU 往往容易漏诊较小的肿物,但对较大的输尿管或肾盂肿瘤有诊断价值,肿物以上可出现梗阻征象。

5. 输尿管镜检及输尿管软镜镜检 镜检能直接观察并找到病变位置,并可术中取活检,进一步明确诊断。

【鉴别诊断】

1. 肾癌 典型的肾癌具有血尿、腰痛和肿块三个主要的症状,尿路造影下如见充盈缺损,则提示肾盂肿瘤,肾肿瘤往往无尿路造影改变。如尿路造影难以区分时,可采用彩色 B 超、CT、MRI 及动脉造影予以分辨。

2. 肾结石　可有血尿、疼痛。尿路造影的充盈缺损边缘较光滑,部分可随体位改变,尿脱落细胞学检查为阴性,常常出现患侧肾积水。

3. 肾结核　尿培养出结核分枝杆菌可以明确诊断,其他结核相关检查可以辅助,膀胱镜检查往往可见膀胱结核改变。

4. 输尿管息肉　青年人居多,较常见于输尿管中上段。

5. 囊性输尿管炎　输尿管腔内可检出多发囊状小肿块,但无血尿及梗阻表现。

【治疗】

切除患肾及全长输尿管,包括输尿管开口部位的膀胱壁。肾盂肿瘤及输尿管肿瘤在膀胱内有很高的复发性,在术后 2 年内,应每 3 个月进行一次膀胱镜检查,及时诊治膀胱转移病灶。放射疗法和化学治疗均缺乏数据支持。

【预后及转归】

肾盂癌和输尿管肿瘤的预后较差,5 年生存率约50%,常容易复发,生存率受肿瘤级别、肿瘤分期、肿瘤发病部位影响,预后差异较大。

28

【典型病例】

患者，女性，63岁。因"间断性、全程无痛肉眼血尿1年，加重2周"就诊。患者1年前无明显诱因出现间断全程肉眼血尿，不伴血块、腰痛、发热、排尿困难等症状，未予诊治。2周前再次出现肉眼血尿，到医院就诊，行增强CT提示：右肾形态不规则，右肾上极肾实质变薄，未见异常密度及异常强化，右肾盂未见积水、扩张，双肾灌注尚好。右输尿管中段局限性管壁环形增厚，伴强化，腔内可疑条状软组织密度病灶，其上方输尿管未见积水。膀胱未见异常，盆腹腔未见肿大淋巴结。右输尿管中段占位，恶性不除外。患者既往有高血压史，口服药物控制好。

治疗原则：

1. 尿脱落细胞学检查及输尿管镜检取病理活检明确诊断。

2. 如明确为尿路上皮癌，尽快行患侧输尿管全长、肾及输尿管膀胱壁内段袖套状切除。

三、膀胱癌

膀胱癌为原发于膀胱尿路上皮的恶性肿瘤，多见于中老年人，最常见的临床表现为无痛肉眼血尿。不同分期分级的膀胱癌的治疗和预后有明显差异。非肌层浸润性膀胱癌可以采用经尿道膀胱肿瘤电切术等保留膀胱的手术,虽然术后膀胱灌注化疗药物或生物免疫制剂可以减少肿瘤复发,但有相当多的患者可有术后多次复发,甚至有分期分级的进展。对于侵犯膀胱肌层的膀胱肿瘤,或一些反复复发的恶性程度高的膀胱癌,需要行根治性膀胱切除术,术后采用肠道代膀胱,或行尿流改道术。

【临床特点】

1. 血尿　大约85%的膀胱肿瘤患者首发症状为无痛性肉眼血尿,如肿瘤位于三角区或其附近,血尿常为终末加重。血尿呈间歇性,能自行停止或减轻,容易造成治愈或好转的错觉。严重血尿者可由于血块堵塞引起尿潴留。血尿程度与肿瘤大小、数目、恶性程度不完全一致。

2. 膀胱刺激症状　尿频、尿急、尿痛等一系列下尿路不适症状,称为膀胱刺激症状;一般与肿瘤坏死、溃疡、合并感染相关。

3. 肿瘤转移症状　晚期可见下腹部包块、贫血、全身水肿等情况,常见为肝脏、肺部、盆腔淋巴结及骨转移。

【诊断要点】

1. 患者 40 岁以上出现无痛性血尿(肉眼或镜

28

下),无论有无合并膀胱刺激症状,都应高度警惕并进行详细检查排除膀胱癌的可能。膀胱癌的诊断需要确定肿瘤的部位、范围、大小、数目、恶性程度、浸润深度及有无转移。膀胱癌的浸润性以及浸润深度,与转移的发生率以及预后有密切关系,是膀胱癌临床分期的依据。

膀胱癌 TMN 分期

T(原发肿瘤)

Tx　原发肿瘤无法评估

T0　无原发肿瘤证据

Ta　非浸润性乳头状癌

Tis　原位癌(扁平癌)

T1　肿瘤侵入上皮下结缔组织

T2　肿瘤侵犯肌层

　T2a　肿瘤侵犯浅肌层(内 1/2)

　T2b　肿瘤侵犯深肌层(外 1/2)

T3　肿瘤侵犯膀胱周围组织

　T3a　显微镜下发现肿瘤侵犯膀胱周围组织

　T3b　肉眼可见肿瘤侵犯膀胱周围组织(膀胱外肿块)

T4　肿瘤侵犯以下任一器官或组织,如前列腺、精囊、子宫、阴道、盆壁和腹壁

T4a　肿瘤侵犯前列腺、精囊、子宫或阴道

T4b　肿瘤侵犯盆壁或腹壁

N(区域淋巴结)

Nx　区域淋巴结无法评估

N0　无区域淋巴结转移

N1　真骨盆区(髂内、闭孔、髂外、骶前)单个淋巴结转移

N2　真骨盆区(髂内、闭孔、髂外、骶前)多个淋巴结转移

N3　髂总淋巴结转移

M(远处转移)

Mx　远处转移无法评估

M0　无远处转移

M1　远处转移

2. 尿细胞学检查　尿中可找到脱落的癌细胞,方法简单,常作为血尿患者的初步筛选。FISH 检测尿液中是否有尿路上皮肿瘤细胞,可以有效增加检出率。

3. 膀胱镜检查　直接观察到肿瘤的部位、大小、数目及形态,膀胱镜检查时要注意肿瘤基底部浸润程度、与输尿管口和膀胱颈的关系,并取病理活检明确诊断。

4. B超　经腹壁或尿道超声扫描,可观察膀胱肿瘤形态、活动度、是否有蒂及浸润深度,但对体积甚小

的肿瘤难以分辨。

5. X线检查　排泄性尿路造影发现肾积水或显影不良提示肿瘤浸润输尿管口,引起输尿管及肾积水;膀胱造影可见膀胱内充盈缺损,肿瘤侵犯的膀胱壁僵硬不整齐。

6. CT及MRI检查　均能诊断膀胱病变,并能了解肿瘤浸润深度及转移病灶;在了解肿瘤是否侵犯肌层的问题上,MRI优于CT检查。

【鉴别诊断】

1. 膀胱炎　患者以女性为主,急性起病,膀胱刺激症状很明显,部分伴有肉眼血尿。尿常规检查发现白细胞明显升高,红细胞轻度至中度升高,影像学检查可鉴别,抗感染治疗后尿常规结果正常,膀胱刺激症状消失。

2. 输尿管肿瘤　靠近输尿管末段的肿瘤,在影像学上常与膀胱肿瘤类似,膀胱镜检查时须注意鉴别,肿瘤是否从输尿管末段长向膀胱。

3. 前列腺增生症　常见于老年男性,因进行性排尿困难出现尿潴留,容易引起感染,继而出现膀胱刺激症状,部分伴有血尿。影像学常因前列腺中叶增生突向膀胱而误以为膀胱内占位,须注意仔细分辨。尿FISH检查及膀胱镜检查可鉴别。

【治疗】

1. **手术治疗**　有经尿道膀胱肿瘤电切术（transurethral resection of bladder tumour，TURBT）、膀胱部分切除术及膀胱全切除术等。须根据肿瘤的临床分期，结合患者的全身基础情况选择最合理的手术方法，目的为减少肿瘤复发及延长生命。浅表性膀胱肿瘤（Tis、Ta、T1）可采用 TURBT。浸润性膀胱肿瘤（T2、T3、T4）则一般建议膀胱部分切除术或行全膀胱切除术。个别分化良好、局限的 T2 期肿瘤亦可行 TURBT。膀胱全切除术后常用回肠膀胱术行尿流改道，或做输尿管皮肤造口。

2. **放射和化学治疗**　均属于辅助治疗，更多的应用于手术后预防复发，通常选用丝裂霉素、羟喜树碱、注射用盐酸多柔比星等。规律的膀胱灌注有助于减少术后复发。

3. **肿瘤免疫治疗**　常用卡介苗和干扰素等行膀胱灌注治疗，灌注期间需要定期复查尿常规和膀胱镜检。

4. **其他治疗**　如激光、冷冻、高强度聚集超声（high intensity focused ultrasound，HIFU）等。

5. **定期膀胱镜复查**　保留膀胱的手术后，均应严密随访，每 3 个月做一次膀胱镜检查，一年内无复发者可延长复查时间至半年一次，需在围手术期及术后病

28

理后与患者沟通制订随访计划。

【预后及转归】

治疗效果与肿瘤的分级、分期及患者本身的免疫能力密切相关。Ta、T1 期细胞分化 I 级者,5 年生存率 80%,Ⅱ～Ⅲ级者 40%,保留膀胱者复发概率约 50%。膀胱部分切除术:T2 期 5 年生存率 45%,T3 期下降至 23%。膀胱全切除术:T2 及 T3 期 5 年生存率约 16%～48%。T3 期不做治疗均在一年内死亡,放射治疗后有 5 年生存率达 6%～10% 者。保留膀胱的手术后,向膀胱灌注抗癌药物,可以预防或推迟肿瘤复发。晚期患者多数死于肿瘤转移和肾衰竭。

【典型病例】

患者,男性,58 岁,退休干部。间歇性无痛性肉眼血尿 8 个月。患者近 8 个月来反复出现无痛性肉眼血尿,终末血尿加重,有少许小团状血凝块,无明显尿频、尿急、尿痛及夜尿增多表现,无发热、腹痛等不适,精神食欲可,无明显消瘦,大便正常。既往无特殊病史。吸烟史 15 年余,约每天 20 支,无酗酒。

门诊 B 超提示:膀胱右侧壁有一个约 2.5cm 突起,不随体位改变移动。

治疗原则:

1. 尿脱落细胞、尿 FISH 检查、盆腔 MRI 等明确膀胱肿瘤。

2. TURBT。

3. 术后注意定期膀胱灌注治疗，并注意随访。

四、前列腺癌

前列腺癌是男生殖系统肿瘤中最常见的一种，在欧美地区居男性常见恶性肿瘤第 2 位，美国前列腺癌发病率在恶性肿瘤中居第 1 位，死亡率居第 2 位，仅次于肺癌。目前，虽然我国前列腺癌的发病率远低于西方国家，但近年来随着人口老龄化及筛查手段的提高，呈显著增长趋势。前列腺癌好发于老年男性。大多数发生于腺体外周带或后叶的腺泡腺管上皮，病理类型绝大多数为腺癌，其次为移行细胞癌，极少数为鳞状细胞癌。多数前列腺癌患者早期无明显症状，少数可有早期排尿梗阻症状，往往被误以为良性前列腺增生而漏诊。

【临床特点】

前列腺癌早期阶段，多数患者无明显症状，有些患者出现排尿困难、尿路刺激症状，多为伴发的前列腺增生症状。临床上发现早期前列腺癌主要依靠血 PSA 的检查，血 PSA 升高则提示前列腺癌的可能性。PSA 是前列腺癌最具特异性的肿瘤标志物，是由前列腺腺上

28

皮细胞分泌的丝氨酸蛋白酶,半衰期约 3.15 天。正常情况下,富含 PSA 的前列腺腺泡内容物与淋巴系统之间存在由内皮层、基底细胞层和基底膜构成的屏障。当肿瘤或其他病变破坏了上述屏障时,腺管内容物即可进入淋巴系统,随之进入血液循环,引起外周血 PSA 水平升高。研究结果显示,以临床常用的 0~4ng/ml 的 PSA 正常范围为标准筛选前列腺癌,其敏感性为 78.7%,特异性为 59.2%,假阳性率为 25%,假阴性率为 38%~48%。

随病情进展,患者因局部肿瘤进展堵塞尿道,可出现明显的排尿困难及血尿。若肿瘤累及膀胱三角区和输尿管开口,可出现双肾输尿管扩张积水。前列腺癌转移好发部位是全身骨骼,以中轴骨如脊柱、骨盆等多见,可出现骨痛、病理性骨折等表现。

【诊断要点】

1. PSA 升高可作为前列腺癌诊断的重要指标之一,同时 PSA 值明显升高者多数伴有转移灶,但血清 PSA 值正常并不能排除前列腺癌可能。血清 PSA 值升高受多种因素影响,如直肠指诊、经尿道的检查和操作、留置导尿管等。

2. 直肠指检可以触及前列腺体积增大,发现前列腺单个或多个结节,质硬而固定,直肠指检是发现前列腺癌的重要手段之一。

3. 影像学检查可行经直肠 B 超、CT、盆腔 MRI 及全身放射性核素显像。经直肠 B 超可见前列腺低回声病灶及其范围,并可在 B 超引导下行穿刺活检。CT 和 MRI 是前列腺癌诊断及分期的重要依据。全身放射性核素骨显像用于发现前列腺癌骨转移病灶。

4. 前列腺穿刺活检可用于确诊前列腺癌。前列腺穿刺针在 B 超引导下经直肠或经腹穿刺获得前列腺活组织。

【鉴别诊断】

1. 前列腺增生 血清 PSA 值通常在正常范围内,直肠指检可发现前列腺增大,但无结节,质地中等。影像学检查可协助鉴别。

2. 前列腺肉瘤 较为罕见,多见于青年及幼儿。直肠指检可触及表面光滑的球形肿块、质软。影像学检查显示膀胱颈部巨大肿块突向膀胱,穿刺活检可确诊。一般 PSA 检查无明显升高。

【治疗】

前列腺癌的临床分期:

Ⅰ期 PSA 正常的前列腺增生患者,手术标本中偶然发现小病灶且肿瘤负荷小于 5%,称为"偶发癌",

28

多数分化良好。

Ⅱ期　前列腺癌局限在前列腺包膜以内。

Ⅲ期　肿瘤已穿破包膜，侵犯周围脂肪、精囊、膀胱颈和尿道。

Ⅳ期　有远处转移，局部淋巴结或远处转移灶。

各期的治疗原则：

Ⅰ期　可严密随访，如PSA进行性升高，则可行再次穿刺活检或行根治性前列腺切除术。

Ⅱ期　可行根治性前列腺切除术。

Ⅲ~Ⅳ期　可行去势手术（双侧睾丸切除术），配合应用抗雄激素治疗。抗雄激素治疗联合化疗药物（例如多西他赛）有助于晚期前列腺癌的肿瘤控制及延长生存期，适合激素敏感阶段的高肿瘤负荷患者，并可于术前转化治疗。放射治疗分内、外放射治疗两种，内放射治疗采用放射性核素粒子植入前列腺，适用于Ⅱ期前列腺癌，外放射治疗可以局部控制前列腺癌发展。

【预后及转归】

采用内分泌治疗、放射治疗等综合治疗的方法，多数患者可以提高5年生存率。早期前列腺癌患者5年生存率可高达90%以上。

【典型病例】

患者，男性，65岁，因"体检发现PSA升高1月"就

28

诊。患者 1 月前体检发现 PSA 升高,总 PSA 18ng/ml,游离 PSA 1.36ng/ml,患者无排尿困难、尿频、尿急等症状,无血尿等不适。精神睡眠尚可,饮食正常。既往史:高血压史 10 余年,口服降压药调控,效果满意。

治疗原则:

1. 经直肠 B 超、盆腔 MRI 了解前列腺局部情况。

2. 前列腺穿刺活检明确诊断,全身骨扫描排除骨转移情况。

3. 确诊后可予以行前列腺癌根治性切除术并辅助内分泌治疗。

五、睾丸肿瘤

睾丸肿瘤占男性全部肿瘤的 1%~1.5%,占所有泌尿系统肿瘤的 5%,高达 5% 的病例为双侧肿瘤,好发年龄 15~35 岁。睾丸肿瘤的危险因素包括隐睾或睾丸未降、睾丸萎缩、Klinefelter 综合征、一级亲属(兄弟、父亲)患睾丸肿瘤、对侧睾丸肿瘤或睾丸内皮瘤和不育。低分期的睾丸肿瘤治愈率达 95%,高分期的睾丸肿瘤治愈率则相对较低。影响预后的主要因素包括:组织病理、准确的分期、早期的合理综合治疗,以及严格的随访和补救治疗措施。

28

睾丸肿瘤常常在体检时被发现,常表现为无痛的单侧阴囊内肿块。所有阴囊内肿块的患者都应该得到充分的检查和诊断。超声诊断睾丸肿瘤的敏感性几乎达到100%。超声可以鉴别肿块与睾丸的关系,年轻男性出现腹膜后肿块、内脏转移灶、HCG 和/或 AFP 升高,睾丸的超声检查是必需的。阴囊 MRI 诊断睾丸肿瘤的敏感性可达到100%,特异性95%~100%,但费用较高,可作为二线诊断方法。

AFP(卵黄囊细胞分泌)、HCG(滋养细胞产生)、LDH(乳酸脱氢酶,lactate dehydrogenase,组织破坏标志物),这3种血清肿瘤标志物对睾丸肿瘤的诊断和预后评价非常有意义。血清 AFP 的平均半衰期为5~7 天,HCG 为24~36 小时。因此,这些标志物需要在手术前后每周随访直到正常。

总体而言,这些标志物在51%的睾丸癌患者中升高。50%~70%非精原细胞的胚胎性癌(nonseminomatous germ cell tumors,NSGCT)患者中 AFP 升高,40%~60%的 NSGCT 患者有 HCG 升高。大约90%的 NSGCT 患者有 AFP 和/或 HCG 升高。高达30%的精原细胞瘤患者在整个病程中会表现出或者慢慢发展为 HCG 升高。肿瘤标志物不升高不能排除胚胎性肿瘤,血清 HCG、AFP、LDH 的检测是必需的。

【临床特点】

隐性起病,往往无诱因发现睾丸肿大,触之质硬而沉重,少数伴触痛。隐睾未得到治疗,常可发展为睾丸肿瘤,往往由于下腹部胀痛或腹股沟区触及类圆形肿物而就诊。

【诊断要点】

睾丸肿瘤位置表浅,通过症状及体征检查较容易诊断,部分患者初诊时容易误诊,导致其转移症状出现后才被确诊。

1. 睾丸肿大,可伴阴囊坠胀不适感。

2. B超可明确睾丸肿块性质,并了解腹部有无转移。

3. 血液肿瘤标志物检查　睾丸绒毛膜癌患者中HCG升高;胚胎癌患者中 HCG 及 AFP 升高。精原细胞瘤仅有5%的患者 HCG 升高。睾丸肿瘤标志物测定对于临床诊断、预后以及术后随访非常重要。

4. 胸部 X 线及胸部 CT 判断有无肺转移。肾盂静脉增强 CT 成像可用于了解腹膜后淋巴结转移情况。

5. 其他检查包括放射性核素骨显像、盆腔 MRI 可用于评估骨转移情况。

【鉴别诊断】

1. 睾丸鞘膜积液　多为单侧发病,表现为慢性痛性逐渐增大。触诊有囊性波动感,表面较光滑。透光试验阳性,但当鞘膜积液为脓性、血性或乳糜性时,透光试验可呈阴性。B超可见液性暗区,睾丸肿瘤呈实质性肿块。

2. 睾丸炎　常在流行性腮腺炎或细菌性附睾炎之后出现,症状可持续 1~2 周,大约50%患者会发生睾丸萎缩。

3. 附睾炎　多继发于尿路感染。早期可有尿频、尿急、尿痛伴阴囊疼痛,红肿,附睾触痛。触诊一般可在肿胀发硬的附睾旁触及质软的睾丸。

【治疗】

1. 手术治疗　采用睾丸根治性切除术,切除范围包括精索、睾丸及其周围鞘膜在内的组织。非精原细胞瘤患者还需额外行腹膜后淋巴结清除术。

2. 放射治疗　适用于精原细胞瘤患者,术后辅助放射治疗可有效降低复发率。

3. 化学治疗　适用于精原细胞瘤 Ⅱ、Ⅲ 期患者除手术、放疗以外的联合治疗;非精原细胞瘤已有远处转移者常采用化学治疗加手术治疗以提高 5 年存活率。常用化疗药物有顺铂、博来霉素、放线菌素 D 等。

【预防】

1. 对睾丸肿瘤高危人群进行健康普查并倡导自我

检查。

2. 对 2 岁以前睾丸仍未下降的隐睾患者,建议行睾丸下降固定术。

3. 预防睾丸炎并避免睾丸损伤。

【预后及转归】

睾丸肿瘤被认为是有良好预后的恶性肿瘤之一。精原细胞瘤:I 期肿瘤局限于睾丸,附件受侵或不受侵,手术加放疗治愈率可达 97%~100%。II 期肿瘤转移到腹膜后淋巴结,手术加局部放疗,治愈率可达 80% 左右。非精原细胞瘤 I 期行手术根治性切除加腹膜后淋巴结清扫术,5 年生存率 80% 以上,II 期则为 60%。

【典型病例】

患者,男性,30 岁,因"发现右侧睾丸肿大 3 天"就诊。3 天前洗澡时发现右侧睾丸肿大,无疼痛、发热、尿频、尿急等症状,精神睡眠可,大小便正常。既往病史无特殊。家族中无相关遗传史。已婚,育有 1 子,配偶及子女体健。查体:一般情况可,发育正常,外生殖器正常,尿道口无分泌物,阴囊无红肿,右侧睾丸可触及 4cm×4cm 肿物,质硬光滑,无触痛,透光试验阴性;左侧睾丸无触及异常。

治疗原则:

1. 尽快行 CT 检查明确诊断及了解有无盆腔

28

转移。

2. 排除手术禁忌证,尽快行右侧睾丸切除术。

3. 如为非精原细胞瘤,术后需做腹膜后淋巴结清扫;如为精原细胞瘤,则术后辅助放疗。

六、阴茎癌

阴茎癌是一种较为少见的生殖系统恶性肿瘤。阴茎癌的发病率因国家、民族、宗教信仰以及卫生习惯而差异明显。在亚洲、非洲和南美洲的部分经济欠发达地区,发病率是欧洲及美国发病率的 20 倍。在我国,阴茎癌曾是发病率较高的恶性肿瘤之一,随着生活水平及卫生条件的改善,发病率已降低至与欧美地区持平。阴茎癌多见于 40~60 岁、包茎或包皮过长的患者。目前阴茎癌病因不明,有研究提示人乳头瘤病毒(human papilloma virus,HPV)与该病发生密切相关,新生儿行包皮环切术能有效预防阴茎癌发生。

【临床特点】

阴茎癌好发于阴茎头部,早期表现为龟头肿物或经久不愈的溃疡,进一步进展可出现菜花样肿瘤改变,表面坏死伴恶臭渗出物。晚期阴茎癌可侵犯整个阴茎、尿道海绵体及腹股沟淋巴结。

【诊断要点】

阴茎癌的诊断需依靠病理组织活检。阴茎龟头部肿物或经久不愈的溃疡伴包茎或包皮过长的患者,需考虑阴茎癌。腹股沟淋巴结肿大或股管淋巴结肿大者需考虑转移可能。

【鉴别诊断】

需与包皮龟头炎、慢性溃疡、湿疹等鉴别,高度怀疑者需行病理活检。

【治疗】

1. **手术治疗** 保留阴茎的手术适用于早期肿瘤小的患者,其中局限在包皮者可行包皮环切术。阴茎部分切除术适用于未侵犯尿道的患者,至少在距离病变组织 2cm 以上处切断,但如果阴茎残端过短,则行阴茎全切除术。髂腹股沟淋巴结清除术适用于腹股沟淋巴结或股管淋巴结有转移者。

2. **放射治疗** 疗效欠佳,需联合手术治疗。

3. **化学治疗** 伴淋巴结转移及晚期阴茎癌需在手术治疗后联合化疗。

【预防】

包皮过长者需保持局部清洁卫生,对于包茎及清洁欠佳的包皮过长患者应行包皮环切术。

28

【预后及转归】

无淋巴结转移者手术治疗后 5 年生存率为 53%~90%,有淋巴结转移者降低至 20%~55%。

【典型病例】

患者,男性,45 岁,因"发现阴茎肿块 9 个月"就诊。9 个月前无明显诱因发现阴茎头部出现约 1cm×0.6cm 硬块,未予特殊诊治。3 个月前出现恶臭分泌物,伴局部疼痛,阴茎肿块进行性增大,呈菜花状,伴局部溃烂。既往有包茎病史,否认不洁性接触史和传染病史。

治疗原则:

1. 距离肿物 2cm 处行阴茎部分切除。

2. 如发现腹股沟、股管淋巴结转移,行淋巴结清扫术。

(胡 成)

第七节 肾上腺疾病

功能性肾上腺肿瘤(functional adrenal tumor)指已经导致内分泌功能紊乱并引起相关临床症状体征改变的肾上腺肿瘤。

亚临床型肾上腺肿瘤(subclinical adrenal tumor)指

存在内分泌功能改变但尚未引起相关临床症状体征改变的肾上腺肿瘤。如亚临床型皮质醇症、亚临床型原发性醛固酮增多症以及隐匿功能嗜铬细胞瘤等。

无功能性肾上腺肿瘤（nonfunctional adrenal tumor）指既未导致内分泌功能检查异常又未引起相关临床症状体征改变的肾上腺肿瘤。

一、皮质醇增多症

皮质醇增多症是由于肾上腺皮质长期分泌过量皮质醇引起的一系列症状和体征的临床综合征，由 Cushing 首先报道，因而又称为库欣综合征（Cushing's syndrom，CS）。皮质醇增多症是常见的肾上腺皮质疾病，可发生于任何年龄，好发于 20~45 岁，女性多于男性。

【临床特点】

患者可表现为向心性肥胖，满月脸、水牛背、悬垂腹，颈短，四肢肌肉萎缩，皮肤菲薄，下腹壁、大腿内侧、腋下皮肤可见紫纹，可见痤疮，毛发浓密。部分患者可合并高血压及糖尿病。性腺功能紊乱，女性可见月经不调甚至闭经，男性性欲减退。部分患者还可以合并骨质疏松、失眠、记忆力减退等问题。

28

【诊断要点】

1. 典型的临床表现、体征及高血压、糖尿病等并发症,性腺功能紊乱。

2. 实验室检查 血浆游离皮质醇增高,失去昼夜节律;24 小时尿游离皮质醇、24 小时尿 17-酮类固醇和尿 17-羟皮质类固醇测定均可见升高;血浆促肾上腺皮质激素(adrenocorticotropic hormone,ACTH)测定有助于明确病因诊断。

3. 特殊检查

(1)小剂量地塞米松试验:检测者于夜晚 23:30~24:00 口服地塞米松片 1mg 或 1.5mg,次日晨 8:00 抽血测定血浆游离皮质醇。单纯性肥胖症患者小剂量地塞米松试验值较对照值下降超过 50%。

(2)大剂量地塞米松试验:检测者于 23:30-24:00 口服地塞米松片 8mg,次日晨 8:00 抽血测定血浆游离皮质醇。垂体性皮质醇增多症可见皮质醇抑制超过 50%,而肾上腺皮质肿瘤或异位 ACTH 综合征不受其抑制影响。

4. 影像学检查

(1)肾上腺 B 超:可检查出大部分 1.0cm 以上肿瘤。

(2)CT:腹部 CT 可用于诊断肾上腺腺瘤、癌和增

28

生。若肾上腺未发现病变,应加做头颅薄层 CT 扫描排除垂体增生和垂体瘤可能。

（3）MRI:头颅薄层 MRI 可发现垂体微腺瘤。腹部 MRI 可判断肾上腺癌有无相邻器官和血管侵犯。

（4）静脉尿路造影:适用于较大的肾上腺腺瘤和疑似肾上腺癌者。

（5）异位 ACTH 综合征患者,在肾上腺和垂体均未发现病变时应行全面检查以协助诊断。

【治疗】

1. 药物治疗　可用于手术之外的辅助治疗,一种为皮质醇合成抑制剂,一种为直接作用于下丘脑垂体的药物。

2. 手术治疗

（1）库欣病:垂体腺瘤引起的库欣病可行神经外科手术治疗。无垂体肿瘤但有肾上腺皮质增生者可行肾上腺手术。

（2）肾上腺肿瘤:肾上腺肿瘤需行手术治疗。手术治疗需预防肾上腺危象的发生,肾上腺危象是由于腺瘤分泌的激素负反馈抑制下丘脑-垂体-肾上腺轴,导致对侧肾上腺皮质功能低下,手术切除后对侧无法及时代偿。因此围手术期患者均需补充皮质激素,以防止肾上腺危象的发生。术后仍需补充皮质激素,同

28

时在感染、外伤、惊吓、运动等应激情况时,需增加补充量。双侧肾上腺切除者需终身行外源性激素替代治疗。

【预后及转归】

一般治疗效果良好,术后相关高血压、糖尿病及体貌改变可消失。

【典型病例】

患者,女性,34 岁,因"进行性体重增加伴月经紊乱 8 个月"就诊。患者近 8 个月体重增加超过 10kg,面部肿胀,记忆力减退,烦躁失眠,月经紊乱。体格检查:血压 160/100mmHg,向心性肥胖,满月脸,面部毛发增多,脸部可见大量痤疮,腹部及大腿内侧可见紫纹。B 超示左侧肾上腺区域可见 2cm×2cm 大小肿物。

治疗原则:

1. 完善相关实验室检查,明确诊断,排除手术禁忌证。

2. 手术切除左侧肾上腺肿物,注意围手术期补充皮质激素。

28

二、原发性醛固酮增多症

原发性醛固酮增多症(primary hyperaldosteronism,

PHA)是指肾上腺皮质分泌过量的醛固酮,引起以高血压、低钾血症、低血肾素和碱中毒为主要表现的临床综合征。PHA 是继发性高血压最常见的病因。

【临床特点】

1. 高血压伴有低钾血症,患者可出现乏力或典型的间歇性跛行。

2. 难治性高血压(3 种或以上药物控制不佳),应高度注意排除是否存在 PHA 情况。

【诊断要点】

1. 首选筛查实验为血浆醛固酮/肾素活性比值。

2. 定性诊断试验包括高盐饮食负荷试验,氟氢可的松抑制试验,生理盐水滴注试验和卡托普利抑制试验。

3. 肾上腺 CT 是首选的影像学检查,可用于定位诊断。

4. 肾上腺静脉采血是分侧定位 PHA 的金标准。

【鉴别诊断】

典型的临床症状、实验室检查和影像学检查,基本不难鉴别。

28

【治疗】

1. 特发性醛固酮增多症以药物治疗为主,首选醛固酮受体拮抗剂螺内酯。

2. 醛固酮腺瘤现以微创手术治疗为主,术中应尽可能保留正常肾上腺组织。

3. 单侧肾上腺增生行腹腔镜肾上腺全切。

【预后及转归】

治疗效果一般良好,手术切除后基本可彻底治愈。

【典型病例】

患者,女性,48 岁。发现血压升高、血钾降低 7 年,四肢乏力 1 年半加重 3 天。患者 7 年前因头晕、疲乏,于当地医院查血压 160/100mmHg,血钾 3.0mmol/L。平素口服硝苯地平缓释片 10 mg,每日两次控制血压,未进一步诊治。之后不定期监测血压,波动较大,期间最高血压为 225/120mmHg。1 年半前患者出现四肢无力,可水平移动,但不可抬起,当时仍未就诊,自己卧床休息,并进食香蕉、青瓜等,约半小时后症状缓解。患者 3 天前无明显诱因再次出现四肢无力,遂至当地医院就诊,急诊电解质示血钾 2.5mmo/L,并给予补钾治疗 3 天后四肢无力好转,复查血钾 3.8mmol/L。无吸烟史和饮酒嗜好。

体格检查:体温 36.5℃,脉搏 80 次/min,呼吸 20 次/min,血压 170/90mmHg。一般情况可,发育正常,皮肤巩膜未见明显黄染,浅表淋巴结未触及,甲状腺不大,气管居中。腹部平软,无压痛,肝脾肋下未及,未触及腹部包块,无移动性浊音,肠鸣音正常,双侧肾区无明显叩击痛。脊柱四肢无异常,生理反射存在,病理反射未引出。

B超示右侧肾上腺区有一约 2cm 类圆形占位,左侧肾上腺未见明显病变。

治疗原则:

1. 完善相关检查,血浆醛固酮/肾素活性比值异常可提示左侧肾上腺占位为醛固酮瘤。

2. 排除手术禁忌证,择期行左侧肾上腺醛固酮瘤切除术。

三、嗜铬细胞瘤

嗜铬细胞瘤是起源于肾上腺髓质或肾上腺外嗜铬细胞的肿瘤,可发生于任何年龄,多见于 40~50 岁。最常见临床表现是高血压,多数肿瘤位于肾上腺,部分肿瘤位于腹主动脉旁、盆腔或胸部,甚至头颈部,肿瘤可以单发,也可以多发。嗜铬细胞瘤一般为良性,少数为恶性,临床及病理有时候难以鉴别良恶性。部分患者有家族性发病倾向。

【临床特点】

最常见为高血压,伴有典型的三联征:发作性头痛、心悸、多汗。其中高血压者占 80%~90%,分为持续

28

性高血压(50%~60%),阵发性高血压(40%~50%)和体位性高血压(10%~15%)。

心血管并发症,约12%的患者首次以心血管并发症就诊,特别是肿瘤较大的患者。

其他症状:部分患者可伴有白细胞增多症、红细胞增多症;部分患者可能以心肌病、高钙血症、血尿、糖尿病等情况就诊。

【诊断要点】

因嗜铬细胞瘤的临床表现、影像学和病理特征多变,并不易诊断。对于具有可疑临床表现的患者,需进行筛查、定性诊断、定位诊断等,必要时对有家族史者考虑行基因筛查。

可疑病例的筛查指征包括:具有头痛、心悸、大汗等"三联征"的高血压患者;顽固性高血压患者;血压易变不稳定者;麻醉、手术、血管造影检查、妊娠中血压升高或波动剧烈者,不能解释的低血压者;具有嗜铬细胞瘤家族遗传背景者;肾上腺偶发瘤患者;特发性扩张性心肌病患者。

传统的嗜铬细胞瘤诊断方法为测定血浆和尿的游离儿茶酚胺及其代谢产物,如香草扁桃酸(vanillyl-mandelic acid,VMA)。因儿茶酚胺中间产物甲氧基肾上腺素类物质(metanephrines,MNs)持续释放入血,现采用敏感性更高的甲氧基肾上腺类物质测定协助诊断。

定位诊断首选 CT 平扫+增强,检查可发现肾上腺部位大于 0.5cm 和肾上腺以外大于 1cm 以上的嗜铬细胞瘤。MRI 可用于儿童、妊娠妇女或其他需减少放射性暴露的患者;全身 MRI 有助于探测多发或转移病灶。

存在嗜铬细胞瘤家族史,双侧、多发或肾上腺外嗜铬细胞瘤,年龄低于 20 岁,患者及其亲属伴其他系统病变者,建议行基因筛查。

【治疗】

嗜铬细胞瘤的治疗主要是手术切除肿瘤,在手术前需予以 α-受体阻滞剂阻断过量分泌的儿茶酚胺与其受体的结合,以维持正常血压、心率,改善心脏和其他脏器功能;术前应充分扩容,以改善和预防有效血容量不足;鉴于手术及麻醉可诱发大量儿茶酚胺释放入血,导致急性心力衰竭、肺水肿等严重并发症,术前的充分准备至关重要。

【预后及转归】

年龄、良恶性、有无家族史及治疗的时机均与嗜铬细胞瘤的预后有关。良性患者 5 年生存率大于 95%,但约半数患者仍有持续高血压。良性复发者有 50% 可

28

发展为恶性(复发率为 6.5%～17%),其中有家族性、肾上腺外及右侧者更易复发。恶性嗜铬细胞瘤目前无法治愈,其 5 年生存率大约在 50%,其中伴有肝、肺转移者预后相对差。

【典型病例】

患者,女性,30 岁。阵发性头痛、心慌、大汗伴血压升高 2 年,发现右肾上腺肿物 1 个月。患者于 2 年前开始出现头痛、心慌不适、大汗淋漓,面色苍白伴乏力,测血压 230/60mmHg,持续 15 分钟左右自行缓解,未予重视。此后上述症状反复发作,持续约 10 分钟至 2 小时不等,发作时血压多在 220/120mmHg 左右,平时一般 120/80mmHg。服多种药物降压,血压控制不理想。1 个月前再次发作,测血压 260/160mmHg,当地医院行 B 超检查提示右肾上腺肿物,约 7cm×9cm 大小。无向心性肥胖,无四肢无力发作史。既往史:1 年前甲状腺髓样癌手术史。父亲高血压,因"甲状腺癌"去世,母亲健在。

治疗原则:

1. 完善相关检查,测定血浆和尿的游离儿茶酚胺及其代谢产物 VMA 浓度,血浆 MNs 浓度,明确诊断。

2. 行肾上腺 CT 平扫+增强明确右肾上腺肿物性质。

3. 围手术期予以降压,α-受体阻滞剂,扩充血容量等处理。

4. 择期行右侧肾上腺嗜铬细胞瘤切除术。

（胡　成）

28

第二十九章　运动系统疾病

第一节　运动系统的体格检查

一、肩关节

1. 视诊　正常肩关节外形因三角肌和肱骨头而呈圆弧形。肩关节脱位则关节盂空虚,三角肌塌陷失去圆弧形,出现典型体征,称为"方肩畸形"。

2. 触诊　肩胛骨的喙突尖、肩峰端与肱骨大结节形成正常的肩三角。如有骨折或脱位,肩三角出现异常。

3. 动诊　前屈 70°~90°,后伸 40°,外展 80°~90°,内收 20°~40°。上臂贴胸中立位旋转;内旋 70°,外旋 45°;上臂外展 90°旋转:内旋 70°,外旋 60°~80°;上举 160°~180°(图 29-1)。

4. 量诊　上肢总长度测量,上臂和前臂长度测量,肢体周径测量。

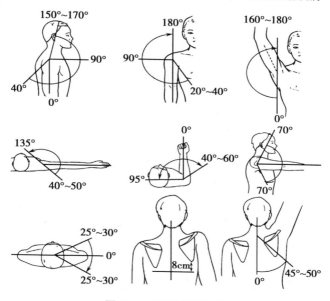

图 29-1 肩关节活动度

5. 特殊检查

（1）Dugas 征：患肢手搭在健侧肩关节前方，如肘关节不能与胸壁紧贴（上臂与躯干之间呈 20°～40°）为阳性（图 29-2）；患侧肘关节与胸壁紧贴，但患肢手不能搭在健侧肩关节前方也为阳性，提示肩关节有脱位或病变。

（2）直尺试验：用直尺的边缘紧贴在上臂的外侧，一端靠在肱骨外上髁，另一端如能与肩峰接触，则为阳性，表示肩关节脱位。

29

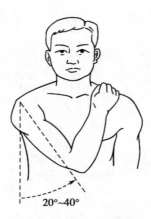

图 29-2　Dugas 征阳性

二、肘关节

1. 视诊　尺骨鹰嘴突、肱骨内上髁和肱骨外上髁三点、在肘关节屈 90°时呈等边三角形(称为 Hiiter 肘后三角),如肘关节脱位则肘后三角异常。在肘关节完全伸直时,肘关节有 10°～15°的外翻角,称为提携角。

2. 触诊　主要触摸肱骨外上髁、肱骨内上髁和鹰嘴突构成的肘后三角。

3. 动诊　前臂伸直位即中立位 0°,屈曲 135°～150°;过伸 10°;屈肘 90°前臂旋前(内旋)80°～90°,旋后(外旋)80°～90°(图 29-3)。

4. 量诊　主要测量前臂的长度和周径,肘内翻及肘外翻畸形的角度。

5. 特殊检查　腕伸肌紧张试验又称为 Mills 征：肘关节伸直,同时前臂旋前,腕关节主动背伸,此时肱骨外上髁处疼痛者为阳性,多见于肱骨外上髁炎,因伸肌总腱过度牵张所致。

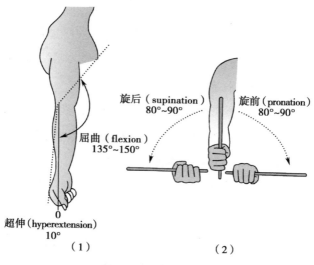

旋后（supination）80°~90°　　旋前（pronation）80°~90°

屈曲（flexion）135°~150°

超伸（hyperextension）10°

（1）　　　　（2）

图 29-3　肘关节动诊

三、腕关节

1. 视诊　主要观察鼻烟窝的形态变化及腕关节有无尺、桡偏的改变。腕关节功能位是 20°~25° 背伸和约 10°桡偏。

2. 触诊　主要检查腕部各关节的稳定性,鼻烟窝

29

是否有压痛。

3. 动诊　中立位为 0°,背伸 50°~60°,掌屈 50°~ 60°,桡偏 25°~30°,尺偏 30°~40°。

4. 量诊　桡骨茎突比尺骨茎突高 1.5cm,其连线 与第三掌骨垂直的轴呈 10°~15°。

5. 特殊检查

(1)握拳尺偏试验(Finkelstein 征):四指握住拇指,被动使腕关节尺偏,桡骨茎突处疼痛为阳性,提示桡骨茎突狭窄性腱鞘炎。

(2)腕关节尺侧挤压试验:中立位,使腕关节被动向尺侧偏倾并挤压,下尺桡关节疼痛为阳性,见于三角纤维软骨损伤或尺骨茎突骨折。

四、手和手指的检查

1. 视诊　主要观察手的休息位有无改变,以及手部畸形。

2. 触诊　主要检查局部的疼痛部位、程度及是否有放射痛;局部肿块的性质,随肌腱活动与否等。

3. 动诊　手指各关节伸直即中立位。

(1)拇指:第一掌指关节屈曲 20°~50°,后伸 0°~ 5°,指间关节屈曲 70°~90°。对掌:拇指旋转使其远节指骨能接触到小指的皮肤。

（2）其余手指：掌指关节屈曲 80°~90°，过伸 0°~20°，近侧指间关节屈曲 90°~100°，背伸 0°。远位指间关节屈曲 70°~90°。收展：以中指为中心，各指远离中指为外展，向中指靠拢为内收（图 29-4）。

4. 量诊　除测量各指的长度、外径，还需测量手和手指的握力。

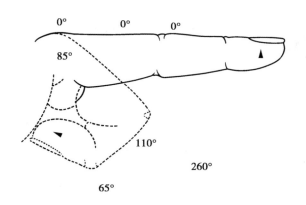

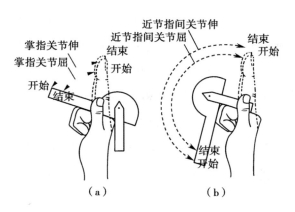

（a）　　　　　　　（b）

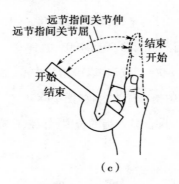

（c）

图 29-4　指关节动诊

五、髋关节

1. 视诊　双侧对比观察有无肿胀畸形,肢体长度,肌肉萎缩以及大转子的高度。同时观察站立姿势和步态。

2. 触诊　检查大转子处、腹股沟中点是否压痛,臀肌是否挛缩。

3. 动诊　下肢伸直,髌骨向上即为中立位,视为0°。屈曲 130°~140°,后伸 10°,外展 30°~45°,内收20°~30°。俯卧位内旋 40°~50°,外旋 30°~40°。仰卧位内旋 30°~45°,外旋 40°~50°。在检查外展内收和外旋内旋时,要固定骨盆(图 29-5)。

4. 量诊　主要是测量下肢的长度、周径及测量大粗隆的位置。①Nelaton 线（图 29-6）;②Bryant 三角(图 29-7)。

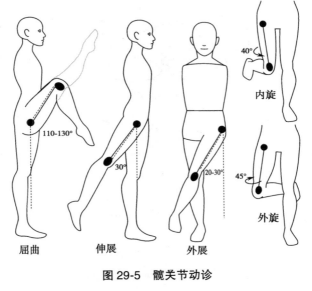

屈曲　　　伸展　　　　外展

图 29-5　髋关节动诊

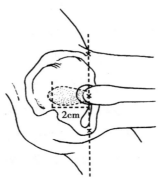

图 29-6　Nelaton 线

陈孝平,汪建平,赵继宗. 外科学[M]. 9 版. 北京:

人民卫生出版社,2018.

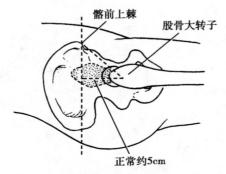

髂前上棘　　股骨大转子

正常约5cm

图 29-7　Bryant 三角

陈孝平,汪建平,赵继宗. 外科学[M]. 9 版. 北京:

人民卫生出版社,2018.

5. 特殊检查

(1)4 字试验又称为 Fabere 征、Patrick 征:患者仰卧,患肢屈髋膝,并外展外旋,外踝置于对侧大腿上,两腿相交成 4 字,检查者一手固定骨盆,一手于膝内侧向下压,诱发骶髂关节疼痛为阳性,提示骶髂关节劳损、类风湿关节炎、结核、致密性骨炎(图 29-8)。

(2)Thomas 征:患者仰卧位,健侧髋关节、膝关节尽量屈曲,并使腰部贴于床面。如患髋不能完全伸直,或腰部出现前突为阳性。此时记录患髋的屈曲角度,见于髋部病变和腰肌挛缩(图 29-9)。

(3)望远镜试验:患者仰卧,检查者一手握膝,一手固定骨盆,上下推动股骨干,若觉察有抽动和弹响即为阳性,提示小儿先天性髋关节脱位。

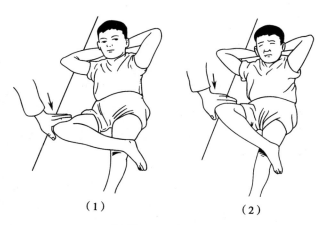

（1）　　　　　　　　　　（2）

图 29-8　4 字试验

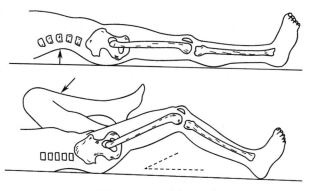

图 29-9　Thomas 征

（4）Trendelenburg 征：患者背向检查者，健肢屈髋屈膝上提，用患肢单独站立，如发现健侧骨盆及臀褶下降为阳性。多见于臀中、小肌麻痹，髋关节脱位，陈旧

29

性股骨颈骨折等。

六、膝关节

1. 视诊 主要观察髌骨位置,膝关节有无肿胀、股四头肌是否萎缩,膝关节有无内外翻等。

2. 触诊 主要是确定疼痛部位和程度、浮髌试验、腘窝肿物等。

3. 动诊 膝关节伸直位为中立位,即 0°;屈曲 120°~150°;过伸 5~10°(图 29-10);伸直位无侧方活动,屈曲时内旋 10°,外旋 20°。

4. 量诊 膝关节的周径可在髌骨上极、髌骨中部、髌骨下极缘测量。并以此为标志,测量小腿的周径和长度。

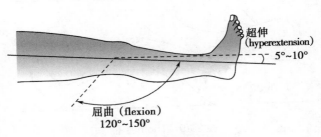

超伸
(hyperextension)
5°~10°

屈曲(flexion)
120°~150°

图 29-10 膝关节屈伸活动

5. 特殊检查

(1)浮髌试验:患者仰卧位,检查者用一手虎口置于髌骨上缘,手放于髌上囊,向远方挤压推动,使关节液集中于髌骨下方,另一手的示指、中指将髌骨向下弹动。如感觉髌骨浮动或有撞击股骨髁的感觉为阳性。一般膝关节内有 50ml 液体才出现阳性(图 29-11)。

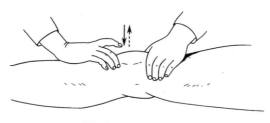

图 29-11　浮髌试验

(2)回旋挤压试验(McMurray 征):患者仰卧位,检查者手握住患者足跟,另一手拇指及其余四指分别捏住膝关节内外侧关节间隙,先使膝关节极度屈曲,使小腿内翻、内旋的同时伸屈膝关节。如有弹响、疼痛说明内侧半月板有病变,反之使小腿外翻、外旋,同时伸屈膝关节,如有弹响疼痛说明外侧半月板有病变(图 29-12)。

(3)侧方挤压试验:患者仰卧位,膝关节稍屈,检查者一手握住踝关节向外侧施加压力,一手压在膝关节外上方,向内侧加压使膝关节内侧副韧带承受外翻张力,如有疼痛或侧方活动说明内侧副韧带损伤。向相反方向施加压力,使膝关节外侧副韧带承受张力,如有

29

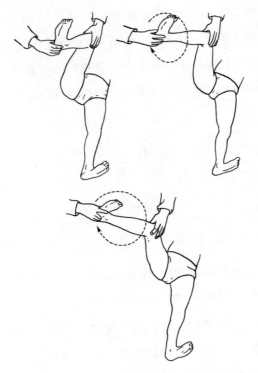

图 29-12　McMurray 征

陈孝平,汪建平,赵继宗. 外科学[M]. 9 版. 北京:

人民卫生出版社,2018.

疼痛或侧方活动,说明外侧副韧带损伤。

（4）抽屉试验:患者平卧位,屈膝 90°,双足平放于床上,检查者坐在患者足面上,以稳定其足,双手握住小腿上端做前后拉推动作。正常时前后可稍有活动,如前拉活动加大,说明前交叉韧带损伤;如后推活动加大,说明后交叉韧带损伤(图 29-13)。

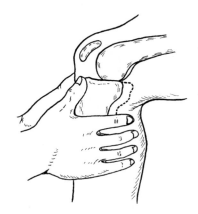

图 29-13　抽屉试验

陈孝平,汪建平,赵继宗. 外科学[M]. 9 版. 北京:

人民卫生出版社,2018.

七、脊柱

1. 视诊　观察脊柱的四个生理弯曲是否存在、弧度是否异常,脊柱有无存在向前后方或者侧方的凸起畸形,站立位时双肩是否对称,肩胛骨高度是否对称,躯体向前弯腰是否出现"剃刀背"。

2. 触诊　自上而下依次触摸颈椎、胸椎及腰椎的棘突,了解棘突连线是否一条直线,有无压痛及压痛范围。

3. 动诊　依次了解颈椎中立位时的各方向活动度:前屈、后伸各 45°,左右旋转各 80°,两侧侧弯各 45°

29

（图 29-14）。

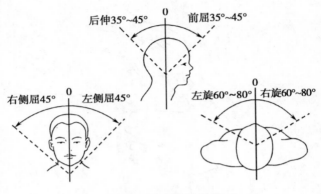

后伸35°~45° 0 前屈35°~45°

右侧屈45° 0 左侧屈45° 左旋60°~80° 0 右旋60°~80°

图 29-14 颈椎活动度

依次了解腰椎中立位时的各方向活动度：前屈
40°,腰部后伸 30°,两侧侧弯各 30°,左右旋转各 30°
（图 29-15）。

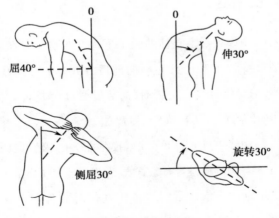

0 0

屈40° 伸30°

侧屈30° 旋转30°

图 29-15 腰椎动诊

4. 量诊　测量中立位靠墙时枕部与墙壁的枕墙距,腰椎极度前屈时手指与地面的指地距,可作为脊柱活动度的参考指标。

5. 特殊试验

(1)Eaton 征(臂丛神经牵拉试验):患者端坐,检查者外展患者患侧肩关节并握住该侧手腕,另一手将患者头部推向健侧,患者出现向患肢的放射性颈痛为阳性。

(2)Spurling 征(压头试验):患者坐位,将患者颈部后仰、下颌向患侧旋转,检查者用手掌向患者头部施加压力,出现向患侧上肢放射的颈痛为阳性(图 29-16)。

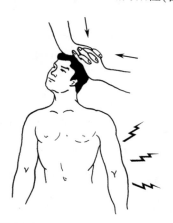

图 29-16　Spurling 征

陈孝平,汪建平,赵继宗. 外科学[M]. 9 版. 北京:

人民卫生出版社,2018.

29

（3）Yeoman 征（髋关节过伸试验）：患者俯卧位，检查者一手固定住患者骶髂关节，另一手扶住患者膝关节前方，将患肢抬离床面。可检查骶髂关节及髋关节。出现疼痛，即为阳性（图 29-17）。

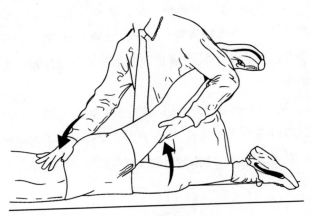

图 29-17　Yeoman 征

（4）拾物试验：将物品放于地上，嘱患者拾起物品。如出现直背拾物，则为阳性。多见于腰椎活动度减小的疾病，例如强直性脊柱炎、脊柱结核等。

（5）直腿抬高试验及其加强试验：患者仰卧，在伸膝状态下缓慢抬高患者下肢，如果出现自臀部向足跟的放射痛则为阳性。检查时应先检查健侧。在直腿抬高试验阳性时，缓慢放低该下肢至疼痛消失，随后背屈该侧踝关节，如果类似之前的放射性疼痛再次出现，则为加强试验阳性(图 29-18)。

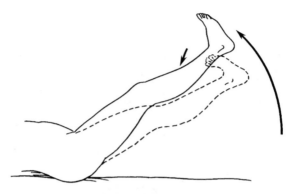

图 29-18　直腿抬高试验

陈孝平,汪建平,赵继宗. 外科学[M]. 9 版. 北京:

人民卫生出版社,2018.

八、踝关节和足

1. 视诊　主要观察有无关节肿胀及畸形。

2. 触诊　触诊足背动脉搏动情况和内外踝压痛点。

3. 动诊　足外缘与小腿垂直为中立位,即 0°;踝关节背屈 20°~30°,跖屈 40°~50°;距骨下关节内翻 30°,外翻 30°~35°。而趾间关节与地面平行时为中立位,即 0°;背屈 30°~40°,跖屈 30°~40°(图 29-19)。

29

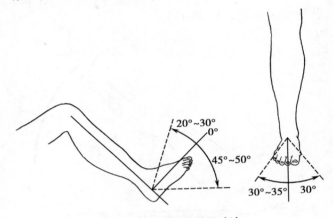

图 29-19 踝关节及足动诊

陈孝平,汪建平,赵继宗. 外科学[M]. 9 版. 北京:

人民卫生出版社,2018.

(任建华)

第二节 骨折治疗基本技术

一、石膏绷带

石膏绷带可做成石膏托板和管型石膏。

(一)操作技术和注意事项

1. 皮肤应清洗干净。若有伤口渗液,需石膏开窗及时更换敷料。纱布、棉垫和胶布条等都要纵行放置,避免环行包扎。

2. 肢体的关节必须固定于功能位或所需要的特殊

位置。

3. 为保护身体各骨突起部位的皮肤,石膏绷带内要妥善放置足够衬垫。

4. 为加强石膏绷带的强度,在肢体应用时,应先制成一石膏条,将石膏绷带按需要的长短和宽度折叠成6到8层厚的一条,将其平顺地放在肢体的后侧,然后再把石膏绷带卷包上去。

5. 术者以右手掌握住石膏绷带卷,用左手将石膏绷带卷的开端部分贴于患者肢体上,右手将石膏绷带围着肢体迅速顺势粘贴包缠,从肢体的近侧走向远侧,松紧适当。每一圈石膏绷带应该盖住上一圈石膏绷带的下 1/3,包的层次要均匀,在石膏绷带的边缘部、关节部及骨折处应多包 2~3 层加固。整个石膏绷带的厚度以不断裂为标准,一般 13 层左右即可。

6. 当石膏绷带包至一定厚度而尚未凝固时,可以用手掌在石膏绷带上一定部位施以适当而均匀的压力,使石膏绷带能与肢体的外形轮廓符合,以增加石膏绷带对肢体的固定力。但切不可在骨隆起部位加压。

7. 四肢石膏绷带应使手指、足趾露出,以便观察肢体的血液循环、感觉和运动情况。

8. 石膏绷带包成后,须切去多余部分,充分露出不包括在固定范围内的关节,以便于功能锻炼。同时将

29

石膏边缘修齐,防止摩擦肢体皮肤。

9. 石膏包扎完毕后,用彩色笔在石膏管型上画出骨折形态并注明石膏固定和拆除的日期。有创口的,将创口部位石膏切除,即为"石膏开窗"。

(二)石膏绷带的护理

1. 抬高患肢以利于静脉和淋巴回流。

2. 注意观察患肢末梢的血液循环、主动活动情况,以及疼痛和皮肤感觉情况。

3. 注意局部压迫情况,早期是局部持续剧烈疼痛,时间稍久可引起皮肤坏死和压迫性溃疡。

4. 寒冷季节注意石膏绷带肢体的保暖,预防冻伤的发生。

5. 注意石膏的整洁,翻身或变换体位时要保护石膏,以免折断。

6. 避免小型硬物落入管型石膏内造成皮肤压迫,尤其是小儿。

二、夹板固定

应用小夹板固定治疗骨折,适用于四肢长骨闭合性骨折,尤其是上肢骨折和稳定的小腿骨折。结合牵引,也可以在成人股骨骨折或不稳定骨折中作为辅助性应用。操作方法如下;

1. 骨折诊断明确后,手法复位,经 X 线证实骨折对位、对线良好,由助手保持位置。

2. 先在患肢表面,松松地绕几圈绷带,然后根据骨折的位置、类型,放置纸压垫或分骨垫,以胶带固定。

3. 根据骨折的不同部位,选择不同类型的夹板,放置在骨折肢体的前后左右,使之贴紧肢体,外捆 4~6 道布带,布带的松紧度为上、下可移动 1cm。

4. 骨折固定后一周内,每天要数次观察肢体的血液循环和布带的松紧度,2~3 周后仍需每天至少观察一次。必要时重新捆扎,对其松紧度进行调整。

5. 在夹板固定期间要注意有无骨折再移位的发生,要特别注意骨折愈合去除夹板前的功能锻炼应在医师指导下进行。

三、牵引

(一) 牵引的种类

常用的有皮肤牵引、骨牵引和颌枕带牵引。

(二) 牵引的方法

1. 皮肤牵引方法

(1) 牵引部位皮肤剃毛。

(2) 准备长宽合适的胶布条或胶带,并将牵引板固定在胶带中间。

29

（3）将两侧的胶带撕成三条贴于肢体两侧,牵引板距足底的距离为4~5cm。

（4）骨突部垫以棉花防止压迫。

（5）胶带外缠自粘绷带,使其牢固地固定在肢体上（图29-20）。

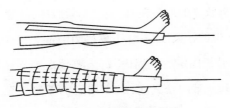

图29-20　皮肤牵引方法

（6）开始时牵引重量稍轻,逐渐调至合适重量。

（7）牵引绳一端与牵引板固定,另一端通过滑轮连接重物,进行牵引。牵引重量一般不超过5kg,时间不超过6周。

2. 颌枕带牵引　该牵引方法仅适用于考虑神经根型颈椎病、寰枢关节半脱位、颈部肌肉扭伤、肌性斜颈等患者。对于考虑为颈椎骨折者,仅用于短时间内过渡,最终需换为颅骨牵引。牵引时可使用颈部屈曲位或者中立位（图29-21）。

3. 常用的骨牵引

（1）持续颅骨牵引:①剃头仰卧,头肩部垫高,头略伸出床边或手术台边缘。②皮肤消毒局部麻醉后做两

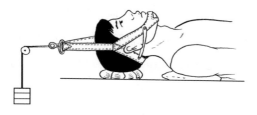

图 29-21 颌枕带牵引

陈孝平,汪建平,赵继宗. 外科学[M]. 9 版. 北京:

人民卫生出版社,2018.

侧头皮切口,切口定位分别为外耳道口连线与双侧眼外眦矢状面切线的交点处,每一切口长约 1cm,直达骨膜(图 29-22)。③在切口处用颅骨钻将颅骨外板钻透。④将牵引弓钩尖放入钻孔的颅骨外板处,旋紧牵引弓的螺丝。⑤系绳于牵引弓轴的中央,牵引重量一般不超过 10kg。

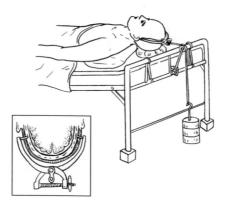

图 29-22 持续颅骨牵引

陈孝平,汪建平,赵继宗. 外科学[M]. 9 版. 北京:

人民卫生出版社,2018.

（2）胫骨结节牵引：①适应于股骨转子间骨折，股骨干骨折，膝关节脱位，骨盆骨折等。②穿钉部位为胫骨结节旁一横指处。③皮肤消毒、局部麻醉后，将皮肤稍向近端提拉，将克氏针由外向内横向穿过胫骨结节，以免损伤腓总神经（图29-23）。④牵引重量为体重的1/7~1/10。

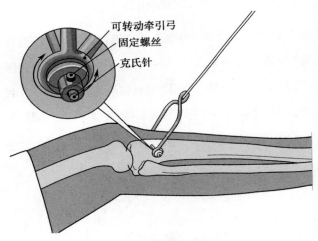

可转动牵引弓
固定螺丝
克氏针

图 29-23　胫骨结节牵引

（3）持续股骨髁上牵引：①适应证同胫骨结节牵引，但牵引力比胫骨结节牵引大，作用更加直接。②穿钉部位为腓骨小头向近端延长与髌骨上缘的横线交点的膝外侧相应点。③穿钉方向为由内向外打入。④牵引重量同胫骨结节牵引。

（4）持续跟骨牵引：①适用于胫腓骨不稳定性骨折或开放性骨折。②穿钉部位为内踝尖端与足跟后下缘连线的下 1/3，由内向外打入，以免损伤胫后血管和神经。

（5）持续尺骨鹰嘴牵引：①适用于肱骨髁上骨折和肱骨干骨折。②肘关节屈曲 90°，在尺骨鹰嘴下一横指处为穿钉部位，由内向外钻入克氏针避免损伤尺神经。

（三）牵引的注意事项

1. 牵引在 3 天内，须使骨折复位，以后维持整复位置，每日进行观察，测量其长度，当与健侧相等或短缩小于 0.5cm 时，则应减轻重量，以防止过度牵引，造成骨折不愈合。

2. 应在适当的时间做床旁透视或拍 X 线片，了解骨折复位和愈合情况，及时进行治疗。

3. 保持牵引部位干燥、清洁，并每日用酒精滴注克氏针进入皮肤处，如有渗出应用纱布保护。

4. 经常检查牵引装置力线，牵引是否受阻等。

5. 鼓励患者早期练习手、足关节的活动，防止发生关节僵硬。

6. 如骨牵引部出现疼痛，可能是钢钉压迫皮肤，或钢钉磨透了颅骨皮质移行到皮下，应及时纠正。

29

（任建华）

第三节　四肢骨折

四肢骨折在临床上常见,可分为开放性骨折和闭合性骨折。开放性骨折的治疗原则为变开放性骨折为闭合性骨折,二期再按闭合性骨折进行治疗。

一、锁骨骨折

锁骨骨折是常见的骨折之一,多见于儿童及青壮年。

【临床特点】

1. 骨折好发于锁骨中间 1/3,多为间接暴力引起。

2. 成人多为短斜骨折,儿童多为青枝骨折。

3. 骨折后,近折端多向上向后移位,远折端向下向前、向内移位,致骨折端移位明显(图 29-24)。

【诊断要点】

1. 骨折局部有肿胀、锁骨畸形,疼痛、压痛、异常活动,并可有骨擦音。

2. 患肩下沉并向前、内倾斜。患肢有活动障碍。患者常用健手托起肘部,头向患侧偏斜。

3. 注意检查有无锁骨下动、静脉及臂丛神经损伤和有无合并气胸。

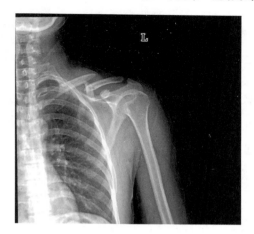

图 29-24 左锁骨骨折

4. X 线片可明确骨折的类型和移位情况。

【治疗】

1. 青枝骨折或无移位骨折,用三角巾或颈腕吊带悬吊 3~4 周。

2. 青少年患者锁骨骨折有移位者,在局部麻醉下手法复位,复位时,患者采取坐位,双手叉腰,挺胸、双肩后伸,使两骨折端接近,然后术者行手法复位后、双腋部用棉垫保护,以横 8 字形绷带固定 4 周。

3. 开放性骨折或合并神经损伤者,行切开复位内固定术及神经探查术。

【预后及转归】

1. 锁骨骨折一般皆可达到骨性愈合。

2. 畸形愈合基本不影响上肢功能。

二、肱骨外科颈骨折

肱骨外科颈位于肱骨解剖颈以下 2~3cm,容易发生骨折,外科颈骨折多见于壮年及老年人,多由间接暴力引起。

【临床特点】

1. 外科颈骨折可分为 ①无移位骨折;②外展型骨折;③内收型骨折(图 29-25)。

2. 骨折后可能发生腋神经,臂丛神经和腋动、静脉的损伤。

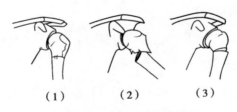

（1） （2） （3）

图 29-25 肱骨外科颈骨折

【诊断要点】

1. 伤后肩部疼痛肿胀、瘀斑、压痛。

2. 肩部活动功能障碍,局部压痛。

3. 肩部正位及侧位 X 线片可显示骨折及骨折类型。

29

【治疗】

1. 无移位的骨折或嵌入骨折,用三角巾悬吊 3 周后即可早期开始肩关节功能练习。

2. 外展型和内收型有移位的骨折,局部麻醉下手法复位,超肩夹板外固定。

3. 手法复位不成功或不能维持复位的骨折及陈旧性骨折,可行切开复位螺钉或克氏针固定。

【预后及转归】

经治疗均可达到骨性愈合;外科颈骨折时,邻近关节易发生关节粘连或因治疗不当发生畸形愈合,可影响肩关节的功能。

三、肱骨干骨折

肱骨干骨折系上起肱骨外科颈下 1cm,下至肱骨髁上 2cm 之间部位的骨折。

【临床特点】

1. 多由直接暴力引起,肱骨干上、中、下均可发生骨折,横型骨折和粉碎型骨折多见。而肱骨干下 1/3 骨折间接暴力引起的居多,多为螺旋形或斜形骨折。

2. 肱骨干中下 1/3 处骨折可损伤桡神经。

3. 骨折线在三角肌止点以上时,近折端向前、向内移位;远折端向上、向外移位。骨折线在三角肌止点以

29

下时,近折端向前、向外移位,远折端向上移位。

【诊断要点】

1. 伤后局部肿胀、疼痛、压痛、畸形。

2. 局部出现反常活动及骨擦音。

3. 肱骨干正侧位 X 线片可显示骨折的类型和移位情况。

4. 注意检查有无桡神经损伤症状。

【治疗】

1. 局部麻醉下手法复位,夹板或石膏外固定用于横折、短斜折或粉碎性骨折。

2. 长斜折或螺旋性骨折,可采用手法复位、悬垂石膏固定。

3. 开放性骨折,骨间夹有软组织、或合并神经损伤或手法复位失败者,可行切开复位,内固定(图 29-26)。

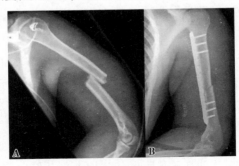

图 29-26　肱骨干骨折

4. 闭合性骨折合并桡神经损伤者,先采用非手术方法治疗,如 2~3 个月后,桡神经未见恢复者,行手术探查。

【预后及转归】

骨折一般均可愈合,治疗不当可发生骨不连。

四、肱骨髁上骨折

肱骨髁上骨折常见于儿童,可合并肱动、静脉,正中神经,尺神经,桡神经损伤。根据骨折两端的关系,可将肱骨髁上骨折分为伸直型和屈曲型。

【临床特点】

1. 伸直型多见,多由间接暴力引起,骨折远端向后移位,同时还可向尺侧或桡侧移位(图 29-27)。

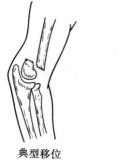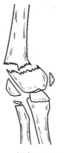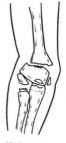

典型移位　　　　尺侧移位　　　　桡侧移位

图 29-27　肱骨髁上骨折

29

2. 屈曲型少见,多由直接暴力引起,骨折远端向前移位。

【诊断要点】

1. 伤后肘关节肿胀、疼痛功能障碍。

2. 移位明显者有畸形,但肘后三角正常。

3. 肘关节正侧位 X 线片可显示骨折的类型和移位情况。

4. 应常规检查有无肱动、静脉,正中神经、尺神经及桡神经损伤的体征。

【治疗】

1. 无明显移位的骨折 用上臂石膏托或夹板固定 3~4 周,拆除固定后锻炼肘关节功能。

2. 有移位的骨折 在臂丛麻醉下,行手法复位,用夹板或上臂石膏托固定 3~4 周,拆除固定进行肘关节功能练习。

3. 手法复位失败和有血管神经损伤者及开放性骨折适于手术切开复位,克氏针内固定。术后屈肘 90°位石膏托固定。

【预后及转归】

1. 经治疗骨折可获得骨性愈合,肘关节亦可恢复正常功能。

2. 治疗不当可发生前臂肌肉缺血性挛缩。

3. 少数患者可发生骨化性肌炎或肘内翻畸形。

五、前臂双骨折

前臂骨折是较为常见的损伤。前臂的主要功能是旋转活动,骨折后的骨端畸形,上下尺桡关节的脱位及前臂肌肉和骨间膜的损伤或挛缩等,都将影响前臂功能的恢复。

【临床特点】

1. 前臂双骨折可由直接暴力、间接暴力及扭转暴力引起(图 29-28)。

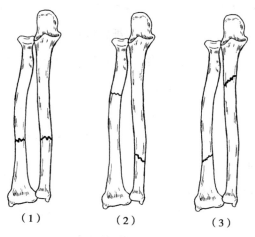

（1） （2） （3）

图 29-28 前臂双骨折

陈孝平,汪建平,赵继宗. 外科学[M]. 9 版. 北京:人民卫生出版社,2018.

29

2. 桡骨上 1/2 骨折,骨折线位于旋前圆肌止点以上,近折端呈屈曲、旋后位,远折端旋前。

3. 桡骨下 1/2 骨折,骨折线位于旋前圆肌止点以下,近折端处于中立位,远折端旋前。

【诊断要点】

1. 局部肿胀、疼痛、压痛、畸形。

2. 局部有骨擦音及反常活动。

3. X 线片可显示骨折情况,但应包括肘关节和腕关节,确定有无上、下桡关节脱位及旋转移位。

【治疗】

1. 闭合性骨折在臂丛麻醉或局部麻醉下,行手法复位,小夹板固定,注意放置纸压垫和分骨垫的位置。

2. 手术切开复位内固定,适用于:①开放性骨折;②多段骨折或不稳定型骨折;③手法复位失败者;④对位对线不良的陈旧性骨折。

3. 固定期间注意肩、肘腕关节的功能锻炼。7~9周可拆除外固定。

【预后及转归】

1. 经治疗可达到骨性愈合,恢复前臂的功能。

2. 个别有骨折不愈合者或畸形愈合。

3. 易出现前臂旋转功能障碍,根据具体原因采取相应的治疗措施。

29

六、桡骨远端骨折

桡骨远端骨折系指发生在桡骨下端 3cm 以内的骨折，多见于中老年患者。

【临床特点】

1. 老年人多为粉碎型骨折，儿童则多为骨骺分离。

2. 根据损伤机制和暴力方向可分为伸直型（Colles 骨折）（图 29-29）和屈曲型骨折（Smith 骨折）。伸直型骨折远端向背侧移位，有典型的银叉畸形和枪刺畸形。

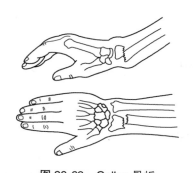

图 29-29　Colles 骨折

陈孝平,汪建平,赵继宗. 外科学［M］. 9 版. 北京:
人民卫生出版社,2018.

【诊断要点】

1. 滑倒时手掌或手背着地，腕部肿胀、疼痛。

2. 腕部出现畸形，功能障碍。伸直型骨折的典型畸形如前述，屈曲型骨折移位正好相反。

29

3. X 线片可显示骨折类型和移位情况。

【治疗】

1. 无移位骨折,用石膏托或夹板固定 3～4 周即可。

2. 有移位的骨折,在局部麻醉下手法复位后,夹板或石膏托固定 3~4 周后开始功能练习。

3. 对不能手法复位或复位失败者及畸形愈合患者采用手术治疗。

【预后及转归】

1. 绝大多数患者经治疗可达骨性愈合并恢复手、腕的功能。

2. 个别畸形愈合患者,手指的功能尤其是拇指的功能存在障碍。

七、股骨颈骨折

股骨颈骨折多见于老年人,轻微外伤即可发生。

【临床特点】

1. 易发生骨折不愈合和股骨头缺血性坏死。

2. 按骨折线的部位,可分为①股骨头下骨折,愈合率低;②经股骨颈骨折;③基底骨折(图 29-30)。

3. 按 X 线表现分为①内收型骨折;远端骨折线与两髂嵴连线所形成的角度(Pauwels 角)大于 50°,为不

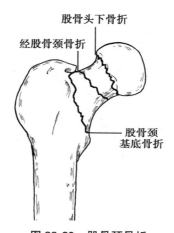

图 29-30 股骨颈骨折

陈孝平,汪建平,赵继宗. 外科学[M]. 9 版. 北京：

人民卫生出版社,2018.

稳定性骨折,愈合率低。②外展型骨折;上述角度小于 30°,属稳定性骨折。

4. 按移位程度(Garden 分类)可分为①不完全骨折;②无移位的完全骨折;③部分移位的完全骨折;④完全移位的完全骨折。

【诊断要点】

1. 老年人轻度外伤后局部疼痛、压痛、伤侧下肢不能活动或受限、有轴心叩痛及活动痛。

2. 患髋内收轻度屈曲、外旋、短缩畸形,大转子上移。

3. 髋关节正侧位 X 线片可显示骨折的类型和移位情况。

29

【治疗】

1. 对无移位或外展型骨折,可采用持续皮肤牵引 6~8 周。牵引期间鼓励做股四头肌等功能练习,3 个月后可扶拐下地。一般 6 个月才能达到骨性愈合。

2. 对内收型或有移位的骨折,采用手术内固定治疗。65 岁以上的老年人考虑用人工股骨头置换术,青壮年及儿童采用切开复位内固定,术后不宜过早负重。

3. 陈旧性骨折采用切开复位内固定术的同时,应用带血液循环的骨块填塞。

【预后及转归】

1. 骨折不愈合率较高。

2. 股骨头缺血性坏死常有发生,特别是青少年患者。

3. 人工关节置换术可出现并发症,需再次手术治疗。

4. 一般情况下患者均可恢复髋关节功能。

八、股骨转子间骨折

股骨转子间骨折多见于老年人,男性多于女性。

【临床特点】

1. 该部位血液循环丰富,很少发生骨折不愈合。治疗以非手术治疗为主。

2. 股骨转子间骨折按照 Tronzo-Evans 分型分为五型。Ⅰ型：顺转子间骨折，骨折无移位；Ⅱ型：小转子骨折轻微，稳定性骨折；Ⅲ型：小转子粉碎性骨折，不能稳定复位；Ⅳ型：Ⅲ型骨折加大转子骨折，不稳定骨折；Ⅴ型：逆转子间骨折（图 29-31）。

3. 按骨折部位可分为转子间骨折和转子下骨折。

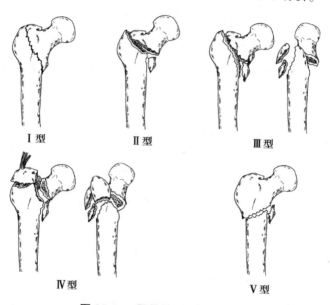

Ⅰ型　　　　　　Ⅱ型　　　　　　Ⅲ型

Ⅳ型　　　　　　　　　　Ⅴ型

图 29-31　股骨转子间骨折分型

陈孝平,汪建平,赵继宗. 外科学［M］. 9 版. 北京：
人民卫生出版社,2018.

29

【诊断要点】

1. 伤后髋部疼痛、肿胀、不能站立或行走,并有压

479

痛、旋转痛、轴心叩击痛。

2. 伤侧下肢短缩,呈外旋90°畸形。

3. X线片可显示骨折类型和移位情况。

【治疗】

以非手术治疗为主,纠正肢体的短缩和髋内翻畸形。

1. 牵引治疗　外展位牵引固定8~10周后逐步扶拐负重。牵引过程中应特别注意维持外展位,否则易发生髋内翻。

2. 手术切开复位内固定　适用于非手术治疗失败者。

九、股骨干骨折

股骨干骨折系指股骨小转子以下和股骨髁以上骨干骨折。股骨是人体最长、最粗的管状骨。

【临床特点】

1. 多为强大的直接或间接暴力所致。

2. 上1/3股骨干骨折,近折端屈曲、外旋和外展,远折端向上、向后、向内移位,造成向外成角和短缩畸形。股骨中1/3骨折,骨折端常随暴力作用方向而变化,远折端常因内收肌的牵拉而向外成角居多。下1/3骨折,远折端向后倾斜,有压迫腘部血管、神经的可能(图29-32)。

29

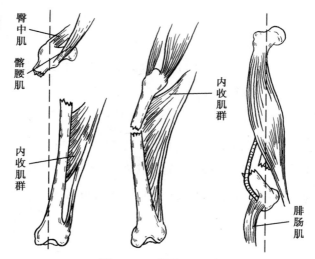

图 29-32　股骨干骨折

陈孝平,汪建平,赵继宗. 外科学[M]. 9 版. 北京:
人民卫生出版社,2018.

【诊断要点】

1. 强大暴力外伤后,局部剧痛、肿胀畸形,肢体短缩,远端肢体常外旋。可有反常活动和骨擦音。

2. 髋、膝关节活动障碍。

3. 注意检查有无腘窝血管、神经损伤的体征。特别是下 1/3 骨折,应摸足背动脉和胫后动脉有无搏动。

4. X 线片可显示骨折的类型及移位情况。

【治疗】

1. 非手术治疗

(1)用固定持续骨牵引或平衡持续骨牵引。横骨折可在全身麻醉下手法复位后牵引,可加用夹板固定骨折。一般需牵引 8~10 周。

(2)对 3 岁以内的儿童一般均可采用垂直悬吊皮肤牵引,依靠体重做对抗牵引。3~4 周可有骨愈合。在牵引期间需注意检查足的血液循环和感觉。

2. 手术治疗　适用于①非手术治疗失败者;②伴有多发性损伤;③股动脉有损伤者;④老年人不宜卧床过久者;⑤病理性骨折者。内固定物可根据具体情况,选用髓内针、接骨板、绞锁髓内钉等。

十、髌骨骨折

髌骨骨折为关节内骨折,力求做到解剖复位。髌骨是人体最大的籽骨,增加股四头肌伸膝作用的主要支点。

【临床特点】

1. 横行骨折　股四头肌强力收缩,使髌骨分成两块,可以在中央断裂,也可在两极断裂。

2. 粉碎型骨折　暴力直接作用在髌骨前方所造成(图 29-33)。

【诊断要点】

1. 外伤后局部肿胀、疼痛、压痛、伸膝功能丧失,不能负重。

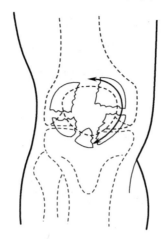

图 29-33　髌骨粉碎型骨折

2. 关节腔积血,可触及骨折端或骨折裂隙。

3. X 线片可显示骨折的类型和移位情况。

【治疗】

1. 对无移位骨折,在无菌条件下抽尽关节内积血,膝关节伸直位,加压包扎、托板固定 4~6 周。

2. 有移位的骨折,切开复位,钢丝环扎或插针后以张力带缝合,同时修复股四头肌扩张部,术后石膏托固定 3~4 周。

3. 髌骨上、下极骨折,折片较小者,可将其切除。粉碎性骨折无移位,关节面基本完整者可做髌骨钢丝环扎术。对老年人的粉碎性骨折,可将髌骨部分切除,修补股四头肌和关节囊。术后石膏固定 3~4 周。

29

【预后及转归】

经治疗和功能练习,多可恢复膝关节功能。如髌骨关节面不平整或部分髌骨切除术后,远期可发生骨关节炎。

十一、膝关节半月板损伤

膝关节半月板损伤(图 29-34)发病率高。内侧半月软骨较大,呈 C 形,外侧半月软骨呈 O 形,小而厚。内侧半月板损伤较外侧多见。

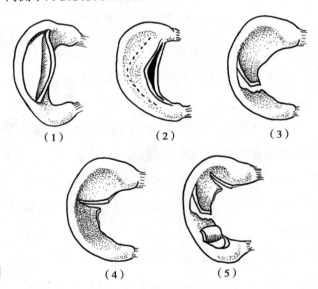

（1） （2） （3）

（4） （5）

图 29-34 膝关节半月板损伤

陈孝平,汪建平,赵继宗. 外科学[M]. 9 版. 北京:
人民卫生出版社,2018.

【临床特点】

1. 受伤史多为膝关节半屈曲、足固定于地面,此时扭转膝关节导致半月板损伤。

2. 受伤后膝关节有绞锁、嵌顿等临床症状。

【诊断要点】

1. 多有明确的膝扭伤史,少数无明显外伤。

2. 伤后膝关节剧痛,不能自动伸直。关节间隙有压痛。

3. 膝关节过伸过屈试验阳性,研磨试验阳性,回旋挤压试验(McMurray 征)阳性,都具有诊断意义。

4. X 线片以排除膝关节其他损伤和疾病。MRI 检查是有效的辅助诊断方法。

5. 关节镜可直观地做出正确诊断。

【治疗】

1. 急性半月板损伤,可用支具固定膝关节。关节内有积血时,可在无菌条件下抽尽后,加压包扎。

2. 应用关节镜进行撕裂部分的半月板摘除或修复。

十二、胫腓骨骨折

胫腓骨骨折较为常见,由于胫骨处于皮下,易发生开放性骨折。

【临床特点】

直接暴力可引起横行骨折、短斜型骨折和粉碎型骨折。间接暴力可引起长斜形骨折或螺旋形骨折。

【诊断要点】

1. 伤后局部肿胀、疼痛、压痛。

2. 小腿成角、短缩畸形。

3. 局部有反常活动和骨擦音。

4. 注意检查有无血管、神经损伤的体征。

5. 胫腓骨全长 X 线片可显示骨折的类型和移位情况。

【治疗】

1. 稳定性骨折在局部麻醉下行手法复位。石膏固定(根据部位采用大腿或小腿石膏),一般 3~4 个月可获愈合。

2. 不稳定性骨折采用跟骨牵引复位和固定,同时可应用夹板固定。

3. 非手术方法治疗失败者或陈旧性骨折可采用切开复位内固定治疗,必要时植骨。

4. 开放性骨折伤口清创缝合后,行跟骨牵引,维持骨折复位固定,伤愈后再行石膏固定或手术固定。

十三、踝部骨折

踝部骨折较为常见,多由间接暴力引起。

【临床特点】

根据暴力大小、方向和受伤时足所在位置,可发生不同类型骨折。

1. Ⅰ型为内翻内收型,先外踝骨折,后内踝骨折。

2. Ⅱ型有两个亚型①外翻外展型;先内踝骨折,后外踝骨折再发生股骨后踝骨折。②内翻外旋型;先外踝斜骨折,再后踝骨折,最后内踝骨折。

3. Ⅲ型为外翻外旋型,先内踝骨折,胫腓关节分离,再腓骨骨折。

【诊断要点】

1. 伤后踝部肿胀、瘀斑、疼痛、压痛功能障碍。

2. 内翻或外翻畸形。

3. X 线片显示骨折类型和移位情况。

【治疗】

1. 无移位骨折 用小腿石膏托固定 3~4 周,拆除石膏后进行踝关节功能练习。2~3 个月后开始负重。

2. 有移位骨折 手法复位,小腿石膏托固定,复位时要求完全复位,固定时间 6~8 周。

3. 手术内固定治疗指征 ①手法复位失败者;②骨折不稳定,前唇或后唇骨折块大于 1/4 关节面者;③关节内有游离小骨块;④开放性骨折,清创后同时做内固定;⑤下胫腓联合关节分离的骨折。

29

【预后及转归】

1. 经适当治疗可达到骨性愈合,并完全恢复踝关节功能。

2. 治疗不当可出现创伤性关节炎,踝关节有疼痛活动受限。

(张文辉)

第四节　脊柱和骨盆骨折

一、脊柱骨折

脊柱骨折常常有外伤史。通常为间接暴力所致,如从高楼跌落、交通事故中受到撞击等。少数也可由直接暴力引起,如重物砸伤等。根据椎体的受伤机制可分为:①屈曲型骨折,受伤瞬间椎体位于屈曲状态,典型者为"Seat-belt" fracture(Chance 骨折);②伸直型骨折,受伤瞬间椎体过度伸直,典型者为 Hangman's fracture;③旋转脱位型骨折;④垂直压缩性骨折,Jefferson's fracture 为代表。

【临床特点】

脊柱受伤的部位、骨折的稳定性是影响其临床表现的重要因素。

1. 根据脊柱损伤部位分为

(1)椎体骨折或脱位。常表现为疼痛,在需要活动受伤节段的脊柱(具体可表现为翻身、坐起、抬头等体位变化)时尤为明显。如颈椎骨折伴随颈髓损伤可出现四肢瘫,如胸腰椎骨折伴随脊髓损伤可出现截瘫。肢体麻木、刺痛、肌力减退、胃肠道和膀胱功能障碍提示神经根或脊髓损伤。

(2)附件骨折,例如椎板、横突、棘突、小关节等骨折,疼痛为其主要表现。

2. 根据脊柱稳定性是否保留分为

(1)稳定性骨折:椎体压缩程度低,小于上下相邻椎体高度的1/3,椎体并无前后移位,脊柱序贯性保持良好,主要表现为疼痛及体位改变时的活动受限。

(2)不稳定性骨折:爆裂性骨折,压缩超过1/3椎体高度的压缩性骨折,粉碎性骨折,椎体向前、后、侧方移位骨折等。大多存在后方棘突棘间韧带复合体受损,可伴有脊髓损伤。

【诊断要点】

1. 明确外伤史。

2. 损伤部位明显疼痛,特别在改变体位、需要活动受损部位时,并有相应脊柱的活动受限。

3. 受伤部位存在明确的压痛及直接叩击痛。

29

4. 局部存在肿胀、畸形等体征,如受伤程度轻微则不明显。

5. 脊柱 X 线片、CT 及 MRI 可明确骨折部位及判断脊柱稳定性,并可指导后续处理。上颈椎损伤行 X 线片检查时可加拍张口位片,了解寰枢椎有无脱位。

【鉴别诊断】

1. 注意判断是否合并胸、腹腔脏器损伤。

2. 病理性椎体骨折　如椎体转移瘤、多发性骨髓瘤、椎体嗜酸性肉芽肿等。

【治疗】

治疗的目的包括避免进一步加重神经损伤,恢复脊柱稳定性,恢复正常的神经功能。

1. 急救现场搬运　在进行急救和搬运时,需强调颈部和躯体的"轴线搬运",切勿使脊柱扭转和弯曲,避免造成二次损伤。因此,怀抱法是不妥当的。对怀疑颈椎损伤时,先佩戴颈托,使用妥当手法(例如双肩锁)使颈部与躯体相对固定后再开始搬运。在转运过程中,需使用硬质板床。

2. 治疗策略　首先治疗危及患者生命的合并伤。如果是上颈椎损伤合并脊髓损伤则需密切注意患者呼吸及脉搏,必要时可行气管切开连接呼吸机辅助呼吸。

3. 单纯附件骨折,如横突、棘突骨折,不会影响脊

29

柱稳定性,但仍然有导致肌肉损伤或者相邻脏器损伤的可能。使用胸、腹带会减轻症状。治疗上以使用NSAID 镇痛等对症治疗为主。

4. 对于稳定性骨折,不伴有神经受损表现者,可以在坐立位时佩戴支具 8~10 周。支具移除后,可锻炼躯干屈伸肌肉作为补充训练。

5. 对于其他类型骨折,则需额外的治疗干预。不稳定性骨折或者骨折脱位通常需要行脊柱融合固定手术恢复脊柱稳定性。

6. 对于颈椎骨折或脱位且存在明显压缩和移位者,需使用颅骨牵引术,牵引重量 3~5kg,最多增加至10kg,复位后用头颈胸支具固定 12 周。如牵引后复位不明显、过程中症状加重者,需尽早行颈椎前路融合手术治疗。

【预后与转归】

经过适当的治疗,骨折多能恢复正常。需注意不恰当的保守治疗可能发生进行性椎体压缩伴后凸畸形,最终导致慢性疼痛或神经功能受损。支具移除后,患者躯干肌肉力量不足可导致慢性肌肉源性疼痛。

【典型病例】

患者,男性,20 岁。高处坠落伤后腰痛伴活动受限2 小时。疼痛多于卧床翻身时出现,停止活动可减轻。

疼痛无向其他部位放射。查体：神清，对答切题。腰背部皮肤无出血，腰部可见局部隆起，叩痛、压痛均明显。双下肢感觉、肌力正常，膝、踝反射均双侧对称。鞍区皮肤轻触觉无减弱，肛门括约肌肌力正常（图 29-35、图 29-36）。

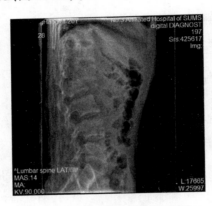

图 29-35 腰椎骨折侧面 X 线片

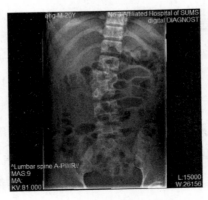

图 29-36 腰椎骨折正面 X 线片

处理原则：

1. 绝对卧床休息，完善检查，排除其他部位或内脏损伤，密切关注患者下肢运动、感觉情况、二便情况。

2. 排除手术禁忌证后，择期手术治疗。手术时可经后侧入路松解复位受伤椎体，使用椎弓根钉棒系统将其固定于邻近椎体，以期恢复脊柱序贯性及功能。待骨折愈合后（大概 1 年左右），再次行手术取出内固定物。

二、脊髓损伤

脊髓损伤多继发于脊柱骨折脱位，其他如重物砸伤、刀砍伤等外力亦可引起脊髓损伤。

【临床特点】

脊髓损伤按照损伤程度可分为：

1. 脊髓震荡　受到剧烈震荡后，神经细胞及神经纤维未受损伤，但损伤平面以下却出现感觉、运动、反射及括约肌功能的完全或部分消失，在伤后数小时开始恢复，一般在 2~3 周后，可完全或大部分恢复。

2. 不全性脊髓损伤　损伤平面以下保留部分躯体感觉或肌肉运动功能。包括以下类型：前脊髓综合征、后脊髓综合征、脊髓前中央管周围综合征、脊髓半切综合征。

29

3. 完全性脊髓损伤 损伤平面以下所有感觉、肌肉运动均消失，包括肛周感觉及肛门括约肌肌力。

4. 脊髓圆锥损伤 出现鞍区的感觉障碍、尿道括约肌、肛门括约肌力量丧失，双下肢的感觉和运动功能保留。

5. 马尾神经损伤 损伤平面以下的弛缓性瘫痪，包括神经根支配区域的感觉障碍及肌力下降，鞍区的感觉障碍是其典型表现，此外还可出现排便困难及尿道括约肌、肛门括约肌力量下降甚至消失。

【诊断要点】

1. 根据运动、感觉、括约肌力量情况，使用 Frankel 分级法评价损伤程度。

2. MRI 有利于了解脊髓损伤情况，CT 利于判断脊柱骨质情况。

3. 躯体感觉诱发电位（somatosensory evoked potential, SEP）和运动诱发电位可客观了解脊髓的功能情况。

【治疗】

1. 非手术治疗 对于受伤<8 小时的患者，使用大剂量甲泼尼龙冲击治疗。注意治疗期间需签署知情同意书和使用心电监护。

此外，使用中枢神经营养药物，例如神经节苷脂、胃黏膜保护剂、非甾体抗炎药、外周神经营养药物。还可辅助以高压氧治疗、针灸、早期功能锻炼等。

针对脊髓损伤的干细胞移植等生物治疗技术也在进行大规模的临床试验，有望在将来用于临床治疗。

2. 手术治疗　手术的目的在于解除脊髓压迫、恢复脊柱稳定性及负重功能，并不能直接治疗神经损伤。目前认为对于颈椎脊髓的压迫，手术治疗越早，其术后神经功能恢复情况越好。对于胸、腰椎的脊髓压迫，则可在患者病情平稳及脊髓水肿期过后再行手术治疗。

【预后与转归】

完全性脊髓损伤的预后不佳。不全性脊髓损伤的患者在经过积极治疗后有望恢复部分甚至全部正常功能。治疗期间，长期卧床的并发症也是影响疾病预后的重要因素。

【典型病例】

患者，男性，31 岁。高处跌落后四肢瘫痪半小时。入院前半小时从 3 米高处树上跌下。伤后晕厥，醒来后自觉颈部疼痛、四肢麻木伴肢体活动障碍。受伤后未解大小便。查体：神清，颈部叩痛、压痛明显，颈椎活动度不可测。自 T_4 平面以下的皮肤轻触觉减弱。双上肢屈肘肌力Ⅲ级、伸肘肌力 0 级。双下肢肌力 0～Ⅰ级。双膝、踝反射未引出。病理征未引出。肛周感觉存在，肛门括约肌收缩力减弱（图 29-37、图 29-38）。

29

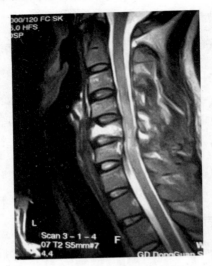

图 29-37　脊髓损伤 MRI 图

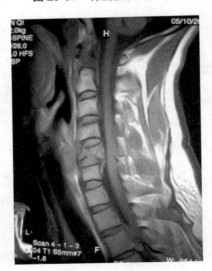

图 29-38　脊髓损伤 MRI 图

处理原则：

1. 绝对卧床休息，颅骨牵引。给予大剂量甲泼尼龙冲击治疗。

2. 完善检查，排除其他部位或内脏损伤，密切关注患者四肢运动、感觉情况、二便情况。

3. 待排除手术禁忌证后，尽早实施手术治疗。术中移除骨折椎体，确保硬膜囊前后无任何压迫。使用内固定物恢复颈椎稳定性。内固定物不需要取出。

4. 使用甲钴胺等营养神经药物，辅以高压氧、针灸、干细胞治疗等。

三、骨盆骨折

骨盆骨折包括骨盆环骨折和髋臼骨折。老年人的骨盆损伤常是稳定的低能量骨折，可以通过简单的非手术治疗治愈。而高能量的骨盆骨折通常是不稳定性骨折，可能会伴有大量出血，甚至可能导致患者死亡。①稳定的骨盆环骨折：仅累及一侧骨盆环，例如单侧耻骨上下支骨折。②不稳定骨盆环骨折：有至少两处骨盆环破坏，例如耻骨上下支骨折合并髂骨或骶骨骨折。③还有一类不稳定骨折，是指耻骨联合分离合并骶骨骨折或合并单/双骶髂韧带断裂。

29

【临床特点】

脊柱受伤的部位、骨折的稳定性是影响其临床表现的重要因素。

1. 低能量骨盆骨折　表现为负重时腹股沟区疼痛或患肢不能负重。疼痛区域一般位于腹股沟区、髋关节周围或臀部。

2. 高能量骨盆骨折　常伴有其他骨骼肌肉系统损伤，以及头部、胸腔、腹部脏器损伤。损伤盆腔内血管可导致动脉出血或者静脉丛出现，往往可导致失血性休克。合并胃肠道损伤及泌尿生殖系统损伤也可导致相应系统的症状。

【诊断要点】

1. 明确外伤史。

2. 损伤部位的肿胀、畸形、瘀斑以及皮肤裂伤，如有裂伤则提示骨盆开放性骨折。

3. 损伤部位的压痛及直接叩击痛，髋关节活动受限。骨盆挤压实验、分离实验阳性、4字征阳性。

4. 注意对下肢血管、膀胱和前列腺等泌尿生殖系统的检查。

5. 骨盆 X 线片、盆腔 CT 及 MRI 扫描可明确骨折部位及盆腔内脏器情况，并可指导后续处理。

【鉴别诊断】

1. 髋关节炎。

2. 髋部骨折。

3. 累及骨盆及髋关节的肿瘤。

【治疗】

骨盆骨折的治疗方法取决于骨盆的稳定性及并发症情况。

1. 低能量的稳定性骨折，合并伤轻微　镇痛、休息、助行器保护下的步态训练。部分负重 6 周后，骨折达到早期愈合。

2. 高能量的骨盆骨折　通常具有生命危险。急救时可用骨盆带扎紧骨盆利于压迫止血。治疗策略应优先抗休克治疗及其他危及生命的并发症治疗。待病情平稳后再行手术治疗恢复骨盆的稳定性及力学传导功能。

【预后与转归】

低能量骨盆骨折经过适当的治疗，多能恢复正常，但长时间卧床导致的并发症也是影响疾病转归的重要因素。不稳定性骨折治疗后多残留慢性疼痛。其中髋臼损伤后的创伤性关节炎、异位骨化等是导致疼痛的因素之一。性功能障碍也是骨盆骨折的常见后遗症。神经血管损伤及其骨骼肌肉系统损伤也可引起相应的长期症状。

29

【典型病例】

患者，男性，54 岁，被撞伤后左髋关节疼痛伴活动受限半小时。入院前半小时在交通事故中被撞伤。当时无昏迷,无出血。随即出现左侧髋关节附近明显疼痛,伴有左髋关节不能活动。体格检查:神清,骨盆左侧皮肤稍肿胀,有淤青及压痛。骨盆分离试验及骨盆挤压试验均阳性。双下肢远端肢体的浅感觉正常,远端肌肉肌力Ⅳ级。双膝、踝反射对称。病理征未引出。肛周皮肤浅感觉存在,肛门括约肌收缩力正常(图 29-39)。

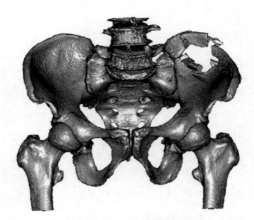

图 29-39　左髋关节骨折

处理原则:

1. 予骨盆加压带固定骨盆。

2. 予镇痛、消肿、止血、补液药物治疗。

3. 行骨盆骨折切开复位内固定术。

(冯　丰)

第五节　关节脱位

关节脱位系指关节面失去正常的对合关系。部分失去正常的对合关系,称为关节半脱位。

一、肩关节脱位

肩关节脱位可分为四型。①前脱位:又可分为喙突下脱位、盂下脱位和锁骨下脱位;②后脱位:有肩峰下脱位、盂下脱位、冈下脱位。③下脱位:盂下脱位。④盂上脱位:其中以前脱位多见。

【临床特点】

1. 外展外旋暴力同时作用于肱骨头,可使关节囊前方破裂,致肱骨头滑出肩胛盂到喙突下方而脱位。

2. 患者向后跌倒,肱骨后方直接撞击到硬物上,向前的暴力亦可造成前脱位。

【诊断要点】

1. 较明确的外伤史。

2. 患肩肿胀、疼痛、功能障碍,健手托住患肢前臂,头部倾斜。

3. 方肩畸形(图 29-40)。

4. Dugas 征阳性,即患侧上肢贴胸搭肩不能同时完成。

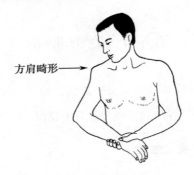

方肩畸形 ←

图 29-40 方肩畸形

陈孝平,汪建平,赵继宗. 外科学[M]. 9 版. 北京:

人民卫生出版社,2018.

5. X 线片除可显示脱位类型外,还可了解是否合并骨折。

【治疗】

1. 手法复位

(1) Hippocrates 法:以右肩为例,患者仰卧床上,术者右足跟置于患者腋窝内,双手握住腕部向下牵引同时以足跟用力蹬住腋部,持续牵蹬 1~2 分钟,此时内收内旋上肢,如出现弹跳感,说明复位成功(图 29-41)。

(2) Kocher 法:患者坐位,术者一手握住患肢腕部,一手握住肘部,患肘屈曲 90°。先将上臂外展外旋下沿肱骨纵轴做持续牵引。再在牵引下做上臂内收动作,然后内旋,将患肢手搭在对侧肩部,出现弹跳感,说明复位成功。

(3) Stimson 法:患者俯卧床上,患肢悬垂于床边,

29

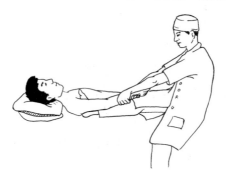

图 29-41 Hippocrates 法复位

陈孝平,汪建平,赵继宗. 外科学［M］. 9 版. 北京:
人民卫生出版社,2018.

前臂做皮肤牵引,重量 5~6kg,持续牵引 20~25 分钟即可复位。复位后患肢用三角巾悬挂固定三周。

2. **手术切开复位** 适用于:①手法复位失败者;②陈旧性脱位;③有血管神经受压者;④合并骨折者。

二、肘关节脱位

肘关节脱位发生率仅次于肩关节。

【**临床特点**】

多由间接暴力引起,虽可分为前脱位,后脱位及内、外侧脱位,但多是混合脱位。以后脱位最为常见(图 29-42)。

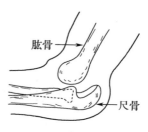

图 29-42 肘关节脱位

【诊断要点】

1. 有手掌着地外伤史。

2. 患肘肿胀疼痛。处于弹性半伸直位固定，功能障碍，被动运动亦不能伸直肘部。

3. 肘后空虚，有凹陷。

4. 肘后三角失去正常关系（图 29-43）。

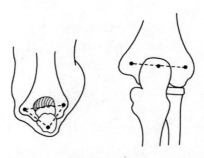

图 29-43　肘关节脱位肘后三角示意图

5. X 线正侧位片可明确脱位类型和有无骨折（图 29-44）。

【治疗】

1. 手法复位　肘关节内局部麻醉或臂丛麻醉，术者站在患者的前面，将患肢提起环抱术者腰部，使肘关节呈半屈曲位置。一手握住患者腕部，沿前臂纵轴做持续牵引，另一手以拇指压住尺骨鹰嘴突，沿前臂纵轴方向做持续推挤动作，出现弹跳感说明复位成功。用

29

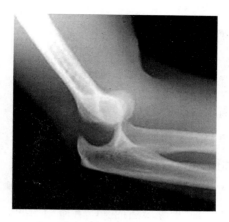

图 29-44　肘关节脱位 X 线图

长臂石膏托固定肘关节屈曲 90°位，再用三角巾悬吊固定 2~3 周后，可行功能练习。

2. 手术切开复位　适用于手法复位失败者和陈旧性肘关节脱位者。

三、桡骨头半脱位

桡骨头半脱位多见于 5 岁以下的小儿。

【临床特点】

小儿桡骨头未发育好，颈部的环状韧带仅是一片薄弱的纤维膜，常因上肢受到牵拉伤，桡骨头向远端滑脱出环状韧带而半脱位。

29

【诊断要点】

1. 有上肢被牵拉病史,患儿哭闹或主诉肘部疼痛,患手不能上举、不肯用手取物,拒绝触摸肘部。

2. 肘关节略屈曲,前臂轻度旋前位,不肯活动,桡骨头处有压痛。

3. X 线片无阳性所见。

【治疗】

术者一手握住患儿腕部,另一手托住肘部,以拇指压在桡骨头部,肘关节屈曲 90°,在牵引下同时反复轻柔地旋前旋后前臂,感到轻微的弹响声,若患儿此时敢用手上举取物,证实已复位(图 29-45)。复位后不必固定,但需避免再牵拉上肢。

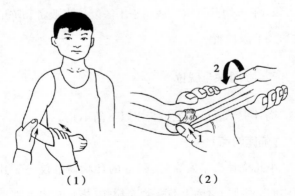

（1）　　　　　　（2）

图 29-45　桡骨头半脱位

陈孝平,汪建平,赵继宗. 外科学[M]. 9 版. 北京:

人民卫生出版社,2018.

四、髋关节脱位

髋关节脱位只有在强大暴力作用下才会发生,可发生后脱位、前脱位及中心脱位。髋关节后脱位多见,占 85%~90%。

【临床特点】

1. 髋关节后脱位按有无合并骨折分为五型 ①单纯髋关节后脱位,无骨折或只有小片骨折;②髋臼后缘有单块大骨折片;③髋臼后缘有粉碎性骨折,骨折块可大可小;④髋臼缘及后壁亦有骨折;⑤合并股骨头骨折。

2. 髋关节前脱位可分为闭孔下、髂骨下和耻骨下脱位。

3. 髋关节中心型脱位分为 ①单纯性髋臼内壁骨折,股骨头脱出于骨盆腔内,可轻可重;②后壁有骨折,股骨头可向后方脱位;③髋臼顶部有骨折;④爆破型骨折,髋臼全面受累。

【诊断要点】

1. 有明显强大暴力外伤史。

2. 明显的疼痛肿胀、髋关节功能障碍。

3. 髋关节后脱位时,患肢短缩,髋关节呈屈曲、内收、内旋畸形,在臀部可触及上移的股骨头、大粗隆。

29

4. 髋关节前脱位，患肢呈外展外旋和屈曲畸形，于腹股沟处可触及股骨头（图 29-46）。

5. 中心性脱位可造成腹膜间隙出血及腹部内脏损伤，出现出血性休克。

6. X 线片及 CT 可明确诊断，了解脱位方向和合并骨折移位情况。

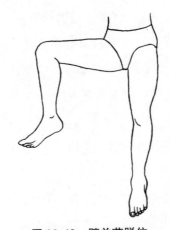

图 29-46 髋关节脱位

陈孝平,汪建平,赵继宗. 外科学[M]. 9 版. 北京：

人民卫生出版社,2018.

【治疗】

1. **手法复位** 常用 Allis 法，又称为提拉法，适用于后脱位和前脱位，根据情况选用全身麻醉或椎管内麻醉。患者仰卧，助手双手向下按住双髂嵴以固定骨盆。术者握住伤侧腘窝部，使髋关节和膝关节屈曲

90°,轴向牵引大腿即可复位(后脱位)。前脱位时则做关节轻度屈曲、外展,并沿着股骨的纵轴做持续牵引,再做外旋、内收及内旋动作,可反复做此动作,待感觉到弹跳声,说明复位成功。

2. 牵引治疗　用于中心性脱位。

(1) I 型用皮肤牵引,卧床休息 10~12 周。

(2)股骨头移位明显者,在股骨髁上骨牵引的基础上,于大粗隆下方钻入粗大螺丝钉经股骨颈至股骨头内,行侧方牵引。一般需牵引 4~6 周。

3. 手术切开复位　适用于手法复位失败者和陈旧性髋关节脱位者。Ⅱ~Ⅳ型的中心性脱位,还要同时选用合适的内固定。

4. 功能锻炼　卧床期间做股四头肌舒缩动作,3 周后做髋关节活动。4 周后可挂双拐下地活动,3 个月后可持重。

5. 失血性休克　必须先行纠正,合并内脏损伤者应首先治疗。

(张文辉)

第六节　运动系统慢性损伤

运动系统慢性损伤是指骨、软骨、肌腱、腱鞘、滑囊和周围神经等的慢性创伤性损害。其临床表现的共性是：①躯体某处长期不适，但无明显外伤史；②特定部位有压痛或包块，且常有特殊体征；③局部炎症不明显；④近期有相关的过度活动史；⑤部分患者有相关的职业、工种史。虽然多种治疗方法均可使症状暂时性缓解，但其防治的关键在于避免或分散反复致伤动作引起的积累伤力。

一、腰肌劳损

腰肌劳损多为中短病程，好发于中青年人群，办公人群、电脑工作者多为高发病人群。症状以腰部疼痛为主，休息后可改善，劳累、久坐后加重。

【临床特点】

1. 病程较短，腰部疼痛为主，无向他处放射。

2. 有长期坐姿史，休息后疼痛可改善，劳累、久坐后疼痛加重。

3. 疼痛处肌肉紧张，偶有痉挛表现。

【诊断要点】

1. 病史多为数日至数月，疼痛程度较轻，体力活动或久坐后出现。

2. 查体腰椎双侧脊旁肌肉压痛，或无明显阳性体征。

3. X线片无明显特征性改变。

【鉴别诊断】

需与腰椎肿瘤、腰椎结核、腰椎失稳、腰椎间盘突出症鉴别。可行腰椎正侧位 X 线片、腰椎 CT、MRI。

【治疗】

1. 休息。

2. 可外用药物,如中草药贴剂、外用 NSAID 贴剂或乳剂(如扶他林乳剂、洛索洛芬贴剂等)。

3. 服用 NSAID 药物。近年来选择性 COX-2 受体抑制剂,可降低胃肠道不良反应,如塞来昔布、美洛昔康等。可同时服用肌肉松弛药物增加止痛效果,如乙哌立松。

4. 推拿、按摩治疗。

5. 症状较重者,可佩戴腰围,但不应连续佩戴超过 2 周,避免因长期佩戴出现肌肉萎缩。

【预后与转归】

定时改变姿势。避免长期坐姿办公或腰部负荷。进行腰背部锻炼可减少腰肌劳损发生。

【典型病例】

患者,男性,29 岁,公务员。腰背部酸胀疼痛 3 个月,疼痛多为坐姿时出现,行走、平卧休息后疼痛可稍缓解。疼痛无向下肢放射。查体：腰椎棘突棘间无压痛。椎体无叩痛。双下肢查体无特殊。于我院门诊就诊。

处理原则：

1. 给予洛索洛芬贴剂外用、塞来昔布口服。

2. 疼痛减轻后，嘱其调整工作时腰部负荷，加强腰背肌肉力量锻炼。

二、棘上、棘间韧带损伤

棘上、棘间韧带损伤是一种常见的慢性损伤疾病。棘上、棘间韧带损伤好发于体力劳动人群，多有弯腰工作或者腰部负荷活动病史，或有腰背部扭伤病史。症状以腰背部疼痛为主，多于腰背部屈伸活动时出现。由于中胸段、腰骶部韧带较为薄弱，此两处疼痛较为常见。

【临床特点】

1. 长期弯腰工作、腰部负荷工作，腰部扭伤病史。

2. 腰背部中轴区疼痛，屈伸腰背部可出现疼痛加重。

29

3. 棘突、棘间可有压痛。弯腰体位可易于引发疼痛。椎体无叩痛。

【诊断要点】

1. 腰部负荷病史、腰部损伤病史。

2. 棘突、棘间压痛。叩痛不明显。

3. X 线片未见明显脊柱骨质异常。

【鉴别诊断】

需与腰椎肿瘤、腰椎结核、腰椎失稳、腰椎间盘突出症鉴别。可行腰椎正侧位 X 线片、腰椎 CT、MRI。

【治疗】

1. 避免弯腰活动;注意休息。

2. 可服用 NSAID 药物,如塞来昔布、美洛昔康等。

3. 按摩、理疗。

4. 反复治疗无效可尝试性局部软组织皮质激素封闭术。

【预后与转归】

本病系韧带损伤,脊柱活动难以完全制动,可表现为治疗后疼痛缓解,间歇性反复出现。病程可迁延较长时间。

【典型病例】

患者,男性,38 岁,农民。搬重物后背部疼痛 1 年余。1 年前患者搬重物后出现背部疼痛,程度较剧烈,卧床休息后数日疼痛缓解。后疼痛反复出现,多于体

29

力活动时出现,卧床休息可缓解。疼痛程度中等,不影响日常活动。查体:胸$_{8-9}$棘间压痛,椎体叩痛阴性。弯腰时可引发疼痛。

处理原则:

1. 门诊予塞来昔布、美洛昔康等 NSAID 药物治疗。

2. 若疼痛仍反复出现,可予利多卡因+倍他米松混悬液局部封闭治疗。

三、坐骨结节滑囊炎

【临床特点】

1. 多见于老年瘦弱女性。

2. 坐骨结节处出现逐渐增大的包块,受压时有胀痛感。

3. 局部皮肤无明显炎症反应,可扪及光滑、质地中等偏硬的包块,有一定的活动度,重压有不适感。

【诊断要点】

1. 坐骨结节处逐渐增大的包块。

2. 包块穿刺可抽出黏液或血性黏液。

3. X 线片显示坐骨结节无破坏性改变。

29

【鉴别诊断】

主要应与结核性滑囊炎鉴别,其多继发于坐骨结核,X 线片显示有坐骨破坏,穿刺可抽出稀薄脓性物或干酪样坏死物。

【治疗】

1. 穿刺抽液后注入皮质激素,多数可长期缓解症状或治愈。

2. 经 3~4 次局部注射无效或包块过大者可行手术切除。

3. 保守治疗不当而继发化脓性感染者,应行引流手术。

四、踇趾滑囊炎

【临床特点】

1. 中年女性多见,常有不同程度踇外翻畸形。

2. 有穿高跟尖头鞋活动过多史。

3. 踇跖趾关节内侧局限性红、肿、疼痛,与行走有明显关系(图 29-47)。

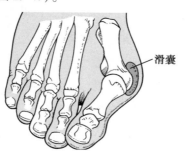

滑囊

29

图 29-47　踇趾滑囊炎

【诊断要点】

1. 踇跖趾关节内侧非感染性炎症。

2. 临床表现与足部过多活动有关。

3. X 线片显示无骨关节破坏。

【鉴别诊断】

痛风性关节炎女性极少见，即使发生也多在停经后，且炎症不局限在关节内侧，而累及整个跖趾关节及足背内侧，其发作有突然性，行走过多并非诱因。血尿酸常增高，秋水仙碱诊断性治疗有效。病程长者 X 线片可见第一趾跖骨头内侧有虫蚀样破坏。

【治疗】

1. 症状轻病程短者只需穿宽松平底鞋即可缓解症状。

2. 病程长症状重者可行手术治疗，效果良好。

【预后】

不穿或尽可能少穿尖头高跟鞋在很大程度上可预防本病发作，如有较重踇外翻畸形者，及早行矫形手术也是预防本病的基本方法。

五、狭窄性腱鞘炎

肌腱常年在腱鞘内滑动，当拮抗肌力不平衡或姿势不良情况下，可在一些特定部位如骨纤维管道口及腱膜滑车边缘发生异常的应力集中。随年龄增长,这种异常应力即造成肌腱和腱鞘的慢性创伤性炎症。手部肌腱是人体活动最频繁的部位,腱鞘炎的发生率也最高。

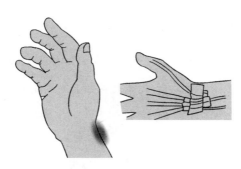

图 29-48　外展拇长肌腱鞘炎

（一）外展拇长肌腱鞘炎（图 29-48）

【临床特点】

1. 中、老年女性或以手指弹、拨动作为职业者如弦乐演奏家、计算机操作员等常见。

2. 腕桡背侧疼痛,不能用力提物。

3. 桡骨茎突部位有压痛,Finkelstein 征阳性（图 29-49）。

【诊断要点】

1. 桡骨茎突处疼痛、压痛。

2. Finkelstein 征阳性。

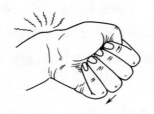

图 29-49　Finkelstein 征阳性

【治疗】

1. 使用支具、减少拇指及腕部活动均能缓解症状。

2. 在制动的基础上,腱鞘内注射皮质激素可在短期内缓解症状。

3. 病程长,多次注射治疗无效者可行腱鞘切开松解术。

（二）指屈肌腱狭窄性腱鞘炎

【临床特点】

1. 中、老年女性或以手指弹、拨动作为职业者常见。桡侧 3 个手指易发病。小儿则与先天性因素有关,故称为先天性腱鞘狭窄。

2. 自觉疼痛多在掌指关节附近,晨起时常不能主动伸指,被动伸指时发生弹响。

3. 检查时在掌指关节处可扪及痛性结节,并随患指屈伸而移动。

【治疗】

与外展拇长肌腱鞘炎相同,小儿多需手术治疗。

六、腱鞘囊肿

临床上把发生在腱鞘和某些与腕部、足背小关节腔相通的囊性包块通称为腱鞘囊肿,后者实际上是一种关节囊滑膜疝。病因不明,但慢性损伤和结缔组织黏液退行性变可能是其原因。

【临床特点】

1. 青年人和女性多见,好发部位为腕背、桡侧屈腕肌腱,足背及手指屈肌腱(图 29-50)。

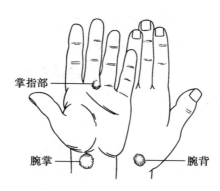

图 29-50　手部腱鞘囊肿好发部位

2. 缓慢长大的无痛性包块,较大者活动关节有酸胀感,部位表浅者(腕部足背)可因撞击或挤压而破裂、

29

消失,但仍可复发。

3. 包块表面光滑,不与皮肤粘连,扪之较硬。除腕背、足背的腱鞘囊肿比较固定外,其他部位者均能推动。手指腱鞘囊肿通常甚小,有的仅如米粒大小。

4. 较大的腱鞘囊肿可抽出透明黏稠液,或冻胶状物。

【诊断要点】

1. 特定部位出现的无痛性包块。

2. 无炎症表现。

3. 穿刺可抽出黏稠透明物或冻胶状物。

【鉴别诊断】

本病诊断容易,腕背或足背腱鞘囊肿因张力大而显得很硬、且位置固定,偶有将其误认为是骨性包块,穿刺和 X 线片可予以鉴别。手指腱鞘囊肿小而可动,常误诊为纤维结节,只能手术切除后根据病理来区别。

【治疗】

1. 非手术治疗　方法甚多:①压破或刺破囊壁后加压包扎,利用创伤性炎症使囊壁粘连闭合;②用大针粗线穿过囊腔,将线在腔内留置 10~14 天,使其造成一无菌性炎症而使囊腔粘连闭合;③抽液后注入皮质激素,加压包扎,但其复发率高达 30%~50%。

2. 非手术治疗后复发者或手指腱鞘囊肿影响活动

29

者可手术切除。

七、肱骨外上髁炎

前臂伸肌长期反复过度活动可使其在肱骨外上髁处的起点组织产生慢性炎症,其受累结构包括骨膜、腱膜、关节滑膜等,总称为肱骨外上髁炎。本病以网球运动员多发,又称为"网球肘"。

【临床特点】

1. 常见于需腕部反复用力工作者,如网球、手工劳动者、羽毛球运动员或长期从事书写的文职人员。

2. 肘关节外侧痛,与手腕用力背伸关系明显,而与肘关节屈伸关系不大。

3. 肱骨外上髁与桡骨头之间有固定压痛点,Mills征阳性(图 29-51)。

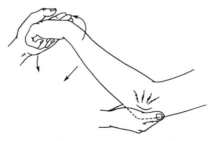

图 29-51　Mills 征阳性

陈孝平,汪建平,赵继宗. 外科学[M]. 9 版. 北京:
人民卫生出版社,2018.

【诊断要点】

1. 肱骨外上髁与桡骨头之间固定压痛。

2. 腕用力背伸时症状加重。

3. Mills 征阳性。

【治疗】

1. 腕部制动是治疗成功的关键。

2. 痛点注射皮质激素能在短期内缓解症状。

3. 局部止痛治疗而不制动腕关节者容易复发，多次复发后非手术治疗效果也差者，可考虑做关节镜下前臂伸肌起点松解术。

【预防】

运动员应科学训练，减少不规范致伤动作。如有早期症状又不能停止训练，则应减少反手击球动作，并在前臂中上段捆扎弹性保护带以减少对外上髁的牵拉力。

八、肩关节周围炎

肩关节周围炎俗称"冻结肩"或"五十肩"，是肩关节骨性结构以外软组织退变，慢性损伤后发生不同程度炎症粘连所致，活动时疼痛和关节功能受限的疾病，有一定的自限性，是临床常见疾病之一。

【临床特点】

1. 中、老年多见，女性多于男性。可一侧发病，也可双侧先后发病。

2. 肩袖、肱二头肌腱、三角肌止点处疼痛，多与活动方向有关。疼痛较重时梳头、穿衣均困难，夜间翻身患肩受压可诱发剧痛而醒。

3. 冈上肌腱，肱二头肌长、短腱，三角肌腱及大圆肌腱等处可有固定压痛。肩外展外旋、后伸明显受限。

4. X 线片无骨关节破坏。老人可见骨质疏松，或冈上肌腱、肩峰下滑囊钙化。

【诊断要点】

1. 中、老年多见，无明确外伤史。

2. 肩袖区某点或某几点逐渐发生的进行性疼痛。

3. 肩外展外旋、后伸、内旋均受限。

4. X 线片无肩关节损害，有时可见肩关节下滑囊钙化。

【鉴别诊断】

1. 神经根型颈椎病　颈椎病时，除肩痛外常有上肢不同范围感觉异常，压头试验(Spurling 征)阳性。

2. 肩关节和肩峰锁骨外端的感染或肿瘤性病变也有肩痛及功能障碍，但 X 线片检查区别明显。

3. 肩袖损伤时肩关节活动可有一定程度上的疼

29

痛,但以肩关节活动乏力为主。

【治疗】

1. 症状较重时,可做理疗、按摩及给予局部外用药物。不宜长期口服非甾体抗炎药,更不宜行暴力推拿,否则反使症状加剧。

2. 痛点注射皮质激素可缓解疼痛。

3. 经常主动活动肩关节,以减少关节强直的发生。

【预后及转归】

肩周炎常在一年半左右症状自行缓解,故在可忍受疼痛的条件下,宜鼓励患者每日轻柔地活动患肢,待其自愈。

九、疲劳性骨折

疲劳性骨折发生在骨结构较纤细、形态变化大、应力较易集中的部位,因反复的轻微损伤而发生骨小梁骨折,同时进行修复。在小梁骨折和修复共同存在的情况下最终骨质可完全断裂,而又有较多新生骨痂存在于骨折周围,但骨折线仍清晰可见。这类逐渐发生的骨折称为疲劳性骨折或应力性骨折。

【临床特点】

1. 青年人活动量较大,多有特殊职业或特殊情况,如新兵训练、长跑等。

2. 较易发生部位　如第 2 跖骨颈、腓骨下 1/3,胫骨上 2/3。

3. 损伤部位疼痛逐渐发生,触诊可及肿胀、肿块,有压痛。

【诊断要点】

1. 有明确的过度运动史及临床表现。

2. X 线片显示骨干清晰的骨折线,骨折端周围有较多的骨痂。

3. 放射性核素骨显像可见骨折线周围出现局部异常浓聚。

【治疗】

1. 较为早期停止过度运动,仅需牢固的外固定,至骨愈合为止。

2. 如骨折端已硬化增白,可在外固定的基础上加用微电流治疗。

3. 上述治疗无效者行手术新鲜化骨折端、植骨。

【预防】

合理科学地制订训练方案是预防疲劳骨折的关键。

十、髌骨软骨软化症

髌骨软骨软化症是软骨的一种退行性变。可因髌骨形态、位置发育异常;膝关节后天性异常而使髌股关节不稳;慢性滑膜炎使软骨营养障碍,以及长期过度用力屈、伸膝关节等原因,最终引起髌股关节的骨软骨关节病。

【临床特点】

1. 以青年运动员多见;对于老年人,髌骨软化症是膝关节病的组成部分。

2. 膝关节疼痛、乏力为主要表现。活动时加剧,休息后缓解,下蹲或屈膝时症状明显。

3. 体检可见股四头肌不同程度萎缩,髌股关节摩擦痛。后期可有关节积液而浮髌试验阳性。

【诊断要点】

1. 髌股关节疼痛,膝关节乏力、股四头肌萎缩和髌股关节摩擦痛。

2. X 线片显示髌股关节不光滑,关节间隙狭窄。有时可见小髌骨、高位髌骨或股骨外髁小等畸形。

3. 关节镜可见髌股关节面软骨损害。

【治疗】

1. 症状较轻时应减少膝关节用力屈伸活动,同时加强股四头肌锻炼。

2. 症状较重时膝关节制动 2 周,关节内注射玻璃酸钠 25mg,每周一次,共 4 次,可较长期缓解症状。

3. 口服非甾体抗炎药,其中以氨糖美辛较好,因含氨基葡萄糖盐酸盐,有利于软骨代谢。

4. 有髌骨先天性畸形或膝关节力线紊乱者可手术矫正。

十一、胫骨结节骨软骨病

胫骨结节骨软骨病,因胫骨结节的髌腱止点处受到牵拉,导致局部肿胀、疼痛。多见于青少年活动量较大者。

【临床特点】

1. 多见于 12~14 岁男孩,近期有参加弹跳等剧烈活动史。

2. 胫骨结节处疼痛,活动后加剧,休息可缓解。

3. 体检见胫骨结节肿胀、质硬、压痛,股四头肌用力收缩时疼痛加剧(图 29-52)。

【诊断要点】

1. 根据年龄、性别及典型临床表现均能做出诊断。

2. X 线片显示胫骨结节骨骺增大,密度变高或碎裂。

【治疗】

1. 根本的治疗方法是在一段时间内减少膝关节活动,暂不参加体育活动,但很少有需要膝关节完全制动者。

29

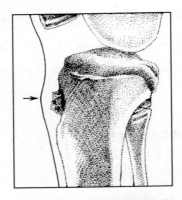

图 29-52　胫骨结节骨软骨病

陈孝平,汪建平,赵继宗. 外科学[M]. 9 版. 北京:

人民卫生出版社,2018.

2. 局部外用各种消炎止痛搽剂可加速症状缓解,无需口服止痛药。

3. 局部注射皮质激素有时可产生严重并发症,故不宜采用。

【预后及转归】

本病有自限性。18 岁后胫骨结节骨骺与胫骨上端融合即不再产生症状,故预后良好。但已隆起的结节不会缩小。

十二、股骨头骨软骨病

股骨头骨软骨病是一种原因不明的股骨头骨骺缺血性坏死,慢性损伤可能是重要因素(图 29-53)。本病在骨骺病变中发病率较高,后果也较严重。

【临床特点】

1. 3~10 岁男孩较多见,一般为单侧性。

2. 进行性髋部疼痛常有跛行,有时因闭孔神经牵涉痛而主诉为患侧膝关节痛。

3. 检查有肌萎缩,年龄较大者患肢有轻度缩短。患髋外展、外旋受限较明显,Thomas 征阳性。

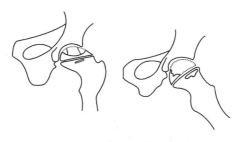

图 29-53　股骨头骨软骨病

【诊断要点】

1. 健康小儿出现跛行,主诉髋或膝痛。

2. X 线片早期可见股骨头骨能密度增高,继之碎裂、变扁,股骨颈增宽,最后股骨头塌陷变形。

3. 当 X 线片尚无确切证据,而临床疑为本病时,核素骨扫描检查可协助早期诊断。

【鉴别诊断】

主要与髋关节结核鉴别。当髋关节结核在单纯骨结核阶段时两者相似之处甚多,不同之处仅为有无全身结核中毒症状。在全关节结核期,髋关节结核患者出现髋臼的破坏、关节间隙狭窄,此时两者易于区别。

【治疗】

1. 4 岁以内可行非手术治疗。用石膏将患髋固定在外展、内旋位,每 2 个月换一次石膏,半年后去除石膏改用外展行走支架,2 年后去除支架自由活动。

2. 当股骨头骨骺变大,髋臼不能包容或有半脱位时,需行手术矫正。

3. 如已有股骨头广泛缺血坏死、塌陷,年龄在 10 岁以内仍可行矫形包容手术。

4. 小儿骨骺未骨化时,不宜行类似成人的改善血供手术(肌骨瓣移植术),以免因股骨颈骨骺损伤而发生生长畸形。

【预后及转归】

本病是一种病因不明而又有自限性的疾病,故预后与治疗的早晚关系很大。3 岁以内得到正确治疗者,成年后可无明显异常;10 岁以内治疗者日后可能有部分髋关节功能障碍;如已发生股骨头完全坏死、塌陷,无论何种方法治疗,成年后均将有明显髋关节功能障碍,需要进行必要的改善功能手术,且难以达到满意效果。

(冯 丰)

29

第七节　颈椎病和腰椎间盘突出症

一、腰椎间盘突出症

腰椎间盘突出症是由于腰椎间盘退变、纤维环破裂、髓核脱出，造成的神经根受压，引起腰痛、下肢放射痛症状或马尾神经根症状的临床综合征。

【临床特点】

1. 中青年多见，或有外伤史、长期坐姿工作史。

2. 患者可有腰痛，伴有下肢放射痛，疼痛自臀部可放射至大腿、小腿、足背甚至足底。部分患者可无腰痛，仅有下肢放射痛。伴有相应区域麻木感。

3. 查体可见　①腰椎代偿性侧弯；②腰椎活动受限，患者可表现为强迫屈曲体位；③直腿抬高试验及加强试验多为阳性，少数高位椎间盘突出可为阴性；④小腿前外侧皮肤感觉异常，踝背伸、足趾背伸肌力下降（L_5 受压）；足外侧、足底皮肤感觉减弱，踝反射减弱，足趾跖屈肌力下降（S_1 受压）。

4. X 线可见椎间隙变窄、腰椎侧弯。

5. CT、MRI 可见椎管内椎间盘突出。

29

【诊断要点】

1. 典型的腰痛、下肢放射痛症状或鞍区症状。

2. 下肢肌力下降或大小便障碍。

3. X 线片发现椎间隙变窄。

4. CT、MRI 显示与临床体征相符的椎间盘突出。

【鉴别诊断】

1. 与腰痛为主要表现的疾病的鉴别

(1)腰肌劳损,棘上、棘间韧带损伤:详见本章第六节。

(2)第 3 腰椎横突综合征:压痛点位于第 3 腰椎横突外侧,可有同侧椎旁肌肉痉挛,但无下肢放射痛。局部软组织封闭可改善症状。

(3)椎弓根峡部裂、腰椎滑脱:腰椎滑脱可出现由于神经根受压所引起的下肢症状,行腰椎正侧位鉴别。

(4)腰椎结核或肿瘤:此两项疾病可出现骨质破坏,主要通过 X 线、CT、MRI 检查鉴别。

2. 与坐骨神经痛的疾病鉴别

(1)神经根或马尾肿瘤:疾病进展较缓慢,并呈进行性加重。MRI、脊髓造影可发现神经来源肿瘤。

(2)腰椎管狭窄症:发病人群多为中老年人,病程较长,多有间歇性跛行。CT、MRI 可见黄韧带增生、小关节退变、椎管狭窄。

（3）梨状肌综合征：不发生腰痛，患者查体可在臀部深处存在压痛点，并向下肢放射。4字征可阳性。外旋外展髋关节可引发疼痛。

（4）盆腔疾病：盆腔彩超、阴道直肠检查鉴别。

【治疗】

1. 首次出现症状或青年人首先考虑非手术治疗，包括：

1）平卧休息，睡硬板床，佩戴腰围下地活动。

2）可行骨盆牵引改善症状。

3）服用NSAID药物，可采用塞来昔布、美洛昔康等选择性COX-2（环氧化酶-2）受体抑制剂，减少胃肠道反应。可联用肌松药物。

4）硬膜外皮质激素注射，7~10d/次，3次为1个疗程。

5）理疗、推拿。推拿可加重椎间盘脱出，需慎重。

2. 手术治疗，手术指征包括：

1）保守治疗6周以上症状无缓解；

2）肌力、感觉出现明显异常；

3）马尾综合征患者需急诊手术。

手术方式包括：开放手术、微创内镜下椎间盘切除术（microendoscopic discectomy，MED）、经皮脊柱内镜经椎间孔入路髓核摘除术（percutaneous transframinal

29

endoscopic discectomy, PTED）、经皮脊柱内镜经椎板间入路髓核摘除术（percutaneous interlamilar endoscopic discectomy, PIED）。近年来，随着微创技术发展，微创手术下行单纯髓核摘除逐渐成为手术治疗的主要选择，因其创伤小、恢复快、并发症少等优点受到患者的欢迎。

【预后与转归】

如未出现肌力感觉异常，非手术治疗可获得满意的疗效。手术治疗可解除患者下肢疼痛等神经压迫症状，一定概率存在着腰椎间盘突出复发、神经根或马尾损伤、感染等并发症可能。术后患者需减少腰部负荷，避免椎间盘突出复发。

【典型病例】

患者，男性，45 岁，腰痛伴左下肢放射痛 1 个月，1 天前按摩处理后出现左下肢放射痛加重，无会阴区麻木，无大小便失禁，既往有反复腰痛病史。查体：腰椎轻度侧弯，$L_{4\sim5}$ 椎间隙左侧旁开 1.5cm 处压痛明显并向下肢放射，左小腿外侧及足背皮肤感觉减弱，左下肢直腿抬高试验阳性。CT 检查发现 $L_{4\sim5}$ 巨大椎间盘脱出并游离。

处理原则：

1. 采取手术治疗，选择行局部麻醉下经皮脊柱内

29

镜经椎间孔入路髓核摘除术,摘除脱出的髓核。

2. 患者第 2 天可下地活动,1 个月内佩戴腰围下地行走。

二、颈椎病

颈椎病是指因颈椎间盘退变及其继发性改变,刺激或压迫相邻脊髓、神经、血管和食管组织,并引起相应的症状或体征的一类疾病。可分为四型:①神经根型;②脊髓型;③椎动脉型;④交感神经型。

【临床特点】

1. 神经根型　此种颈椎病发病率最高,占颈椎病 50%～60%。由于颈椎退变,髓核突出压迫神经根,引起一侧颈肩痛以及神经根症状。表现为与受累神经一致的神经干性痛或神经丛性痛,可自上臂放射至前臂、手背、手指,同时伴有感觉障碍、感觉减弱或感觉过敏。体检可有椎旁肌肉压痛,上肢牵引试验阳性,上肢腱反射可减弱。X 线可为颈椎退行性变,可伴有椎间隙变窄。

2. 脊髓型　下颈椎退变多见,占颈椎病 10%～15%。由于颈椎髓核突出,颈椎管狭窄,引起脊髓受压,为各种颈椎病中症状最严重的类型,严重者可引起四肢瘫痪。通常为慢性病程,逐渐加重,也可表现为在

29

颈椎病的基础上因为车祸、撞击等外伤,导致颈脊髓损害症状。患者可表现出锥体束征,上肢或下肢麻木无力,精细动作受限,写字、持物掉落、不能单手扣扣子、系鞋带,双足踩棉花感,胸腹部束带感。

查体可发现存在感觉障碍平面,四肢肌力下降,肌张力增加,腱反射亢进,Hoffmann 征阳性,Babinski 征阳性、髌阵挛、踝阵挛阳性。CT、MRI 可发现颈椎间盘突出、颈椎管狭窄,颈脊髓受压,MRI 图像可见颈脊髓信号改变。

3. 椎动脉型 因椎间关节不稳,致使颈椎动脉受压或刺激,造成椎基底动脉供血不足,出现偏头痛、耳鸣、听力减退、头晕甚至晕厥,较少出现恶心或呕吐。过伸过屈颈椎 X 线片可发现颈椎存在不稳、阶梯状排列。经颅多普勒检查可见椎动脉狭窄、供血不足。

4. 交感神经型 中年妇女居多,可有长期伏案、低头工作史。症状可呈多样性,客观体征少,患者自觉颈项部疼痛,头痛、头晕、失眠、多汗,有心悸、心动过速,还可以表现为耳鸣、听力减退等症状。

【诊断要点】

1. 神经根型

1)颈痛、单侧上肢放射痛。可伴有麻木感。

2）牵引试验阳性。

3）斜位 X 线片可见椎间孔狭窄,无骨质破坏。

2. 脊髓型

1）锥体束征症状,上肢或下肢麻木无力,精细动作受限,写字、持物掉落、不能单手扣扣子、系鞋带,双足踩棉花感,胸腹部束带感。

2）感觉障碍平面,四肢肌力下降,肌张力增加,腱反射亢进,Hoffmann 征阳性,Babinski 征阳性,髌阵挛、踝阵挛阳性。

3）CT 或 MRI 发现颈脊髓受压。

3. 椎动脉型及交感型　患者主诉症状较多,客观体征不足,宜先排除神经内科、心血管内科、耳鼻咽喉科疾病引起的眩晕或耳鸣等症状的可能。再根据颈椎不稳或退变做出诊断。

【鉴别诊断】

1. 脊髓型

1）肌萎缩侧索硬化症:患者可表现为肌无力,一般无感觉障碍,肌萎缩以手内在肌萎缩最为明显,肌电图可见胸锁乳突肌和舌肌自发电位。

2）脊髓空洞症:青壮年较多,可出现感觉分离,痛温觉消失,深感觉存在。可行磁共振检查发现脊髓空洞。

29

2. 神经根型

1) 神经根肿瘤:神经鞘瘤等神经肿瘤,也可出现类似上肢放射痛症状,表现为持续疼痛,药物止痛效果差。可行 MRI 鉴别。

2) 肘管综合征、腕管综合征:可表现为上肢麻木、疼痛等症状,无颈痛,局部可有较明显压痛,可凭借体检或肌电图鉴别。

【治疗】

1. 脊髓型 一旦诊断明确,应建议患者尽快手术。颈椎间盘突出所引起的脊髓压迫,可考虑行前路减压椎间融合手术。如为颈椎管狭窄所引起,可考虑行后路椎板扩大成型术。

2. 神经根型 以保守治疗为主,可采用牵引治疗,比如枕颌带牵引,重量 3~5kg,可牵引 4~8 周。还可以服用 NSAID 药物镇痛消炎,甲钴胺等药物营养神经。

如保守治疗无效,可采用手术治疗。传统手术采用后路开窗减压,或前路减压椎间融合手术。近年来,微创手术逐渐发展,后路经皮脊柱内镜椎间孔切开+髓核摘除术手术创伤小,疗效显著。

【预后与转归】

1. 脊髓型需尽早治疗。治疗不及时,可引起四肢

29

瘫痪或高位截瘫。

2. 神经根型病程较长,保守治疗可缓解症状。一般很少出现不可逆的上肢神经损害。

3. 椎动脉型和交感型由于诊断困难,建议排除其他专科疾病所造成的症状再诊断。一般预后良好,保守治疗为主。

【典型病例】

患者,男性,56 岁,颈痛伴四肢麻木乏力 1 年。患者自 1 年前开始出现颈痛,伴有四肢麻木感,双上肢为主,精细动作受限,单手不能扣扣子,有胸腹部束带感,无行走时踩棉花感。查体:颈椎无压痛,活动无受限。双侧牵引试验阴性,双上肢握力 4+,其余肌力 5 级,双手"虎口"处肌肉萎缩,双上肢肌张力稍高,桡骨膜反射、肱二头肌反射、肱三头肌反射活跃,双侧 Hoffmann 征阳性。双下肢肌力、感觉正常,双膝反射、踝反射对称,Babinski 征阴性。MRI:颈$_{5\sim6}$椎间盘突出,相应节段脊髓变性。

处理原则:

1. 完善术前检查,排除手术禁忌证。

2. 行前路颈$_{5\sim6}$椎间盘切除+椎管减压+椎间植骨融合+钢板螺钉内固定术。

(杨　补)

第八节　周围神经损伤

周围神经损伤是常见而治疗较为困难的疾病。它可因切割、牵拉或挤压引起神经传导功能障碍、神经轴索断裂和神经完全断裂,从而表现出神经功能的不完全或完全性、暂时性和永久性损害。

一、臂丛神经损伤

臂丛神经损伤是临床表现最复杂、治疗困难、伤残率最高的一种周围神经损伤。开放伤以刺伤和枪击伤所致较多,闭合伤则以牵拉伤(骑摩托车祸;锁骨、第1肋骨骨折易导致上臂牵拉伤)所致多见。

【临床特点】

1. 上干型损伤　由于腋神经、肩胛上神经和肌皮神经损伤而使肩外展、上举和屈肘障碍。

2. 下干型损伤　由于正中神经和尺神经损伤而使腕、手指不能主动屈曲,拇指和小指不能对掌,手指内收、外展障碍。

3. 全臂丛损伤　表现为肩胛带肌、胸大肌和患侧上肢肌肉完全瘫痪、感觉丧失。

4. 节前和节后损伤　Horner 征阳性者提示颈、胸神经根节前损伤;当 SEP 及感觉神经动作电位(sensory nerve action potential,SNAP)均消失时为节后损伤;SEP 存在而 SNAP 消失则为节前损伤。

5. MRI　可区别节前和节后损伤,也可显示损伤的部位和是否完全断裂,但难以显示不完全性损伤的程度。

【治疗】

1. 闭合性损伤　伤后应及时给予神经营养药物(维生素 B、维生素 C、神经节苷脂等),并做电生理检查。以后每月复查一次,如有恢复征象则继续观察直到痊愈。如两次检查均无改善则应手术探查。对节后损伤可行神经松解术、断裂神经吻合术或神经移植术;对节前损伤则需行神经转位术。

2. 开放性损伤　应立即探查,行神经吻合术。

【预后及转归】

臂丛神经的损伤,如治疗及时、正确,可望大部分和全部恢复上肢功能。全臂丛损伤,尤其是节前损伤目前仅能达到改善部分上肢功能,而遗留不同程度伤残。

29

二、桡神经损伤

桡神经损伤常发生在上臂中段和肘关节上下,两者临床表现不同。桡神经损伤后经正确治疗,疗效确切,是四肢神经损伤治疗效果最佳者。

【临床特点】

1. 上臂中段桡神经损伤　出现典型垂腕畸形(图 29-54),手部各掌指关节和指间关节不能伸,拇指外展及前臂旋后障碍。虎口区及手背桡侧皮肤感觉异常。

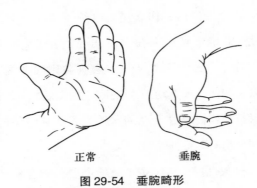

正常　　　　　垂腕

图 29-54　垂腕畸形

2. 肘关节处桡神经损伤　即骨间背侧神经损伤,因桡侧伸腕肌支已在损伤点上方分出,故患侧腕关节可主动背伸,但倾向桡侧,其他征象与上臂段损伤相同。

【治疗】

桡神经损伤如同时有骨折,不论是开放伤或闭合伤,均应先行骨折复位、固定,然后再按臂丛损伤的原则处理。

三、尺神经损伤

尺神经损伤多为开放伤。少数因肱骨内上髁骨折移位卡压或肘关节脱位后牵拉伤引起。由于手部内在肌大多受尺神经支配,失神经后这些小肌肉极易萎缩,即使治疗后神经传导功能恢复,但手部小肌肉的功能及形态也较难达到正常水平。

【临床特点】

1. 腕部近侧的尺神经损伤表现为尺侧三个手指不能伸直(爪形手)(图 29-55),小指不能对掌及各手指收展障碍(拇指可外展)。小鱼际及尺侧一个半手指皮肤感觉障碍。

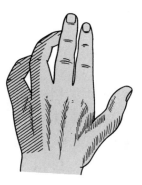

图 29-55　爪形手

2. 腕部与小鱼际之间的尺神经损伤接近腕关节处,临床表现与腕上尺神经损伤相同;靠近小鱼际桡侧的尺神经深支损伤仅表现为手部内在肌的运动障碍,而无感觉异常。靠近小鱼际尺侧的尺神经浅支损伤则可表现为单纯感觉异常。

【治疗】

治疗原则与桡神经损伤相同。由于尺神经对手的功能影响较大,而小肌肉恢复困难,做治疗应持积极态度,如电生理检查提示完全性损伤,宜及早手术探查治疗。

四、正中神经损伤

正中神经损伤可为伸直型髁上骨折端移位引起的闭合性损伤,而其他部位的正中神经损伤多为割伤和刺伤。

【临床特点】

1. 肘关节上、下正中神经损伤表现为前臂旋前、屈指、屈腕及拇指对掌功能障碍。尚可保存部分尺侧屈腕和屈环、小指功能。大鱼际和桡侧三个半手指桡侧皮肤感觉异常。

2. 腕部正中神经损伤表现为拇指对掌功能障碍和上述部位手部皮肤感觉异常。

3. 值得重视的是,正中神经和尺神经在前臂可能有细小的神经交通支,当一根神经损伤后,电生理检查可发现另一根神经的部分功能异常,并不能说明该神经存在直接损伤。

【治疗】

治疗原则与桡神经损伤相同。由于正中神经在手部的功能丧失可用肌腱转位代替而获得较好的治疗效果,故过去对前臂正中神经和尺神经同时断裂缺损时,有用牺牲正中神经来修复尺神经的方法。近来由于显微外科技术的发展和神经移植研究的深入,此法已较少使用。

五、坐骨神经损伤

坐骨神经损伤发生在臀部时有屈膝肌、小腿肌、足部肌肉的瘫痪。在大腿段的完全性损伤则表现为胫神经或腓总神经的联合损害,其诊疗方法将分别详述于后。坐骨神经高位损伤后,损伤点距小腿和足的效应器甚远,即使传导功能恢复,由于效应器的萎缩,临床功能恢复也不太理想。

六、腓总神经损伤

腓总神经损伤在下肢神经干损伤中最多见,钝挫

29

伤多为腓骨头、颈处骨折的并发症,断裂伤多系牵拉、切割、刺伤所致。

【临床特点】

1. 腓骨颈及其近侧的损伤,由于腓骨肌、胫前肌及伸趾肌瘫痪而使踝关节、足趾不能背伸,足不能外翻。小腿前外侧和足皮肤感觉障碍(图 29-56)。

2. 腓骨颈远侧神经损伤,可表现为单纯腓骨肌瘫痪(腓浅神经损伤)或胫前肌、伸趾肌的瘫痪(腓深神经损伤)。

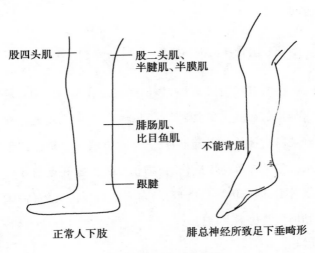

股四头肌

股二头肌、半腱肌、半膜肌

腓肠肌、比目鱼肌

跟腱

不能背屈

正常人下肢

腓总神经所致足下垂畸形

图 29-56 腓总神经损伤

【治疗】

1. 治疗原则同上肢神经损伤。

2. 腓骨颈下损伤时，可能发生在神经进入肌纤维处，神经吻合修复困难，可行神经束肌纤维内植入术，如效果不佳，则二期行肌腱转位术改善踝关节功能。

七、胫神经损伤

胫神经损伤发生于膝关节后脱位或腘窝穿刺伤时，由于位置较深，又在屈侧，损伤机会较腓总神经少。

【临床特点】

1. 由于小腿后侧及足底部小肌肉全部瘫痪而表现出踝关节、各趾关节跖屈障碍和前足不能内翻。时间长久则出现"跟行足"畸形。

2. 小腿后方、足跟和足底皮肤感觉异常。

【治疗】

原则同上肢神经损伤。晚期神经修复无效时可行肌腱转位术平衡踝关节肌力，但效果不及腓总神经损伤时的肌腱转位术。

（杨　补）

29

第九节　骨与关节化脓性感染

骨与关节化脓性感染为常见疾病,其感染途径有血源性、外伤性及邻近软组织感染直接蔓延所致。其治疗目的是减少全身并发症和保护肢体功能。

一、急性血源性骨髓炎

急性血源性骨髓炎多见于儿童,生活环境及医疗条件差的地方发病率较高。以毒性强的球菌感染较常见。始发部位在长骨干骺端、髂骨及椎体骨松质等部位,以股骨下端、胫骨上端最多见。

【临床特点】

1. 部分患者有明确的皮肤、口腔、呼吸道和消化道感染史,但部分患者找不到原发感染灶。

2. 起病急骤,有寒战、高热,甚或惊厥、昏迷、中毒性休克等全身感染表现。

3. 肢体局部可有红、肿、热、痛等急性炎症表现。患儿往往拒绝移动患肢,被动活动时哭闹不止。病程较长者可出现患部软组织脓肿体征。

4. 血常规检查显示白细胞计数和中性粒细胞明显增高。血沉增快,C 反应蛋白升高。

5. 血培养可发现致病菌,但已使用抗生素者血培养阳性率低。

6. 发病 10~14 天内 X 线片可无破坏征象,或仅现轻度骨密度降低。CT 检查有时可见骨膜下积脓。

7. 磁共振和放射性核素骨显像可在发病 48 小时后确认骨组织是否存在急性感染,敏感性极高。

【诊断要点】

1. 急性全身性重度感染表现。

2. 躯体某部位有急性炎症伴肢体功能障碍。

3. 发病 10 天内做放射性核素骨显像,在静态相时,有症状的肢体部位异常放射性浓聚。

4. 发病 10 天后 X 线片可见局限性骨质疏松,虫蚀样破坏。

5. B 超在病变部可探及骨膜下或骨旁液性无声区,并引导穿刺抽得脓液。

【鉴别诊断】

1. 急性软组织感染蜂窝织炎和深部脓肿　均与急性骨髓炎表现相似,但它们全身中毒症状相对较轻,局部炎症则较重。发病部位不一定在关节附近,肢体功能障碍较轻。ECT 检查异常核素浓聚发生在血流像和血池像,而骨感染时则一直持续到静态像,是比较敏感的鉴别方法。B 超检查可早期区别感染在软组织或已

29

累及骨膜。如行切开引流,根据脓腔是否已达骨膜予以鉴别。

2. 其他　急性风湿性、类风湿性关节炎在儿童发病时全身反应较重,但疼痛部位在关节,不难区别。骨肉瘤或尤文瘤,病程较长,无全身中毒症状,X线片见不同程度的骨质破坏和特殊骨膜反应,有助于鉴别。

【治疗】

1. 首先应给予足量广谱抗生素,根据细菌培养及药敏试验再改用敏感抗生素。维持正常的水电解质平衡,适当支持治疗。经上述处理如患者症状、体征均逐渐消失,说明感染已被控制。以后抗生素应继续使用3周以上。

2. 如抗生素使用后病情无改善,或全身情况改善而局部症状、体征仍明显,则可在B超引导下对可疑部位穿刺,证实有积脓后进行引流。如无骨外脓肿,可在ECT显示的异常放射浓聚区或X线片上的局限性骨密度降低区行钻孔开窗引流术。

3. 骨破坏腔较大者可行闭式灌洗引流术;破坏腔较小者放置硅胶管负压引流。如术前已形成软组织脓肿,不宜采用闭式引流法,也可开放创口置入盐水纱条,定时换药。

29

4. 患肢用石膏板或皮肤牵引制动于功能位。

【预后及转归】

早期正确治疗者可完全恢复正常。延误诊断或处理不当者可演变为慢性化脓性骨髓炎或发生病理性骨折。

二、慢性血源性化脓性骨髓炎

慢性血源性化脓性骨髓炎多是急性期延误诊断或治疗不彻底迁延而成，少数也可由低毒性细菌感染引起，早期无明显急性炎症，就诊时骨的病理变化已达慢性期。其病理特点是骨死腔、死骨、包壳及骨瘘孔形成，皮肤窦道经久不愈。

【临床特点】

1. 曾有急性骨髓炎病史。

2. 无明显全身症状。病骨增粗、表面高低不平，一般无压痛。患肢皮肤色素沉着，有不同程度的瘢痕，窦道口可已闭合或有脓性渗出。

3. 不定时产生急性炎症表现，已闭合窦道口再次溃破，流出黏稠脓液，有时可有小死骨排出。全身中毒症状较急性骨髓炎初发时轻。

4. X线片上可见骨质破坏，大小不等的死骨。骨外有大量高低不平的骨包壳，有时可见骨瘘孔。

29

【诊断要点】

1. 有急性骨化脓性感染史。

2. 有已闭合或尚未闭合的窦道,局部皮肤色素沉着。

3. X线片显示病骨粗细不均,有死腔、死骨及大量包壳。

【治疗】

1. 主要采用手术治疗　应将骨瘘孔扩大,彻底清除死骨、感染性坏死肉芽组织,刮除硬化死腔壁,切除软组织内硬化的纤维窦道,冲洗后置入对致病菌敏感的抗生素。

2. 残腔处理方法　①填入油纱条开放引流换药;②邻近肌瓣填塞后缝合皮肤或肌瓣表面植皮;③药物性载体填入引流术(如庆大霉素珠链);④闭式灌洗术。

【预后】

治疗恰当可使骨折在一定时间内愈合。如治疗不当,反复急性发作可导致邻近关节功能障碍、病理性骨折、肢体短缩或成角畸形,甚或窦道口皮肤癌变。

29

三、特殊类型骨髓炎

局限性骨脓肿及硬化型骨髓炎都是由于细菌毒力

较弱,而人体反应较强产生的一类特殊骨感染。前者在骨髓腔形成厚壁脓肿,后者在骨干内形成死腔伴大量骨膜反应。两者临床表现均不多,常以局部胀痛及轻度炎症表现为主,全身中毒症状少见。由于在病理上都有硬化增厚的炎症壁,故抗生素较难进入病灶,非手术治疗效果不佳。如手术打开病灶,刮除炎性肉芽,置入抗生素常可使病变愈合。

四、急性血源性化脓性关节炎

急性血源性化脓性关节炎多见于儿童,好发于髋、膝关节,约85%由金黄色葡萄球菌感染导致。临床病理过程可分为:①浆液渗出期;②浆液纤维渗出期;③脓性渗出期。有时因病变进展迅速而难以将这三期截然分开。

【临床特点】

1. 急性起病,寒战、高热,重者可有惊厥、昏迷等严重全身中毒症状。有原发感染灶者这些中毒症状可互相重叠,也可在第一次中毒症状减轻或消失后再次出现。

2. 受累关节剧烈疼痛和功能障碍。髋关节比较深在,故感染局部红、肿不明显,但压痛和拒动甚为突出。膝关节等表浅关节感染则有典型局部炎症体征。

29

3. 血常规白细胞计数明显增加,以中性粒细胞为主。血沉增快,C反应蛋白升高。

4. B超可见关节间隙增宽,其间为液性的无声区。感染已扩散到关节外则可见到关节囊强回声带连续性中断,关节外积液和炎性水肿。

5. X线片早期为关节周围软组织肿胀,关节间隙狭窄和软骨下骨吸收、增白。晚期关节畸形愈合、骨性强直。

6. 根据病期不同,关节穿刺可抽出微混和混浊的脓性渗液。镜下可见大量脓细胞和细菌,关节液细菌培养阳性率明显高于血培养。

【诊断要点】

1. 急性全身性重度感染表现。

2. 受累关节急性炎症征象。

3. 关节穿刺抽出脓液,细菌培养阳性。

【鉴别诊断】

1. 急性骨髓炎　症状、体征极为相似。关节炎早期,B超及X线片示关节间隙增宽、积液明显,而关节外仅为软组织肿胀;关节穿刺为混浊脓液提示为关节感染。急性骨髓炎时关节内虽可发生反应性积液,但抽出液体较清亮,细菌培养多呈阴性。

2. 风湿性关节炎　也可急性发病,但多为游走

29

性、对称性、多关节性。体温及白细胞计数虽可增高，但中性粒细胞不高。关节液较为清亮，无脓细胞和细菌。

3. 小儿急性类风湿关节炎　可有高热及急性关节炎表现，但往往伴有全身淋巴结肿大、脾大、皮疹等特异性表现。关节病变也可多发，关节液无脓细胞。实验室检查类风湿因子阳性率较高。

4. 关节结核　后期继发化脓性细菌感染时才有可能混淆。主要鉴别方法是仔细了解发病过程。

【治疗】

1. 全身治疗与化脓性骨髓炎相同。

2. 用石膏托固定或皮肤牵引制动患肢于功能位。

3. 反复关节穿刺抽液，并注入对致病菌敏感的抗生素。

4. 如关节内脓液黏稠抽吸效果不佳，可通过关节镜灌洗，并留置两根引流管做关节灌注。也可手术切开关节引流，然后再行关节灌注，通常灌注时间不少于10~14天。

5. 当关节急性炎症控制后，即开始在连续被动活动器上进行功能训练，以减少粘连。

6. 后期已有非功能位畸形或关节病理性脱位，可做关节融合术。

29

【预后】

1. 及时治疗的浆液渗出期关节炎者可痊愈。

2. 治疗恰当的浆液纤维渗出期关节炎者可能发生轻度功能障碍。

3. 病变已达化脓期者,无论治疗是否恰当,均会发生不同程度的功能障碍,后期发生骨关节病的比例较高。

(张文辉)

第十节　骨与关节结核

骨与关节结核曾经是一种常见的感染性疾病,与生活贫困有直接关系。随着人民生活水平的提高,骨与关节结核的发病率明显下降。近年来,由于人口流动率增加,耐药菌的出现,结核病发病率有回升趋势。骨与关节结核是最常见的肺外结核,容易发生在负重部位,如脊柱、髋关节、膝关节。其中脊柱结核最为常见。

一、脊柱结核

由于解剖特点,脊柱结核发病常见部位依次为腰椎、胸椎、胸腰段、腰骶骨盆及颈椎。一般为单发病灶,偶有不同部位同时发病或流注。

【临床特点】

1. 病程较长,起病隐匿,可有病变部位疼痛,如背痛、腰痛,夜间疼痛可加重,体重下降,伴或不伴有潮热、盗汗等结核毒性症状,如有肺结核,可有咳嗽、咳痰。

2. 可伴有活动受限,查体可发现棘突、棘间压痛,椎体叩痛,腰大肌脓肿患者可有腹部压痛,拾物试验可呈阳性。

3. 脊柱结核病灶压迫脊髓或神经根,患者可出现锥体束征或神经压迫体征;颈胸椎病灶可致患者出现胸腹部束带感,足踩棉花感,查体发现腱反射亢进、病理征阳性。腰椎病灶压迫神经根,患者可出现下肢放射痛、麻木、无力等症状。

4. X线片可发现脊柱椎体不同程度破坏,以椎间隙破坏向两侧椎体蔓延为特点,可见死骨形成。腰大肌脓肿显著时 X线片可发现。

5. CT、MRI 可见明显椎体信号异常、骨质破坏,椎管内可有病灶,可见腰大肌脓肿。

【诊断要点】

1. 病程较长,起病隐匿。有潮热、盗汗等结核毒性表现。脊髓、神经压迫可出现肢体无力、麻木、疼痛。

2. 查体可发现脊柱叩痛,活动度受限,有脊髓、神经压迫可出现肌力下降、腱反射亢进、病理征等。

3. CT、MRI 可见明显椎体信号异常、骨质破坏,椎管内可有病灶。

【鉴别诊断】

1. 强直性脊柱炎　可出现脊柱活动度受限,X 线可见无骨质破坏,骶髂关节可见虫蚀样改变,广泛脊柱小关节融合。HLA-B27 检查阳性。

2. 化脓性脊柱炎　可出现明显寒战、高热等毒性症状,病情进展快,脊柱破坏明显,可迅速出现神经体征。

3. 脊柱肿瘤　可出现脊柱椎体破坏,影像学与脊柱结核表现接近,骨质破坏多以椎体、椎弓根为主,较少累及椎间隙。血清学检查可见肿瘤标志物增加,如为转移瘤,全身核素检查有助于发现原发肿瘤病灶。

【治疗】

脊柱结核治疗的目标是根治感染,恢复神经功能,稳定脊柱,防止出现脊柱畸形。

29

1. 药物治疗　药物治疗的原则是早期、足量、联合、规律、全程。常见药物为:异烟肼、利福平、乙胺丁醇、吡嗪酰胺、链霉素。药物治疗中,需要注意药物副作用;利福平和吡嗪酰胺的副作用为胃肠道反应和肝损害,链霉素的副作用为听神经损害及肾毒性,乙胺丁醇的副作用为球后神经炎和末梢神经障碍。

2. **手术治疗指征**　①死骨形成,腰大肌脓肿,窦道;②结核病灶压迫脊髓;③晚期结核引起迟发型瘫痪。

3. **手术治疗方法**　①前路手术:可切除椎间隙病灶及受累椎体,重建脊柱前柱,适用于椎体塌陷、椎间隙受累为主的病灶。②后路手术:可增加椎弓根螺钉固定,以及椎管切开减压,适用于存在椎管内压迫脊髓或神经的病灶。③针对腰大肌脓肿,可行腹部外侧切口,切开排脓。④对于晚期结核造成的脊柱后凸畸形,可采用后路椎弓根钉棒固定+截骨矫形手术治疗,此种手术创伤较大,存在损伤神经、脊髓的风险。

4. 手术后仍需继续抗结核治疗 9~12 个月。

【预后与转归】

全身营养支持,早期、足量、联合、规律、全程抗结核药物治疗,手术指征明确、病灶清除彻底,一般预后较好,多能痊愈。治愈标准:①C 反应蛋白、血沉等炎症指标正常;②局部脊柱症状消失;③X 线片、CT、MRI发现脊柱脓肿、病灶消失,病变椎体融合;④神经功能

29

正常。

出现脊髓压迫者，早期手术，解除压迫，一般能得到较好的神经功能恢复。如压迫时间较长，可能因为脊髓损伤导致终身瘫痪。

【典型病例】

患者，男性，50 岁，低热、盗汗、背痛 2 年。5 天前突发背痛加重，出现胸部束带感和双下肢麻木乏力。查体：乳头平面以下感觉减退，双下肢肌力 2 级。MRI 发现 $T_{4\sim5}$ 椎间隙破坏、变窄，椎管内脓肿，压迫脊髓。$T_{4\sim5}$ 椎体周围软组织增生，椎体上下终板破坏，椎体呈高信号。诊断为：脊柱结核，双下肢不全瘫。

处理原则：

1. 抗结核治疗 1 周，同时完善术前检查。

2. 先经后路行 $T_{4\sim5}$ 椎管减压、$T_{3\sim6}$ 椎弓根钉棒内固定术，然后再经前路行胸腔结核病灶清除+植骨融合。

3. 术后留置胸腔闭式引流。

4. 出院后继续服用抗结核药物 9 个月，可于助行器扶持下行走。

29

二、髋关节结核

髋关节结核在骨关节结核中发病率中位居第三

位,一般为单侧发病,累及儿童及青少年较多。

【临床特点】

1. 髋关节疼痛逐渐加重,可出现跛行。偶有患者因闭孔神经受到炎症刺激出现膝关节等牵涉痛。

2. 髋关节压痛。4 字征、Thomas 征可呈阳性,髋关节过伸时疼痛。

3. 疾病晚期股骨头可坏死、脱位,可出现患侧下肢内旋、内收、强迫屈曲体位。

4. X 线片可发现骨质破坏,关节间隙变窄,晚期可出现股骨头坏死。

5. 可出现潮热、盗汗、消瘦等结核症状。

【诊断要点】

1. 起病缓慢、隐匿,有可能出现潮热、盗汗、消瘦等毒性症状。

2. 患侧髋关节、膝关节疼痛,髋关节活动受限。

3. X 线片可见关节间隙变窄、骨质破坏、股骨头坏死。

【鉴别诊断】

1. 股骨头骨软骨病　无结核全身中毒症状,晚期可累及股骨头,髋臼一般无破坏。股骨头可呈蘑菇状骨密度增高。

2. 急性化脓性髋关节炎　疼痛可剧烈,有全身症

29

状,需行穿刺检查,涂片细菌学检查鉴别。

3. 强直性脊柱炎　可有髋关节活动受限,多见于青壮年男性,HLA-B27多呈阳性。

4. 髋关节滑膜炎　多见于8岁以下儿童,可出现跛行、不能走路,活动轻度受限。一般有上呼吸道感染病史,卧床休息或牵引后自愈。

【治疗】

1. 药物治疗同脊柱结核。

2. 患侧下肢可行牵引制动,减少畸形。

3. 确诊髋关节结核患者可早期手术,避免畸形加重。可行滑膜切除、病灶清除术。关节完全破坏者行融合术。晚期结核有两种情况需要手术:①局部仍有活动性变化,如脓肿、窦道;②病变虽已静止,仍有关节疼痛或畸形。可考虑行关节融合术,为恢复关节功能,也可行人工关节置换术。若存在明显内收、屈曲畸形者,也可作转子下截骨矫形术,矫正畸形。

【预后与转归】

单纯滑膜结核治愈后髋关节功能可不受影响。若累及关节骨骺板,可出现生长过度或生长停滞、双下肢不等长。全关节结核经规律正规治疗后也会影响髋关节功能,甚至出现关节强直。

29

【典型病例】

患者,男性,30 岁,右髋部疼痛一年,伴低热、盗汗、食欲缺乏及体重减轻。查体:右髋关节呈屈曲畸形,活动受限,Thomas 征(+),血沉 30mm/h。X 线片示右髋关节间隙变窄,关节面有骨质破坏,右髋臼有 2cm 大小空洞,内有坏死骨片。诊断为右侧髋关节结核。

处理原则:

1. 行右侧髋关节结核病灶清除+关节融合术。

2. 术后继续服用抗结核药 9 个月。

三、膝关节结核

膝关节结核发病率次于髋关节结核,多见于青少年儿童。由于膝关节滑膜面积大,常为滑膜病变。

【临床特点】

1. 起病缓慢,可有低热、盗汗、消瘦等结核症状。

2. 早期关节可弥漫性肿胀,局部疼痛多不明显;晚期症状明显,股四头肌萎缩、关节肿胀呈梭形。因骨质破坏严重,可出现胫骨向后半脱位,发生膝关节外翻畸形。

3. 早期膝关节积液明显,穿刺可得黄色混浊液体。出现全关节结核,疼痛、活动受限较明显。

4. 单纯骨结核中心型可出现骨质模糊,呈毛玻璃

29

样;边缘型可出现边缘骨质侵蚀破坏。关节间隙变窄、消失。窦道长期不愈合可出现骨质硬化。CT、MR 可早期发现局部小脓肿、软组织增厚、死骨等。

【诊断要点】

1. 起病缓慢,可有低热、盗汗、消瘦等结核症状。

2. 膝关节肿胀、疼痛在疾病早期不明显,随着疾病发展,疼痛逐渐明显。晚期可有膝关节活动障碍、外翻畸形。

3. X 线片发现骨质模糊,呈毛玻璃样、骨质硬化。CTMR 可早期发现局部小脓肿、软组织增厚、死骨等。

【鉴别诊断】

膝关节结核需与膝关节化脓性关节炎、骨关节炎鉴别。前者多见于青少年儿童,易于鉴别。

【治疗】

1. 全身抗结核治疗,同脊柱结核治疗。

2. 关节穿刺抽取脓液,关节内可注入抗结核药,如异烟肼、链霉素。

3. 药物治疗无效,可切除病变滑膜组织,切除时应保留交叉韧带和侧副韧带。单纯骨结核、全关节结核可行病灶清除术。手术尽可能不进入关节腔内,清除病灶后用骨松质填充骨腔。术后管型石膏固定。对于

29

全关节结核,15 岁以下只行病灶清除术,15 岁以上如有关节严重破坏,清除病灶后,可同时行膝关节加压融合术。有窦道或屈曲挛缩者可行关节融合术。

【预后与转归】

滑膜结核和单纯骨结核疗效较好,治愈后关节功能不受影响或仅有轻度障碍。全关节结核治愈后仍有明显关节功能障碍或畸形。

【典型病例】

患者,女性,19 岁,左膝痛 4 个月,起病缓慢,无外伤史。检查:体温 37.5℃,膝关节明显肿胀,大腿肌肉萎缩,关节屈伸受限,不能伸直,浮髌试验阳性;血白细胞计数 $9×10^9/L$,中性粒细胞百分比为 40%;膝关节 X 线片显示髌骨与胫骨髁骨质疏松、软组织肿胀。诊断为膝关节结核。

处理原则:

1. 予抗结核药口服。

2. 抽取关节液,可抽出黄色浓稠混浊液体。关节腔注射异烟肼、链霉素溶液。

3. 若保守治疗后仍有关节肿胀,行膝关节结核病灶清除术。

4. 术后继续抗结核治疗 1 年。

(张文辉)

第十一节　非化脓性关节炎

一、骨性关节炎

骨性关节炎是关节软骨受到损害后所产生的关节病变,可分为原发性和继发性两种。前者最为多见,是指关节软骨退行性改变为主要病因的损害,故又称为退行性骨关节病、增生性关节炎、肥大性关节炎等,与年龄增长关系密切。后者是因急性损伤、骨病或良性肿瘤破坏关节软骨所继发的关节病变,因其有明确病因,故通常提到骨关节炎均指原发性骨关节炎。

【临床特点】

1. 常见于中老年,女性略多于男性,以肥胖矮小者较多见。

2. 膝关节为常发部位,其次是髋、远侧指间关节、拇掌腕关节等。开始常为单侧,以后可为双侧或多关节患病。

3. 最初表现为关节不适及乏力,以后出现一种典型的疼痛:活动过久疼痛逐渐加剧,休息后缓解。当再次活动时疼痛极为剧烈,出现跛行,但多活动后又逐渐缓解。继续活动疼痛再度加剧,又需休息。以上现象周而复始地发生。

4. 检查时膝关节某点有压痛,以关节间隙压痛居多。髌股关节有摩擦感,活动关节时有响声。关节功能早期大多正常,后期可有活动障碍。当病变累及滑膜,可反复出现关节积液,致使膝关节肿胀,浮髌试验阳性。在远侧指间关节可出现 Heberden 结节,近侧指间关节可出现 Bouchard 结节。

【诊断要点】

1. 中老年患者。

2. 下肢大关节及手部关节多见,以膝关节和远侧指间关节最多。

3. 有典型关节活动疼痛及关节功能障碍。

4. X 线片显示骨、关节退行性变,关节边缘骨质增生,关节间不规则狭窄,软骨下骨增白、硬化和吸收成小囊腔,有时可见钙化的关节内游离体。

【治疗】

治疗目的是缓解症状、保护软骨、纠正关节力线以延长关节使用时间,至今尚无根治的方法。

1. 急性疼痛期予以短期(1 周左右)制动,可获得良好效果。

2. 对关节附近肌肉进行不负重训练以加强肌力、

29

减轻肌萎缩,增加关节的稳定性。

3. 关节积液时应穿刺抽出,有条件者同时用平衡液反复灌洗关节腔,可减轻软骨和滑膜的炎症损害。

4. 关节内注入玻璃酸钠 2.5ml,每周 1 次,共 5 次,可较长时间地缓解症状。值得重视的是关节内注射皮质激素虽能改善症状,但对软骨的修复不利,多次注射反而可加速关节软骨的破坏,导致病情恶化。

5. 病变较重者,可通过关节镜行清创术,将游离体取出,修整损伤的软骨面,去除部分关节缘增生赘物和灌洗关节腔,有一定效果。

6. 已有关节负重力线异常者可行截骨矫形术,可减轻症状,改善关节功能。

7. 关节结构破坏严重者,可行人工关节置换术(图 29-57)。若为单关节损害又需重劳动者,或缺乏人工关节置换条件时,可行关节融合术。

8. 口服药物均属于对症治疗,长期服用非甾体抗炎药应注意其副作用。

【预后】

本病至今尚无根治方法,主要危害是关节活动时疼痛,尽管后期关节结构被较广泛破坏,但罕见关节骨

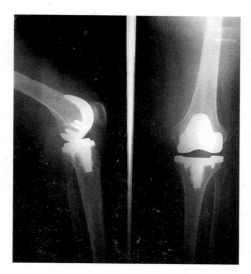

图 29-57　人工关节置换术

性强直者。

二、类风湿性关节炎

类风湿性关节炎是由于多种因素所致的结缔组织疾病在关节的表现。类风湿性关节炎是以滑膜首先受累的病变,与骨性关节炎的病理变化过程有明显区别。

【临床特点】

29

1. 发病年龄多见于 20~45 岁,青壮年居多,男女之比为 1∶2~1∶4。起病缓慢。如为儿童患者,则常有高热、急性关节炎症和单核巨噬细胞系统病变,称为青少年类风湿性关节炎。

2. 关节病变常为对称性,交替发作。受累关节顺序一般为指、腕、膝、肘、足、肩、髋。发作期间有典型的红、肿、热、痛和功能障碍。大关节可有积液体征,并抽出黄色微混的关节液。

3. 早期即发生关节功能障碍,关节附近肌肉萎缩而呈现出棱形肿胀,后期可发生非功能位关节纤维僵直到骨性强直。

4. 实验室检查可有贫血、血沉增快、类风湿因子阳性等。

5. X线片早期仅见关节软组织阴影增厚,骨质疏松。大关节因积液而关节间隙增宽,继之软骨下骨吸收,形成囊腔。晚期软骨破坏、关节间隙不规则狭窄、病理性半脱位,最后骨性强直。

【诊断要点】

目前国际上通用的诊断标准为 1987 年美国风湿学会所提出的标准,较为简明扼要,易于掌握:

1. 晨起关节僵硬 1 小时以上,持续 6 周。

2. 3 个以上关节肿胀持续 6 周。

3. 近侧指间关节、掌指关节及腕关节肿胀,持续 6 周。

4. 对称性关节肿胀。

5. 手部有典型的 X 线变化。

6. 皮下出现类风湿结节。

7. 类风湿因子阳性。

应注意的是类风湿因子在本病阳性率仅 60% 左右，而不少结缔组织疾病也可为阳性，故不应单从词义上将其作为独立的诊断标准。在上述 7 项中，有 4 项为阳性者即可诊断为本病。此外，通过关节镜检查和组织学检查可得到早期诊断。

【鉴别诊断】

1. 结核性关节炎　有结核病典型临床特征，多为单关节发病，无明显急性炎症表现，关节液为脓性，易形成经久不愈的瘘管。

2. 风湿性关节炎　与类风湿关节炎相似处较多，但风湿性关节炎以青年女性多见，关节症状可在较短时间内消退且常伴有皮肤的风湿性红斑和心脏风湿性病变。晚期关节无明显结构破坏，也不发生关节畸形及强直。

3. 骨性关节炎　主要区别在于骨性关节炎是一种退行性改变，故老年人多发，过度活动或制动可直接影响关节症状的转化。疼痛较肿胀先发生，无明显局部红、热，实验室检查无明显异常等。

29

【治疗】

1. 非手术治疗　早中期以综合治疗为主,包括增加营养、改善全身情况;使用免疫抑制剂调节免疫功能;应用金制剂、青霉胺、非甾体抗炎药;急性发作期关节制动以减少畸形。近年来使用大剂量皮质激素治疗,但为避免发生严重副作用,本法宜由风湿科医师处理。

2. 手术治疗　包括滑膜切除术,用以减轻病理进程;畸形矫正术可改善关节功能;关节完全破坏,或已有强直者可行人工关节置换术,在一定程度上改善关节功能。

【预后】

本病最终均将使受累关节失去功能,但由于其病因较复杂,在综合治疗过程中,有的患者可呈自然缓解,病理变化停止,病情稳定而治愈,但原因不清。

三、痛风性关节炎

痛风性关节炎是嘌呤代谢障碍导致血尿酸增多而产生的一种关节病,可分为原发性和继发性两种。原发性病因不明,部分发现与遗传有关,少数为特异性酶缺陷。继发性可因多种疾病,如糖原积累病

29

I 型、血液病、肾脏病和药物（如利尿剂、水杨酸制剂、化疗药）使尿酸生成过多或排泄障碍所致。由于继发者有明确病因，以下仅介绍原发性痛风性关节炎的特点。

【临床特点】

1. 男性明显多于女性，约为 20：1，女性发病多在绝经后。

2. 受累关节 80% 先发生在跖趾关节（图 29-58），其次是拇掌指关节、踝关节、膝关节等其他大关节。早期多为单关节受累，晚期可累及多个关节。

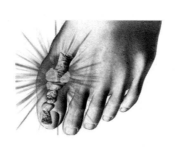

图 29-58 跖趾关节痛风性关节炎

3. 急性发作，全关节红、肿、热、痛和功能障碍，多在夜间发生。前一日可有进食高嘌呤食物史，或过度劳累史。

4. 血尿酸增高（大于 400μmol/L）。

5. 在急性症状期服用秋水仙碱（每小时 0.5mg），

29

停药后 24 小时内关节炎的症状和体征将大部分或完全缓解,这也是一种特异性的诊断性治疗方法。

6. 关节液中可发现尿酸盐的结晶体。

7. 后期可在关节旁,耳、鼻、软骨处及腱鞘出现痛风结节。

8. 后期 X 线片显示关节旁有虫蚀样骨质缺损。

【诊断要点】

1. 男性反复骤发关节炎症(多在夜间),以足趾跖趾关节多见。

2. 血尿酸超过 $400\mu mol/L$。

3. 秋水仙碱诊断性治疗试验阳性。

4. 偏光镜下关节液中可找到尿酸盐结晶体。

5. 晚期可发现痛风结节及 X 线片上骨质虫蚀样缺损。

【鉴别诊断】

1. 类风湿性关节炎　起病缓慢,为游走性,对称累及手足近端小关节和腕、膝、踝等关节,类风湿因子滴度高,而无血尿酸升高等。

2. 趾滑囊炎　仅局限在跖趾关节内侧,与穿尖头高跟鞋活动过久有关,改用松软鞋子或减少行走,症状将很快消失。且多有拇趾外翻畸形,血尿酸正常,使用秋水仙碱无效,故易于鉴别。

3. 假性痛风性关节炎 二者容易混淆。本病特点是患者年龄较大(60 岁以上),好发于膝关节。关节液中可找到焦磷酸结晶和磷灰石,而不是尿酸盐结晶体。X 线片有关节软骨钙化。血尿酸正常。

【治疗】

1. 急性发作时使用秋水仙碱缓解症状(方法如前述),然后每日服用 0.5mg 以减少症状复发。

2. 各种非甾体抗炎药均可缓解症状,但不如秋水仙碱疗效快。

3. 应用控制尿酸药物 ①别嘌醇,是一种抑制尿酸生成的药物。通常起始剂量为 100mg,每日 3 次,血尿酸正常后开始减量,有的患者可 2～3 天使用 100mg,也能控制症状和使尿酸正常。②排尿酸药物,如丙磺舒、磺吡酮、苯溴马隆等,这类药物适用于血尿酸高而肾功能尚好者,由于副作用较大,老人应慎用。

4. 饮食控制 凡含高嘌呤的食物均应禁食,如动物内脏、鱼子酱、蛋黄、啤酒及过度发酵食物等。

【预后】

痛风性关节炎本身无严重后果,但由于尿酸盐在全身多器官特别是肾实质内广泛沉积可影响肾功能,

29

若长期发病导致肾衰竭。

四、大骨节病

大骨节病是一种发生在儿童和青少年的地方性、流行性疾病,多发生在丘陵、山谷等寒湿地带,病因不明。一般认为与长期食用带有腐败真菌的食物及硒元素缺乏有关。病变首先累及骺板,然后侵犯关节软骨,从而出现生长障碍和关节畸形。

【临床特点】

1. 患儿生长发育障碍,如侏儒状。骨端粗大,关节增粗、乏力、疼痛。膝关节易发生内、外翻畸形而导致步态摇晃。手指短粗,动作欠灵活。

2. 骨、关节病变多呈对称性。四肢肌肉显著萎缩,且随病程延长而发生肌痉挛,进一步加重关节活动障碍。

3. X线片以骨骺板过早骨化、骨端粗大、关节面高低不平、关节边缘骨质增生及骨干变短变粗为其特征。在短骨则因横向生长过度而使密质骨增厚、密度增高、髓腔相对狭窄。

【诊断要点】

1. 有流行区生活史。

2. 儿童或青少年关节发育障碍伴畸形。

3. X线片显示骨骺板过早骨化,骨骺粗短及关节面破坏。

【治疗】

1. 本病为地方群体发病,故预防重于治疗。根据已知原因应改善小麦的贮存方法,避免真菌的污染;其次应给予流行区儿童服用亚硒酸钠,以助于减少发病。

2. 使用维生素 A 有助于控制病情发展。

3. 晚期已有关节畸形,明显影响功能者可行矫形手术。

【预后】

一旦发病,所出现骨生长畸形难以改善。

（任建华）

第十二节　骨肿瘤概述

骨肿瘤是发生于骨骼或其附属组织的肿瘤,有良性、恶性之分(表 29-1 ~ 表 29-4)。良性骨肿瘤易根治,预后良好;恶性骨肿瘤发展迅速,预后不佳,死亡率高。恶性骨肿瘤分为原发性和继发性。从体内其他组织或器官的恶性肿瘤经血液循环、淋巴系统转移至骨骼为继发性恶性骨肿瘤。

表 29-1 各种良、恶骨肿瘤一览表

组织来源	良性	中间性（相对恶性、低度恶性）	恶性
骨	骨瘤 骨样骨瘤 良性成骨细胞瘤		骨肉瘤 皮质旁骨肉瘤 恶性成骨细胞瘤
软骨	骨软骨瘤（单发、多发） 软骨瘤（单发、多发） 皮质旁软骨瘤 良性成软骨细胞瘤 软骨黏液样纤维瘤	透明细胞软骨肉瘤	软骨肉瘤 未分化软骨肉瘤 间充质软骨肉瘤 皮质旁软骨肉瘤 恶性成软骨细胞瘤 恶性软骨黏液样纤维
纤维	成纤维性纤维瘤 骨化性纤维瘤 非骨化性纤维瘤		纤维肉瘤
组织细胞或 纤维组织细胞	良性纤维组织细胞瘤 骨巨细胞瘤 I 级	骨巨细胞瘤 II 级	恶性纤维组织细胞瘤 骨巨细胞瘤 III 级

续表

组织来源	良性	中间性（相对恶性、低度恶性）	恶性
骨髓			骨髓瘤（单发、多发） 尤因肉瘤 恶性淋巴瘤
脉管	血管瘤（单发多发）	血管内皮细胞瘤 侵袭性血管外皮细胞瘤	血管肉瘤 恶性血管外皮细胞瘤
神经	神经鞘瘤 神经纤维瘤 节神经瘤		恶性神经鞘瘤 脊索瘤
脂肪	脂肪瘤		脂肪肉瘤
间充质或 混合间充质	良性间充质瘤		恶性间充质瘤
其他			横纹肌肉瘤 平滑肌肉瘤 腺泡状肉瘤

29

表 29-2　良、恶性骨肿瘤鉴别要点

鉴别点	良性骨肿瘤	恶性骨肿瘤
发病率	相对多	少
病程	长，缓慢	短，快
疼痛	少，症状轻	明显，可有夜间痛
肿块	可有或无，生长缓慢	多有，生长快，表皮充血
邻近关节活动度	影响轻微或无	多有影响
肿块生长方式	局限生长，形状规则，生长缓慢	侵蚀生长，形状不规则，生长快
肿块与周围骨的边界	清楚	不清楚
骨皮质侵犯	一般无，多局限于骨松质内囊性破坏	多为侵蚀性破坏，皮质穿破中断、不规则的残留骨片

鉴别点	良性骨肿瘤	恶性骨肿瘤
瘤骨与钙化	无瘤骨，可有数量不等的钙化影	常有瘤骨、瘤软骨及不规则的钙化影
骨膜反应	少或无	多见
软组织侵犯	少或无，即使肿瘤突入软组织内其边界也较清楚	常有边界不清的软组织肿块或弥漫性肿胀，内有瘤骨、瘤软骨及不规则的钙化影
邻近骨骼	可出现受压弯曲变形、硬化等畸形	可受侵蚀破坏
病理性骨折	可有	多
肺转移	罕见	多见

表 29-3　良性骨肿瘤治疗原则

分期	分级	部位	转移	治疗要求
1	G0	T0	M0	囊内手术
2	G0	T1	M0	边缘或囊内手术+有效辅助治疗
3	G0	T2	M0	广泛或边缘手术+有效辅助治疗

表 29-4　恶性骨肿瘤治疗原则

分期	分级	部位	转移	治疗要求
ⅠA	G1	T1	M0	广泛手术:广泛局部切除
ⅠB	G1	T2	M0	广泛手术:截肢
ⅡA	G2	T1	M0	根治手术:根治性整块切除
ⅡB	G2	T2	M0	根治手术:根治性截肢加其他治疗
ⅢA	G1~2	T1	M1	肺转移灶切除,根治性切除
ⅢB	G1~2	T2	M1	肺转移灶切除,根治性切除

（冯　丰）

第三十章　小儿腹部外科疾病

第一节　小儿肠梗阻

小儿肠梗阻是指由腹股沟疝嵌顿、肠道蛔虫、肠套叠，以及先天性消化道闭锁、狭窄等多种原因引起的临床表现为痛、吐、胀、闭的肠道梗阻性疾病。

【临床特点】

1. 腹股沟疝嵌顿　是小儿肠梗阻较为常见的病因之一，其中嵌顿的内容物主要为小肠，对于儿童而言，女性患儿嵌顿物为卵巢或输卵管时较难复位，而男性患儿则可因继发精索受压导致睾丸梗死。腹股沟区可触及肿块为该病的典型表现。

2. 蛔虫性肠梗阻　近年来发病率明显下降，阵发性脐周绞痛为其典型表现，部分患儿呕吐物可见蛔虫，排泄物可检出虫卵。

3. 急性肠套叠　也是引起小儿肠梗阻的重要病因，腹痛、果酱样便、腹部包块为其典型三联征。诊断性空气灌肠结肠内可见气柱前端杯口状、螺旋阴影。

4. 对于新生儿消化道先天性疾病引起的肠道梗阻,则因梗阻部位不同,呕吐时间、呕吐物性状及特点各不相同,辅助 X 线检查多可明确梗阻部位。

【诊断要点】

1. 病史 腹痛、伴有腹胀、呕吐,肛门停止排气排便。

2. 查体 患儿可出现不同程度的脱水表现,腹部膨隆,伴或不伴腹膜炎体征,早期可出现肠鸣音亢进,后期因肠道穿孔、腹腔感染可出现肠鸣音减弱。部分患儿因病因不同可触及腹部或腹股沟肿物。

3. 辅助检查 腹部 X 线片可明确梗阻部位,腹部超声对于腹股沟疝气、肠套叠也有相应特异性表现。

【治疗】

（一）腹股沟疝嵌顿

1. 手法复位 嵌顿时间小于 12 小时,且无明显禁忌证。

2. 手术治疗 嵌顿时间超过 12 小时,手法复位失败,女性患儿嵌顿物为卵巢、输卵管,不易复位,新生儿嵌顿时间无法判断及全身状况差,已出现便血或肠道坏死穿孔者。

（二）蛔虫性肠梗阻

1. 解痉驱虫治疗;

2. 合并腹膜刺激征、腹腔内游离气体及非手术治

30

疗无效时采用。

（三）急性肠套叠

1. 空气灌肠复位　发病 24 小时内，或 48 小时内一般情况较好的患儿。

2. 手术治疗　空气灌肠失败，怀疑有肠坏死，慢性复发性肠套叠可能伴有器质性病变，小肠型套叠。

【典型病例】

患者，男性，5 岁，因"发现右腹股沟肿物 3 天，腹痛、呕吐 10 小时"入院。患儿 3 天前出现右侧腹股沟肿物，大小约 3cm×3cm，质软，可自行还纳。6 小时前肿物无法还纳，患儿出现脐周阵发性腹痛，伴腹胀，呕吐少量胆汁样胃内容物。后疼痛范围较前扩大并呈持续性，无排血便、面色苍白、四肢厥冷等不适，遂于我院急诊就诊。患儿自起病以来无发热，无腰痛，无尿急、尿频、尿痛，无肉眼血尿，无咳嗽、咳痰，无胸闷不适等。近期患儿饮食睡眠良好，大小便正常，体重无明显变化。体格检查：患儿面色苍白，痛苦面容。呼吸急速，腹式呼吸存在，腹部膨隆，腹软，右下腹明显压痛，无反跳痛，移动性浊音(−)，肝浊音界正常，肠鸣音 8 次/min。

处理原则：

1. 急诊完善术前相关检查及专科检查，包括三大常规、血肝功、生化、凝血、术前筛查、血型、胸片、心电图等;行腹部 X 线片明确诊断。

2. 禁食、胃肠减压,与患者家属沟通病情。

3. 拟予解痉镇痛后行手法复位,若复位失败则行手术治疗。

第二节 先天性巨结肠

先天性巨结肠,又称为 Hirschsprung 病或肠道无神经节细胞症,是指结肠因无神经节细胞,被动扩张肥厚的继发性病变,发病率居先天性消化道畸形第二位。

【诊断要点】

1. 不排便或胎便延迟排出;腹胀进行性加重;呕吐物可为奶汁、胆汁及粪便。

2. 可伴有不同程度的肠梗阻。

3. 肛门指检可了解内括约肌紧张度、壶腹部空虚及狭窄部位长度。拔出手指时,因手指扩张及刺激常伴有大量粪便及气体排出。

4. 钡剂灌肠、直肠肛管测压可以辅助诊断,直肠黏膜活检可确定神经节细胞是否缺失。

【鉴别诊断】

1. 巨结肠同源性疾病、特发性巨结肠、获得性巨结肠 临床症状相似,但无神经节缺失。

2. 继发性巨结肠　多伴有先天性直肠肛管畸形。

3. 内分泌紊乱　甲状腺功能不全或亢进均可引起便秘,除便秘外患儿伴有全身症状。内分泌检查可明确诊断。

4. 神经系统疾病引起便秘　伴有神经系统发育不良或畸形表现。

【治疗】

1. 新生儿、小婴儿一般情况良好,可采用塞肛等保守治疗保持每天排便者,待患儿半岁后手术。

2. 新生儿、婴儿一般情况较差,梗阻症状严重,合并小肠结肠炎或严重先天畸形者,宜暂行结肠造瘘术。

3. 病变肠管较长,一般情况可耐受手术者,可行巨结肠根治术。

第三节　胆道蛔虫病

胆道蛔虫病是肠道蛔虫的并发症之一,寄生于空肠和回肠的蛔虫进入十二指肠后有机会进入胆道,并刺激Oddi括约肌导致其痉挛和胆管强烈收缩从而诱发绞痛。

【诊断要点】

1. 突发钻顶样上腹痛,合并胆道感染可伴有高热、黄疸,而腹部查体仅有深压痛。

30

2. 呕吐，可伴有蛔虫。

3. 超声胆道内见虫体可确诊，十二指肠引流液镜检见虫卵也可诊断。

【鉴别诊断】

1. 胆囊炎　上腹痛可伴发热，查体 Murphy 征(+)为其典型表现，上腹部 CT 及超声可协助诊断。

2. 胃溃疡穿孔　既往有溃疡病史，突发腹痛，板状腹，腹部 X 线片膈下可见游离气体。

3. 其他急腹症(详见急性腹膜炎章节)

【治疗】

1. 非手术治疗　多数效果较好可治愈，包括禁食、补液、解痉、驱虫，为防止胆道感染可加用抗生素。

2. 手术治疗　5~7 天内保守治疗仍不能缓解，伴发化脓性胆管炎，胆道内蛔虫死亡无法排出。

第四节　先天性胆道闭锁

先天性胆道闭锁按部位分为 3 型。Ⅰ型，胆总管闭锁；Ⅱ型肝总管闭锁；Ⅲ型，肝门部胆管闭锁。

【诊断要点】

1. 患者出生后 2~4 周出现黄疸，持续加重。

2. 腹部膨隆，晚期可合并腹水、门静脉高压，病程

30

超过 3 个月,患者发育缓慢,营养欠佳。

3. 实验室检查提示梗阻性黄疸。

4. B 超与 PTC 可判断闭锁类型,MRCP 也有确诊价值,十二指肠引流液无胆汁成分有助于与其他疾病鉴别。

【鉴别诊断】

1. 新生儿肝炎　黄疸较轻,黄色大便,血清胆红素逐步下降,碱性磷酸酶(alkaline phosphatase,ALP)不高。

2. 先天性胆总管囊肿　黄疸呈间歇性,一般不重,超声可见肝门区液性包块。

3. 胆总管外压　恶性肿瘤罕见,多为胆总管旁肿大淋巴结或环状胰腺,影像学检查可明确诊断。

【治疗】

1. Ⅰ型可行胆肠吻合术解除梗阻。

2. 晚期肝损害不可逆时,可考虑行肝移植。

第五节　先天性胆管扩张症

先天性胆管扩张症可发生于胆管任何位置,共分为 5 型,Ⅰ型为胆总管囊性扩张,Ⅱ型为胆总管憩室型,Ⅲ型为胆总管口囊肿脱垂,Ⅳ型为肝内外胆管多发囊性扩张,Ⅴ型为肝内胆管扩张,总体癌变率为

30

5% ~ 28%。

【诊断要点】

1. 腹痛、肿块、黄疸为其典型三联征；实验室检查可出现胆红素、ALP、GGT(γ-谷氨酰转移酶)升高。

2. B超、CT及MRI检查可明确胆管扩张症。

【鉴别诊断】

主要依赖影像学与胆道闭锁、胰腺囊肿、肝胆管结石相鉴别。

【治疗】

1. 明确诊断后应及时切除囊肿，重建胆肠通路。

2. 因囊肿有恶变风险，囊肿-肠道内引流术目前已弃用。

3. 囊肿外引流术适用于急性化脓性胆管炎、严重梗阻性黄疸不能耐受手术的患者。

第六节　小儿腹部包块鉴别

腹部肿块是来自腹壁、腹腔及腹膜后各个组织或器官的肿块，有炎症或外伤所致的脓肿、血肿等，也有良恶性肿瘤。临床上因肿块的位置不同，临床症状各有差异，部分较大的肿块可伴有明显的压迫症状。具体临床表现及鉴别诊断可见表30-1。

30

表 30-1　小儿腹部肿块鉴别

部位	病名	临床表现	特殊检查	其他
上腹部	胆管扩张症	间歇性黄疸,发热,腹痛	超声可见无回声区,MRI可明确胆道情况	经皮肝穿胆管造影
	肝母细胞瘤	肝大,右上腹不规则结节状包块	B超,CT及MRI可见肝内占位	AFP升高
	胰腺囊肿	外伤史或急性胰腺炎病史,上腹部偏左囊性不活动包块	B超显示无回声区,CT、MRI可见胰腺囊性占位	血尿淀粉酶升高
中下腹部	肠系膜囊肿	囊性包块活动度大	钡餐,肠道位于肿块前方,B超示无回声区	
	大网膜囊肿	肿块大而软,活动度大	钡餐,肠道位于肿块后方	
	卵巢囊肿	略可移动,扭转时伴剧烈腹痛	B超可见盆腔无回声区	
	卵巢畸胎瘤	同上,实质性肿块		

30

591

续表

部位	病名	临床表现	特殊检查	其他
	膀胱横纹肌肉瘤	耻骨上包块实质性伴潴留，肛诊可触及	膀胱造影可见充盈缺损	膀胱镜见肿瘤
	骶骨前畸胎瘤	压迫直肠排便困难，肛诊可触及	X线片可见有骨质阴影	
	腹膜后畸胎瘤	囊实性包块，不活动，近中线	X线片可见钙化	
后腹膜	肾母细胞瘤	季肋下实性包块，可伴高血压血尿	IVP肾移位变形，晚期不显影	
	神经母细胞瘤	任何部位触及质硬不规则实性包块，伴发热，贫血	IVP肾下移，是否伴有骨转移可通过SPECT定位	
	肾盂积水	季肋下囊性包块	IVP肾盂扩大或不显影，B超示无回声区	

（李　洋）

IVP. intravenous pyelography，静脉肾盂造影。

30

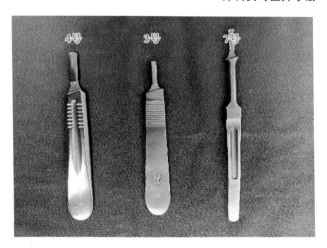

图 3-7　手术刀柄

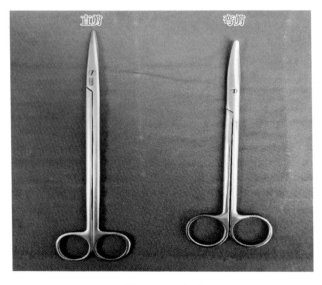

图 3-8　手术剪

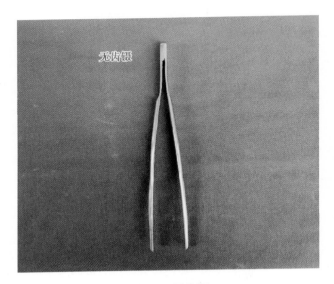

图 3-9　无齿镊

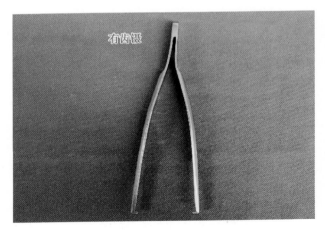

图 3-10　有齿镊

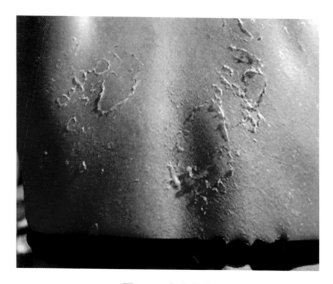

图 9-1　Ⅰ度烧伤

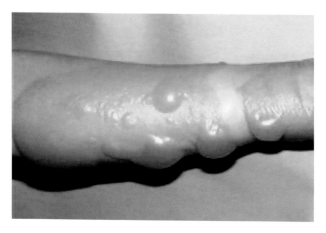

图 9-2　浅Ⅱ度烧伤

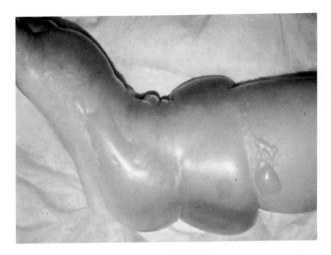

图 9-3　深Ⅱ度烧伤

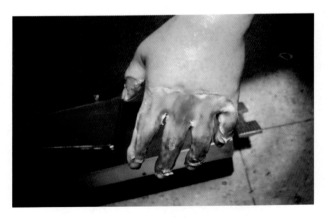

图 9-4　Ⅲ度烧伤

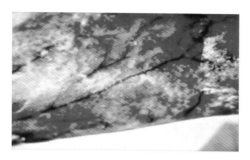

图 9-5　Ⅲ度烧伤

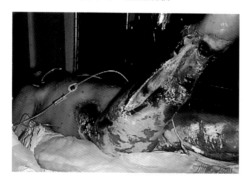

图 9-6　Ⅳ度烧伤

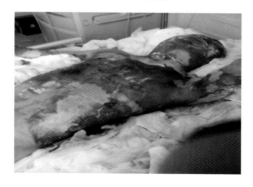

图 9-7　烧伤治疗:暴露法

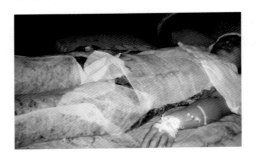

图 9-8 烧伤治疗:半暴露法

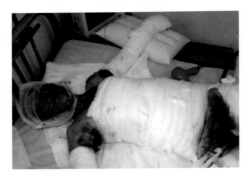

图 9-9 烧伤治疗:包扎法

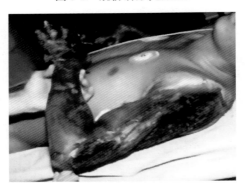

图 9-10 电烧伤

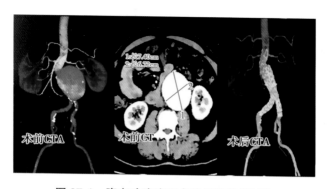

图 27-1　腹主动脉瘤手术前后影像学图像

CTA. computer tomographic angiography，

计算机体层摄影血管造影。

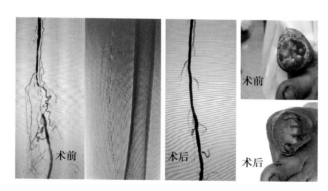

图 27-2　左下肢动脉支架植入术+足趾末端清创缝合术

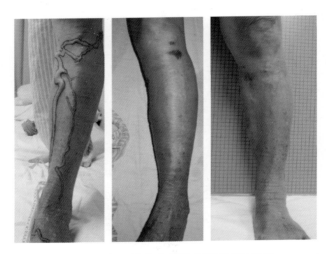

图 27-3　左下肢大隐静脉曲张手术效果图

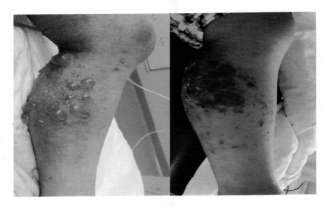

图 27-4　左侧下肢深静脉血栓,左下肢明显肿胀

28检